Horst Kief

GEKNACKTE NÜSSE

ERKENNTNISSE UND ERFAHRUNGEN
EINES NATURHEILKUNDLERS

Verlag BoD – Books on Demand

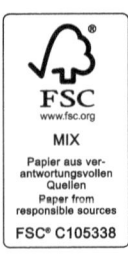

Meinen Kindern
Thorsten, Maja, Joana, Thorit und Almuth gewidmet.

Frau Stefanie Fischer,
deren aufopferungsvolle Arbeit dieses Buch erst möglich gemacht hat,
gebührt besonderer Dank.

Bibliografische Information der Deutschen Nationalbibliothek: Die Deutsche Nationalbibliothek verzeichnet diese Publikation in der Deutschen National-bibliografie; detaillierte bibliografische Daten sind im Internet über dnb.dnb.de abrufbar.

© 2021 Horst Kief
Herstellung und Verlag: BoD – Books on Demand, Norderstedt
Dieser Titel ist auch als E-Book erschienen.

ISBN: 978-3- 75430-216-3

VORWORT

Warum schreibt man ein Buch? Man möchte etwas mitteilen. Im vorliegenden Fall sind es Erfahrungen mit einer Therapie, die auf immunologischen Prinzipien beruht.

Die Ergebnisse bei der Anwendung dieser Therapie sind mitunter so frappant, dass sie zwangsläufig auch Gegner auf den Plan rufen. Diese Gegner rekrutieren sich erwartungsgemäß aus den Reihen der klassischen Medizin, die eine wirksame Therapie nur dann anerkennen, wenn eine kontrollierte Studie vorliegt, besser noch mehrere kontrollierte Studien, die die Wirksamkeit einer Therapie bestätigen.

Damit kann dieses Buch nicht dienen. Zwar habe auch ich einmal den Versuch einer kontrollierten Studie unternommen, dieser führte jedoch mangels Fallzahlen und anderer widriger Umstände nicht zum gewünschten Ausgang. Nachdem das Ergebnis veröffentlicht worden war, erreichte mich ein Anruf von einer Universität, der auf den Satz hinauslief: „Hätten Sie's mit uns gemacht, hätte das geklappt!"

Nach meiner Ansicht sind die in diesem Buch geschilderten Fälle und auch Einzelbeobachtungen jedoch so überzeugend, dass sie mit Recht für sich beanspruchen können, als Initialzündung für eine Reihe anderer Untersuchungen und Studien dienen zu können. Aus dieser Erkenntnis heraus habe ich dieses Buch geschrieben.

Ich selbst werde eine solche Studie nicht mehr initiieren, geschweige denn leiten. Zum Zeitpunkt der Veröffentlichung bin ich 81 Jahre alt, habe keine eigene Praxis mehr, würde es aber als große Befriedigung empfinden, wenn dieses Buch die starren Richtlinien der „evidenzbasierten Symptomenbekämpfung" etwas einschränken und durch echte Heilungen ersetzen würde.

Ludwigshafen, im Mai 2021   Horst Kief

INHALT

1. Einleitung

Die Idee zur innovativen Autologen Immuntherapie (AHIT®) wurde 1986 geboren und beruht auf dem Gedanken, mit ozonisierten Teilfraktionen von Eigenblut und Eigenharn das Immunsystem des Patienten zu steuern. Die Ausführung dieser Idee führte insbesondere bei Neurodermitis-Patienten zu einer deutlich sichtbaren Veränderung: Patienten, die nach diesem Verfahren behandelt wurden, zeigten bereits nach kurzer Zeit eine drastische Besserung ihres Hautbildes, das auch nach Absetzen der Therapie erhalten blieb.

Aus Blut und/oder Urin des Patienten werden Steuersubstanzen des Immunsystems konzentriert, aktiviert, vielfach vermehrt und zu pharmazeutischen Präparaten aufbereitet. Die Medikamentenproduktion wird individuell, nämlich unter Berücksichtigung von Diagnose und Alter des Patienten, gesteuert. Das fertige Medikament steht in verschiedenen Darreichungsformen zur Verfügung – Spritzen, Tropfen zur oralen Einnahme, Inhalate oder Nasentropfen. Dadurch können gleichzeitig mehrere Diagnosen berücksichtigt werden. Intensive Forschung in den vergangenen Jahren und derzeit laufende Forschungsarbeiten führten zu weiteren Therapieangeboten auch im Bereich der malignen Erkrankungen. Eine Auswahl an Diagnosen, die mit der AHIT® behandelbar sind, wird im Weiteren vorgestellt.

Die kontinuierlich optimierte AHIT® wurde bereits in gut 30 000 Fällen angewandt, so zum Beispiel bei Neurodermitis und Allergien unterschiedlichster Ausprägung. Beobachtungen und Untersuchungen belegen markante Erfolge in über 70 Prozent dieser Fälle. Die Bedarfsentwicklung im Markt der Immun- und Autoimmunerkrankungen steigt mit jährlichen Raten von drei bis zehn Prozent. Die Zuwachsrate ist sehr viel höher als die Rate der Patienten, die durch Heilung oder Sterben aus der Gruppe ausscheiden. So scheinen Medikamente, die zu einer echten Vollremission führen, trotz weltweit großer Anstrengungen der Pharmabranche und anderen Forschungsanstalten auf absehbare Zeit nicht in Sicht.

Dieses Buch über die AHIT® ist so konzipiert, dass sowohl der Laie als auch der Fachmann seine Vorteile daraus ziehen kann. Für Fachleute sind die immunologischen Zusammenhänge, Tabellen und Grafiken in der Regel leicht lesbar. Für Laien können sie nicht nur schwierig sein, sondern sogar langweilig. Daher habe ich versucht, einen Mittelweg zu beschreiten, indem ich historische Abläufe bei der Entwicklung der AHIT® schildere und einige trockene Zusammenhänge durch persönliche Erfahrungen auflockere.

Die Abbildungen stammen, sofern nicht anders gekennzeichnet, von mir. Ich verzichte meist auf Bildbeschriftungen wie „vorher/nachher", da die Besserung stets zu erkennen ist.

2. Geschichte

Die Eigenbluttherapie blickt auf eine sehr lange historische Entwicklung in Deutschland zurück. Bereits in den 30er Jahren des vorigen Jahrhunderts wurden in breitem Rahmen Eigenblutbehandlungen bei Indikationen angewandt, die sich gegenüber klassischen Therapiemethoden als resistent erwiesen hatten. Man vergisst dabei gerne, dass die berühmtberüchtigte Ozontherapie als durchaus effektive Behandlung bei Infektionen mit Anaerobiern gegen Wundbrand und Milzbrand bereits im Ersten Weltkrieg von deutscher Seite eingesetzt wurde. Sie fand nur deshalb bei dieser Indikation keinen Eingang in die klassische Medizin, da aufgrund der schlechten Ozonresistenz die Gummischläuche nach mehrmaliger Verwendung glashart wurden und brachen.

In den sechziger Jahren kamen dank der technischen Weiterentwicklung von Ozongeneratoren Ozon-Sauerstoffgemische als Oxidans hinzu, die dank moderner ozonresistenter Materialien wie Silicon und Teflon nun problemlos einsetzbar waren. Höhepunkt dieser Entwicklung war die hyperbare Ozontherapie, die im Rahmen der naturheilkundlichen Medizin in Deutschland zu einem festen Begriff geworden ist, und die erstmals Ozon-Sauerstoffgemische dynamisch unter Druck extrakorporal anwandte.

Auf dieser historischen Basis wurde die autologe Immuntherapie entwickelt. Die Neuerung bei dieser Therapie war die Separation verschiedener zellulärer Phasen und Plasmaphasen entweder aus ozonisiertem Blut oder aber die Behandlung abgetrennter Phasen mit Ozon. Grundgedanke dieser Therapie war die außerordentliche Effektivität von Ozon als zweitstärkstes Oxidans in der Natur und der daraus resultierenden Viruzidie und Bakterizidie. Weiterhin wurde bis zum heutigen Tag im Gegensatz zu vielen in klassischem Sinne eingesetzten Medikamenten wie Antibiotika und Chemotherapeutika gegen Ozon keine Resistenz ermittelt.

Der Startpunkt für die Autologe Immuntherapie AHIT® war das Jahr 1987. Mit ausgewählten zellulären und Plasma-Phasen aus ozonisiertem Eigenblut war eine Stimulation der Helfer- oder Suppressorzellen zu erzielen. Aufgrund des bekannten Mangels an Suppressorzellen bei einem sehr hohen Prozent-

satz von Ekzem-Patienten entstand somit das erste große Indikationsgebiet für diese Therapie: Ekzeme oder Neurodermitis.
Inzwischen wurden von diesen Patienten viele Tausend mit au-
ßergewöhnlichem Erfolg behandelt, wobei ein ganz neues Phänomen auftrat: Das gute Behandlungsergebnis blieb auch nach
Absetzen der Therapie in vielen Fällen (etwa 40 Prozent Voll-
und 36 Prozent Teilremission) erhalten. Ähnliche Ergebnisse
konnten bei Asthma sowie beim rheumatischen Formenkreis
erzielt werden. Die autologen Präparate erwiesen sich als außerordentlich gut verträglich, sodass die Forderung nach einem „Regenerationspräparat" entstand. Dieses Präparat wurde
auch zur Hebung der Lebensqualität bei Krebspatienten eingesetzt. Aus dieser Therapievariante entwickelte sich im Laufe
von annähernd zwei Jahrzehnten eine Fertigungsmethode, die
inzwischen bei einigen Krebsarten auf ungewöhnliche Erfolge
zurückblicken kann.

Die neueste Entwicklung auf diesem Gebiet ist ein hämato-
logisches Diagnoseverfahren, das es ermöglicht, gezielt Triggerfaktoren für die Entwicklung von Autoimmunerkrankungen
und Krebserkrankungen zu ermitteln und diese zur spezifischen
Stimulation der autologen Zellkulturen einzusetzen. Der heuti-
ge Stand der Technik bei diesem Verfahren ist inzwischen nicht
mehr die reine Separation von Blutphasen, sondern die gezielte
Kultivierung von zellulären Blutphasen, deren indikationsbezo-
gene Stimulation und die danach erfolgende Aufarbeitung zu einem enteralen und/oder parenteralen Medikament.

Während einige retrospektive Studien außergewöhnliche Ergebnisse der AHIT® bereits dokumentieren, ist über die klinischen
Ergebnisse hinaus der wissenschaftliche Beweis der Wirksamkeit
durch eine doppelblinde kontrollierte Studie zu erbringen.

Umwelt- und Zivilisationsschäden fordern zunehmend ihren
Tribut an unserer Gesundheit. Obstruktive Lungenerkrankungen wie Asthma bronchiale, spastische Bronchitis und chroni-
sches Emphysem haben seit dem Jahre 1900 bis heute um etwa
das Zweitausendfache zugenommen. Die Neurodermitis nimmt
jährlich um sieben Prozent zu. In Deutschland zählen wir bereits
weit über sechs Millionen Erkrankte. Allergien haben sich in den
letzten 20 Jahren verfünfzigfacht. Aber auch andere Erkrankungen wie Krebs, Rheuma und Osteoporose, die man nicht zu den
Autoimmunerkrankungen zählt, sind in einer rapiden Zunahme
begriffen. Gemeinsames Kennzeichen vieler dieser Erkrankungen ist häufig ihre unbekannte Ursache. Nicht selten kann man

dennoch deren Krankheitsgeschehen an bestimmten immunologischen Veränderungen im Blut des Patienten erkennen und hat
somit einen Ansatzpunkt für eine Behandlungsmöglichkeit.

Das menschliche Immunsystem besteht aus einer Vielzahl
komplizierter biochemischer und biologischer Reaktionen sowie
neutralisierenden oder zerstörerischen Pathogenen bzw. Fremdkörpern, die den Organismus penetrieren. Diese Reaktionen
produzieren Botenstoffe, die das Immunsystem umfassend mit
Informationen versorgen, zum Beispiel Leukotriene und Zytokine, um nur zwei zu nennen.

Eine Vielzahl chronischer Erkrankungen geht auf eine Fehl-
funktion des Immunsystems zurück. Hierzu zählen Allergien,
Dermatitis, Asthma, rheumatische Erkrankungen, entzündliche
Darmerkrankungen, Krebs etc. So befindet sich der menschli-
che Organismus konstant im Kampf mit externen und internen
Pathogenen wie Bakterien, Pilzen, Viren, metabolischen Giften,
Fremdkörpern und degenerierten Körperzellen. Dieser Kampf
wird vom Immunsystem gesteuert.

Dadurch, dass wir immer mehr Details über die Funktionen
der Leukozytenfraktionen für das Immunsystem, die Struktur
und Funktionsweise des Messenger-Systems zwischen den einzelnen Teilen des Immunsystems und über die Biochemie und
Funktion der Zytokine kennen, kann die Wirkweise und die hohe
therapeutische Effizienz der AHIT® auch naturwissenschaftlich
größtenteils erklärt und nachvollzogen werden. Die autologe Immuntherapie AHIT® beeinflusst im Wesentlichen Antikörper,
Makrophagen, Lymphozyten, Erythrozyten und bestimmte Zytokine. In Abhängigkeit von Basismaterial und Herstellung können
individuell hergestellte Medikamente der AHIT® das Immunsystem stimulieren bzw. regulieren. In Fällen der Stimulation wird
der Organismus in die Lage versetzt, ältere Foki der Erkrankung
wiederzuerkennen und zu eliminieren. Das bedeutet also, dass
die Autologe Immuntherapie AHIT® ein therapeutisches Prinzip zur Behandlung von denjenigen Krankheiten ist, die auf eine
Fehlfunktion des menschlichen Immunsystems zurückzuführen
sind. Substanzen, die das Immunsystem regulieren, werden aus
dem Blut und/oder Harn des Patienten gewonnen. Diese werden
konzentriert, aktiviert und so zu pharmazeutischen Präparaten
aufgearbeitet, die dann in Form von Tropfen, Injektionen, Ae-
rosolen oder als Nasenspray verabreicht werden. Die Produktion
basiert auf einer Methode, die je nach Art der Erkrankung (Diagnose) und Alter des Patienten variiert. Die gewonnenen Medi-

kamente sind somit ausschließlich für den Patienten bestimmt, aus dessen Basismaterial sie entsprechend der Reife des Immunsystems hergestellt wurden.

Die AHIT®-Medikamente sind höchst effektive Präparate, die selbst in kleinen Mengen und Dilutionen (von 1:1.000.000.000.000 und höher) Veränderungen des Immunsystems auslösen können. Da die Produkte aus dem körpereigenen Material des jeweiligen Patienten hergestellt werden, sind bisher keine nennenswerten Nebenwirkungen beobachtet worden. Es kann in einzelnen Fällen lediglich zu einer aus der Homöopathie bekannten sogenannten Erstverschlimmerung kommen. Von Juckreiz bei Neurodermitis über erhöhte Temperatur bis hin zu temporären Gelenkschmerzen bei rheumatischen Erkrankungen kann diese sich auf verschiedene Weise zeigen. Die Erscheinungen sind in hohem Maße abhängig von der Reaktion des individuellen Immunsystems und können durch Reduktion der Dosis vermindert oder vermieden werden. Interessanterweise wird demgegenüber in etwa 30 Prozent der Fälle eine unmittelbare Besserung der Symptome in der Initialphase der Therapie beobachtet. Bekannte Reaktionen sind neben der Steigerung der Lebensqualität die Verbesserung des Blutbildes, eine Wiederherstellung des Gleichgewichtes des vegetativen Nervensystems und die Normalisierung metabolischer Prozesse.

Wie funktioniert die autologe Immuntherapie AHIT®? Bei der Untersuchung von Fehlfunktionen des Immunsystems entdeckt man Veränderungen immunologischer Werte und des Gehalts bestimmter Zytokine. Dieser Zusammenhang ist in der Medizin bereits hinreichend bekannt. Interferon, Interleukin, Tumornekrosefaktor und andere Zytokine werden heute gentechnologisch hergestellt und verabreicht (zum Beispiel bei chronischen Lebererkrankungen, Multipler Sklerose und anderem).

Unabhängige Studien haben bewiesen, dass die AHIT® in der Lage ist, Antigene zu binden. In Tests initiierten die Medikamente Prozesse in Zellkulturen, die typisch für Antigen-Antikörper-Reaktionen sind. Die AHIT®-Medikamente bestehen aus Proteinfraktionen (makromolekulare Proteine und Peptide), deren Konzentration entsprechend ihres Ursprungs aus verschiedenen Zellen und Plasmafraktionen variiert. Bei der Herstellung der AHIT® werden die Bestandteile (zum Beispiel Zytokine) des Patientenblutes angereichert, aktiviert und in medizinische Präparate transformiert. Im Gegensatz zu gentechnisch hergestellten Präparaten bestehen die Präparate der AHIT® nicht nur aus einem Zytokin, sondern aus einem Zytokinspektrum.

Nach langjähriger Forschung ist die AHIT®-Ca eine Entwicklung der autologen Immuntherapie AHIT® zum Einsatz bei malignen Erkrankungen.[1] Diese hat sich bereits bei zahlreichen Patienten als wichtiger und erfolgreicher Therapiebereich komplementär zu klassischen Therapien (wie Chemotherapie und Bestrahlung) erwiesen. Bislang konnten die erstaunlichen Erfolge der AHIT® nur anhand zahlreicher retrospektiver Statistiken nachgewiesen werden.

[1] AHIT®-Ca: spezielle Aufbereitung der Kulturen gegen Krebserkrankungen.

3. DIE ENTWICKLUNG DER AUTOHOMOLOGEN IMMUNTHERAPIE

Die Heilungschancen durch medizinisches Ozon sind begrenzt, also mussten neue Wege gefunden werden. Wie wäre es, wenn ich das Blut fraktionierte, getrennt ozonisierte, und dann die einzelnen Teilfraktionen nach Selektion zurückspritzen würde? Immerhin hatte das HI-Virus sich ja einige besondere Zielzellen, zum Beispiel die bereits genannte T-Helfer-Zelle auserkoren. Im Serum aber, in dem sich ebenfalls HI-Viren befanden, waren diese quasi ungeschützt und durch Anwendung von Ozon restlos abzutöten. Diesen Tatbestand machte sich ein elsässischer Arzt zunutze, indem er infiziertes Plasma von AIDS-Patienten ozonisierte und anschließend nachweisen konnte, dass alle Viren abgetötet waren. Er hatte sich dieses Verfahren patentieren lassen, aber nicht eine einzige Blutbank wendet heute sein Verfahren an. Schade, denn wie viel Unglück hätte damit verhütet werden können.

Ozon ist im Blut bei weitem nicht so aggressiv wie in der Lunge, wie oben bereits erwähnt. Die Hämolyse (Auflösung roter Blutkörperchen durch die Aggression des Ozons) beträgt in den therapeutischen Bereichen, in denen das Ozon eingesetzt wird, etwa ein bis drei Prozent Dies war mir bekannt, daher erzählte ich einem Professor Zaroulis vom Mount Sinai Hospital in New York auf einer meiner Reisen in die USA von der außerordentlichen Widerstandsfähigkeit des Blutes gegenüber Ozon. Professor Zaroulis hatte eine Schwierigkeit in der Transfusionsabteilung des riesigen Krankenhauses: Wenn er bei bestimmten medizinischen Indikationen Blutplättchen (Thrombozyten) infundieren musste, hatte er eine medizinisch nicht vertretbar hohe Rate an Hepatitis-C-Infektionen. Er hatte von meinen Arbeiten über die Wirksamkeit des Ozons gegenüber chronischen Hepatitiden gehört. Er fragte mich daher, ob er seine Plättchenkonzentrate ozonisieren könne, um das Hepatitis-C-Virus abzutöten, was ich im Brustton der Überzeugung mit „ja" beantwortete. Diese Auskunft war falsch, wie ich in einer späteren Korrespondenz mit ihm erfuhr. Werden Blutplättchen und Plasma allein behandelt, sind die Blutplättchen keineswegs ozonresistent, sondern werden zum großen Teil durch Ozon vernichtet.

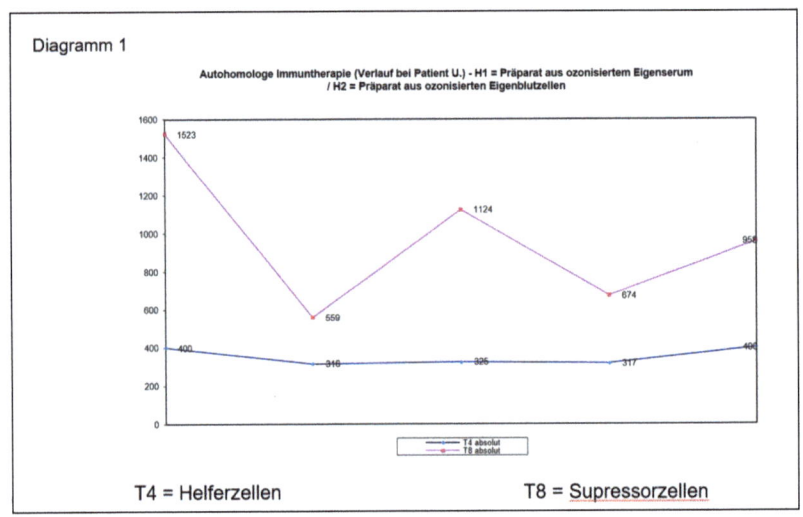

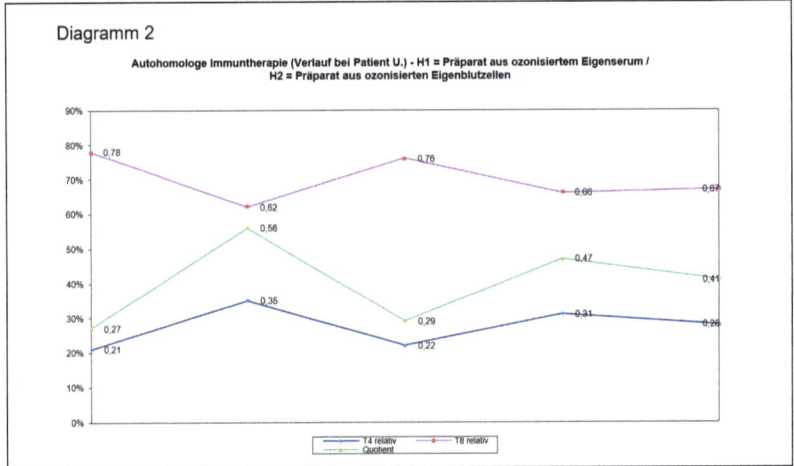

Warum? Es fehlen die Schutzeffekte der „Rezeptoren", insbesondere die der Erythrozyten, die einen Großteil der oxidativen Potenz des Ozons abfangen. Dadurch bleiben die Blutplättchen bei
der großen Eigenbluttherapie weitgehend verschont.

Also ozonisierte ich das Serum der HIV-positiven Patienten für
sich getrennt und spritzte es ihnen wieder zurück. Mit einer fatalen Auswirkung, die ich jedoch auffangen konnte, da ich diese
Patienten bezüglich ihrer Verhältnisse der Helfer- zu Suppressorzellen engmaschig kontrollierte: Das ozonisierte Serum erhöh-

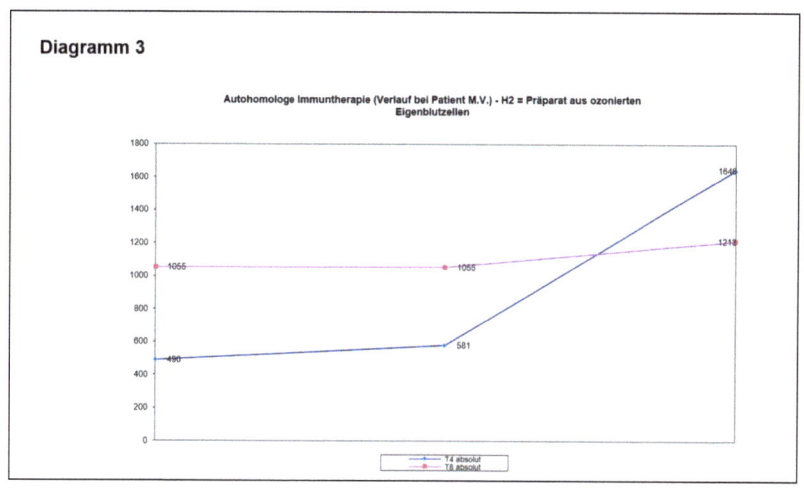

Diagramm 3

Autohomologe Immuntherapie (Verlauf bei Patient M.V.) - H2 = Präparat aus ozonierten Eigenblutzellen

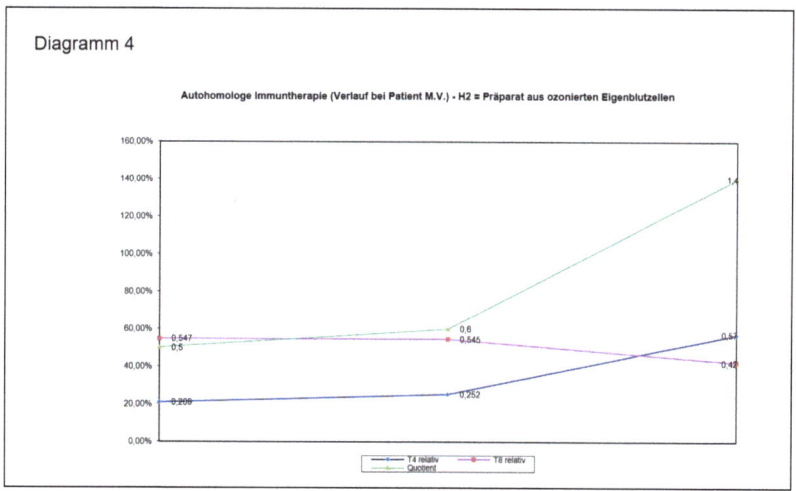

Diagramm 4

Autohomologe Immuntherapie (Verlauf bei Patient M.V.) - H2 = Präparat aus ozonierten Eigenblutzellen

te die Menge der Suppressorzellen, die bei diesem Patientengut ohnehin überwogen. Flugs ozonisierte ich also die zelluläre Phase des Patientenblutes, spritzte es zurück und, siehe da, die Helferzellen erholten sich und dem Patienten ging es in relativ kurzer Frist wieder besser. Damals (1985) gab es in Deutschland etwa 2000 echte AIDS-Patienten. Für den Laien möchte ich erläutern, dass AIDS die Endphase eines Leidensweges bedeutet, der mit der einfachen, zunächst symptomlosen HIV-Infektion beginnt und über verschiedene Erkrankungsstadien ins Endstadium AIDS führt.

Es gab aber eine Krankheit, die im Gegensatz zum Mangel an Helferzellen beim AIDS-Patienten durch einen relativen Mangel an Suppressorzellen ausgezeichnet war: Die Neurodermitis.

Dies war der Wissensstand der zweiten Hälfte der Achtziger Jahre. Inzwischen ist die Wissenschaft der Immunologie wesentlich weiter fortgeschritten. Man unterscheidet inzwischen zwei Arten von Helferzellen (TH1 und TH2), von denen nur die TH2 die „Bösen" sind (Wissensstand 2018). Meines Wissens hat aber diese neue Erkenntnis keine Verbesserung der Therapie von Autoimmunprozessen nach sich gezogen.

Ein neues immuntherapeutisches Verfahren war somit geboren und dies galt es nun auch wirtschaftlich zu verwerten.

4. AHIT® und Neurodermitis

Während es also in Deutschland im Jahr 1985 etwa 2000 AIDS-Patienten gab, waren es im selben Jahr bereits 1,2 Millionen Neurodermitis-Patienten. Was lag also näher, als diese Patienten mit ozonisiertem Eigenserum zu behandeln, um ihre Suppressorzell-Zahl anzuheben und ihre Erkrankung möglicherweise auf immunologischem Wege zu behandeln?

Ich hatte in meiner Praxis mehrere Ekzem-Patienten. Ich ozonisierte deren Eigenserum und spritzte es zurück – zunächst in kleinen Dosen, um eventuell Negativreaktionen sofort zu erkennen, dann in immer größeren Mengen. In nicht wenigen Fällen konnte ich feststellen, dass innerhalb von Tagen oder Wochen die Ekzeme vollständig verschwanden unter vollständiger Regeneration der Haut ohne Narbenbildung. Die AHIT® war geboren, die autohomologe Immuntherapie. Damals nannte ich die Präparate „Hämolysate".

Zumindest theoretisch war im Rahmen dieser Therapie auch die Anwendung von Fremdblut möglich, sofern Blutgruppe und einige weitere Parameter übereinstimmten. Die Anwendung war demnach somit nicht nur autolog, das heißt aus dem Selbst zurück in das Selbst möglich, sondern auch von einem Individuum zum anderen, daher der Begriff autohomolog. Denn die zweite Anwendungsart wird unter dem Begriff der Homologie gefasst. Auch wenn heute ausschließlich die autologe Anwendung erfolgt, hat sich der Begriff der autohomologen Immuntherapie bereits so fest eingebürgert, dass er ein gewisses Gewohnheitsrecht für sich beanspruchen kann, auch wenn er den Einsatz dieser Therapie technisch nicht exakt beschreibt.

Ermutigt von dem oben beschriebenen Erfolg, behandelte ich weitere Patienten. Innerhalb eines Vierteljahres hatte ich bei acht von zehn Patienten Remissionen erzielt, die sehenswert waren. Natürlich hatte ich hier nicht etwa Cortisonsalben abrupt abgesetzt und mit meiner AHIT® angefangen, sondern intuitiv einen vom weiteren Verlauf gesteuerten allmählichen Übergang gefunden. Das bedeutet, dass ich die Cortisonbehandlung allmählich verringert und dafür meine Dosis der AHIT®-Seren im gleichen Tempo erhöht hatte. Das Ergebnis sprach sich herum wie ein Lauffeuer. Innerhalb kürzester Zeit hatte ich einige Hundert Patienten behandelt. Andere Ärzte wollten an diesem Erfolg teilhaben, seltsamerweise aber nicht ein einziger Dermatologe.

Warum eigentlich kein Dermatologe? Es fand sich nicht nur keiner, sondern der Dermatologenverband warnte vor der „obskuren" Therapie. Vielleicht, weil ich Kleinkinder mit ei-nem aus Urin gewonnenen Proteingemisch behandelte, warnte er sogar vor der „mittelalterlichen" Methode. Ja, ich hatte sogar einige persönliche Bekannte unter den Dermatologen, die sich nur für die Therapie interessierten, weil sie den „Trick" herausfinden wollten, wie man denn das „Wundermittel AHIT®" herstellen könne. Wenn sie dann die Antwort erhielten, man könne das auch im deutschen Patentamt nachlesen, war das Interesse schlagartig erloschen. Einer von ihnen war mal sehr ehrlich zu mir: „Herr Kief, ich schieß mich doch nicht selbst ab und schicke Ihnen meine Dauer-Einnahmequellen!"

Manche Dermatologen aus der näheren Umgebung gingen etwas boshafter zu Werke und schickten mir im Laufe von 15 Jahren zwei (!) Überweisungen. Die beiden Patienten hatten nebenbei auch Neurodermitis. Tatsächlich waren sie jedoch vor allem psychisch gestört und meisterhaft in der Lage, eine Praxis auf den Kopf zu stellen.

Im Internet fand man damals eine Website über die AHIT®, auf der sich ein sicherlich exzellent bezahlter „Gutachter" „fachlich kompetent", natürlich negativ, über die AHIT® ausließ. *Honni soit qui mal y pense*, dass diese Website von einem Cortisonhersteller gesponsert wurde... Fairerweise muss ich aber auch sagen, dass es mutige Dermatologen gab, die eine Prüfung der AHIT® befürworteten, sich damit allerdings dem Risiko aussetzten, eins auf die Mütze zu kriegen.

Ein kurzer Blick in das Arzneimittelgesetz genügt, um festzustellen, dass es sich bei der AHIT® um eine Arzneimittelherstellung handelt und nicht um eine Therapie. Wahrheitsgemäß sei erwähnt, dass es bei der Herstellung der damals „Lysate" genannten Medikamente im Sinne von Arzneimitteln auch fließende Übergänge gibt im Sinne einer erweiterten Therapie. Der Gesetzgeber hat diese Möglichkeit zugelassen, da es ohne sie offensichtlich keine Weiterentwicklung in der ärztlichen Therapie gäbe.

Nachdem ich das Herstellungsverfahren zum Patent angemeldet hatte und später auch eines darauf erhielt, gründete ich eine Laborgemeinschaft, um auch andere Ärzte an diesem Verfahren teilhaben zu lassen. Drei Beweggründe waren für die Einrichtung der Laborgemeinschaft ausschlaggebend:

1. Das Herstellungsverfahren war an einen erheblichen technischen Aufwand gebunden, der den finanziellen Rahmen einer einzelnen Arztpraxis bei weitem sprengte.

2. Ich lebte in folgendem irrigen Glauben: So wie ein Arzt den anderen vertreten kann, sollte dies auch bei der Herstellung dieser Präparate möglich sein. Um es gleich vorwegzunehmen: Der Gesetzgeber war hier anderer Ansicht. Nach vielen vergeblichen Anläufen, einen Lohnhersteller zu finden, musste ich eine Firma gründen, um die Präparate anfertigen zu können.

3. Der dritte Grund wird gerne verschmitzt verschwiegen, den ich persönlich aber gerne zugeben möchte: Natürlich wollte ich auch Geld verdienen.

Nicht ohne einen gewissen persönlichen Stolz möchte ich die Gründe für die Ablehnung durch renommierte Pharmahersteller aufführen: Da die Präparate ja aus Eigenblut hergestellt werden müssen, können sie nur bei dem Patienten angewendet werden, dessen Blut entnommen wurde. Es handelt sich also um einen individuellen Arzneimittel-Herstellungsprozess; doch das dabei entstandene Präparat muss sämtliche Prüfungen und Herstellungsstufen eines Arzneimittels durchlaufen, die viele Tonnen von Tabletten ebenfalls durchlaufen müssen, wenngleich es sich hier nur um einige Milliliter eines Serums handelt. Hinzu kommt noch, dass insbesondere seit einem AIDS-Skandal in Koblenz die höchste Sicherheitsstufe des Arzneimittelgesetzes gilt, und die Präparate Prüfungen durchlaufen müssen wie zum Beispiel die Kontrolle auf Hepatitis- und AIDS-Erreger, die beispielsweise Tonnen von Aspirin nicht über sich ergehen lassen müssen.

Die Gründung der Laborgemeinschaft damals im Jahr 1988 hatte jedoch einen großen Vorteil. In kürzester Frist flossen Erfahrungen von mehr als hundert Anwendern bei mir zusammen, darunter auch sehr wertvolle. Aus diesen wurde ein Therapiekonzept erstellt.

Nach einem Jahr trat ich mit einer Statistik an die Öffentlichkeit. Ich publizierte einen repräsentativen Querschnitt über die Ergebnisse der Behandlung von 139 Neurodermitis-Patienten im Zeitraum April bis August 1987, der von den zehn stärksten Anwendern der damaligen Laborgemeinschaft erstellt worden war.

Die Ätiologie der Neurodermitis muss als multifaktoriell bezeichnet werden. So kennen wir eine erbliche Komponente: Wenn beide Eltern Atopiker sind, manifestiert sich die Neurodermitis bis zum fünften Lebensjahr bei 42 Prozent, falls bei nur einem Elternteil eine atopische Dermatitis auftritt bei 20 Prozent, ohne erbliche Komponente tritt die Neurodermitis bei 12 Prozent aller Kinder auf.

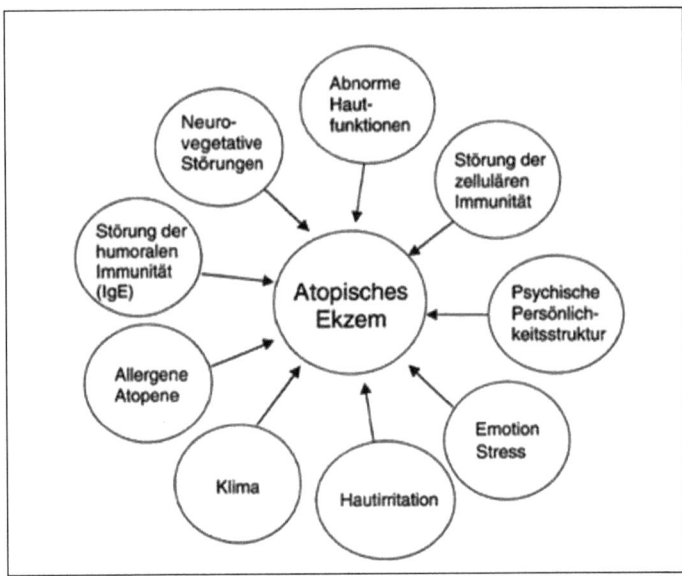

Abbildung 1: nach Braun-Falco

Bei allen Patienten der nachfolgenden Statistik handelt es sich um sogenannte „austherapierte" Fälle. Es sind also Patienten, die sämtliche derzeit gängigen Methoden an sich erprobt haben, angefangen bei Antihistaminika über Diät (meist mit dem Ergebnis einer gewissen Erleichterung der Beschwerden) bis zu lokalen Kortikoiden, naturheilkundlichen Maßnahmen wie niederfrequentes Magnetfeld oder zeitweise systemischen „Kortikoiden". In einem Fall hatten systematisch eingesetzte Kortikoide sogar Schübe ausgelöst.

Die statistischen Ergebnisse in den nachfolgenden grafischen Darstellungen wurden nach folgenden Kriterien erstellt: Als Vollremission galt, wer nach Absetzen der Therapie ein Vierteljahr bis maximal zweieinhalb Jahre vollständig erscheinungsfrei war. Als deutlich gebessert galt ein sichtlich erholtes Hautbild bei deutlich verringertem oder beseitigtem Pruritus. Als gebessert galt, wer eines der beiden Kriterien erfüllte.

Ergebnisse

Zum repräsentativen Querschnitt über die Ergebnisse der Behandlung von 139 Neurodermitis-Patienten wurden bewusst verschiedene Anwender des Verfahrens hinzugezogen. Die Anwender erzielten 40,7 Prozent Vollremissionen, 40,7 Prozent deutliche Besserung, 11,1 Prozent Besserung der Teilsymptomatik. Bei 7,4 Prozent konnte keine Änderung erzielt werden.

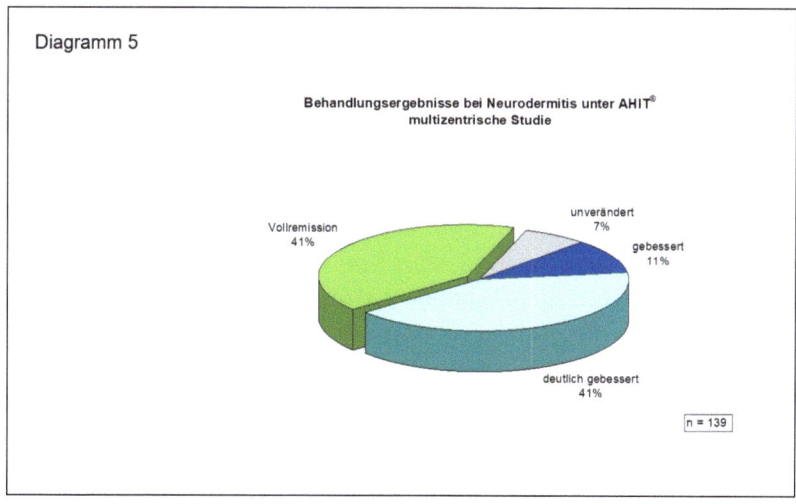

Diagramm 5

Behandlungsergebnisse bei Neurodermitis unter AHIT®
multizentrische Studie

Vollremission 41%
unverändert 7%
gebessert 11%
deutlich gebessert 41%
n = 139

Dass gerade Neurodermitis-Patienten nach Absetzen der Therapie ohne Rückfall blieben, war ein gänzlich neues Phänomen, das es zu untersuchen und zu bestätigen galt. Die gleichen Patienten wurden daher nach zweieinhalb Jahren erneut untersucht.

Da die Vollremissionen nahezu alle rezidivfrei waren, stellte sich die Frage, wie lange die Patienten frei von Rezidiven blieben. Darüber gibt uns die nachfolgende Langzeitstudie über 2,5 Jahre einige Auskunft. Erfasst wurden in dieser Studie 115 Patienten mit einem Durchschnittsalter von 17,25 Jahren, davon 55 männliche und 60 weibliche Patienten.

38 Patienten waren im Vorschul- und Kleinkindesalter, der jüngste Patient war drei Monate jung, der älteste 63 Jahre alt. 51 der 115 Patienten litten seit Geburt beziehungsweise seit den ersten Lebenswochen an der Erkrankung. Die durchschnittliche Erkrankungsdauer bis zum Beginn der Behandlung betrug neun Jahre, die durchschnittliche Behandlungszeit 25 Wochen, also 180 Tage.

Folgende Ergebnisse konnten ermittelt werden:

- in 37 Prozent aller Fälle (bei 43 Patienten) konnte eine Voll-remission erzielt werden, die im besten Fall 2,5 (beziehungs-weise 7,5 bei späterer Kontrolle) Jahre rezidivfrei blieb;
- in 44 Prozent der Fälle (bei 50 Patienten) konnte ein sichtlich erholtes Hautbild erzielt werden, mit deutlich verringertem oder beseitigtem Pruritus;
- in elf Prozent der Fälle (bei 13 Patienten) war eines der beiden Kriterien erfüllt;
- in sechs Prozent der Fälle (bei sieben Patienten) konnte die Erkrankung nicht beeinflusst werden;
- in zwei Prozent der Fälle (bei zwei Patienten) war das Haut-bild verschlechtert oder zeigte zumindest auf längere Dauer eine Tendenz zur Verschlechterung.

Die Ergebnisse sind in der nachfolgenden Graphik wieder-gegeben. Man erkennt hier, dass von den 40,7 Prozent der Pati-enten, die vollständig erscheinungsfrei waren, vier Prozent einen leichten Rückfall erlitten hatten und im Wesentlichen in die nachfolgende Gruppe „deutlich gebessert" gerutscht waren und nur zwei Proeznt als „verschlechtert" beurteilt wurden.

Zu dieser Statistik wurden bewusst Fremdanwender des Ver-fahrens hinzugezogen, um von vornherein der Kritik zu begeg-nen, eventuell die eigenen Ergebnisse beschönigen zu wollen.

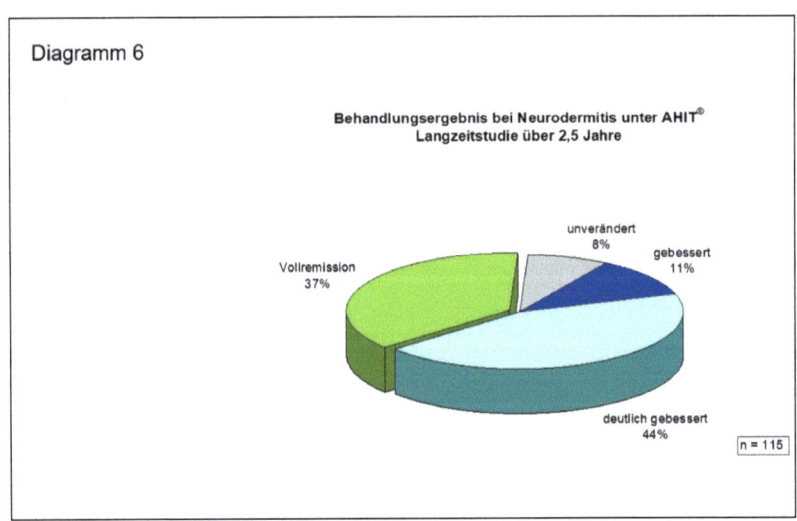

Diagramm 6

Behandlungsergebnis bei Neurodermitis unter AHIT®
Langzeitstudie über 2,5 Jahre

unverändert 8%

gebessert 11%

Vollremission 37%

deutlich gebessert 44%

n = 115

Dabei galt als Vollremission, wer nach Absetzen der Therapie vollständig erscheinungsfrei war und es bis zur Veröffentlichung blieb (mindestens ein Vierteljahr, maximal zweieinhalb Jahre). Als deutlich gebessert galt ein sichtbar erholtes Hautbild bei deutlich verringertem oder beseitigtem Juckreiz. Als gebessert galt, wer eines der beiden Kriterien erfüllte.

Der Wert einer weiteren retrospektiven Studie war begründet im Zeitrahmen. Die nachfolgende Untersuchung der Patienten fand statt etwa sechs bis zehn Jahre nach Beginn der AHIT®, so dass damit zu belegen war, dass die AHIT® tatsächlich in der Lage ist, zehn Jahre lang zur Beschwerdefreiheit eines Neurodermitis-Patienten zu führen.

Die Entwicklung der AHIT® fiel in eine Zeit, in der die Neurodermitis mit einer Zuwachsrate von sieben Prozent pro Jahr sich zu einer neuen Volksseuche auszuwachsen drohte.

Die Wirksamkeit dieser besonderen Form der Eigenblutbehandlung lässt sich unter anderem auch ermessen an der Erkrankungsdauer vor der Behandlung, der Behandlungsdauer sowie der Dauer der Beschwerdefreiheit nach Behandlung. In unserem Falle 9,6 Jahre Erkrankung vor Behandlung, 13 Monate Behandlung mit AHIT® und 7,5 Jahre Beschwerdefreiheit oder minderung nach Behandlung. Die letztgenannte Aussage ist allerdings begrenzt durch den Zeitpunkt der Untersuchung und daher fließend. Mit der neuen Therapie konnten laut Statistiken bei Neurodermitis natürlich Medikamente, das heißt Salben, eingespart werden.

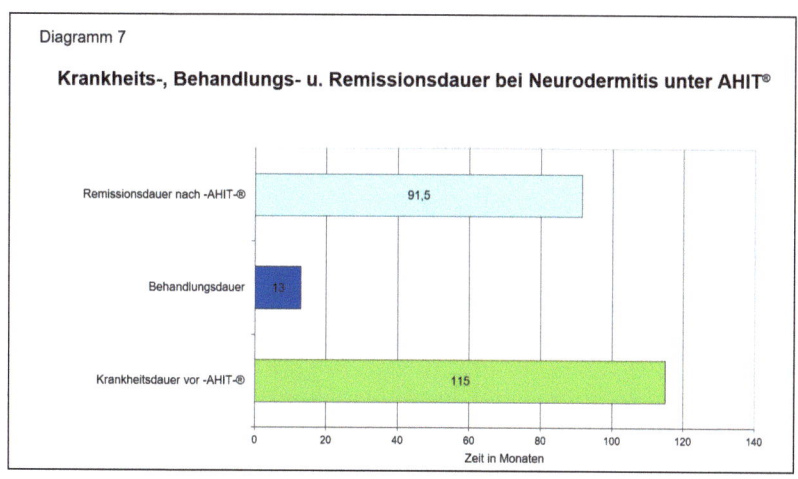

Diagramm 7

Krankheits-, Behandlungs- u. Remissionsdauer bei Neurodermitis unter AHIT®

Dass ein Neurodermitiker über Jahre erscheinungs- und rück-
fallsfrei blieb, war natürlich für die Krankenkassen von größtem
Interesse. Nach kurzer Zeit war es die Regel, dass die Kassen die
Kosten für die Medikamente erstatteten, obwohl keine kontrol-
lierte Studie vorlag. Natürlich gab es auch Versicherungen, die
sich weiterhin weigerten. In vielen derartigen Fällen gingen die
Patienten auf die Barrikaden und klagten gegen ihre Kasse. Den
ersten Prozess um die Kostenerstattung für die AHIT® vor einem
Landgericht begleitete ich als Gutachter. Gegengutachter war ein
Professor B. von einer großen deutschen Universität. Wie zwei
Boxer sich zu fairem Kampf verpflichten, trafen wir uns vor Pro-
zesseröffnung im Vorraum des Sitzungssaales. Hier fiel von seiner
Seite der ehrliche Satz: „Herr Kief, was soll ich da viel sagen. Ich
hab' das Kind nachuntersucht, es ist vollständig erscheinungsfrei. Sie haben das Kind gesund gemacht, ich hab' da als Gutachter schlechte Karten."

Im Sitzungssaal sprach er dann von der „Unwissenschaftlich-
keit des Verfahrens". In einem später nachgereichten schriftli-
chen Gutachten fiel sogar der Satz, dass man dem Kind genauso
gut Blutwurst hätte geben können. Das wiederum fand ich hin-
terhältig, und deshalb zitierte ich ihn später in meinen Vorträgen
als Herrn „Blutwurst-B."

Der Richter fällte damals ein Salomonisches Urteil. Es lautete
sinngemäß etwa so: Der Gegengutachter Professor B. habe einräumen müssen, dass es gegen die Neurodermitis eigentlich keine
kausale Therapie gibt, da man nicht wisse, wodurch sie eigentlich
entsteht. Er habe zugeben müssen, dass all jene von ihm als gesichert eingeführten Therapien im Prinzip nur ein „Herumdok-
tern" an den Symptomen seien. Der Richter urteilte demnach,
dass die „Schulmedizin" selbst keine wissenschaftlich gesicherten Therapien nachweisen könne, da sie nicht wisse, was für eine
Erkrankung die Neurodermitis sei. Da man aber offensichtlich
dem Phänomen einer Heilung durch die AHIT® gegenüberstehe,
habe die Kasse auch zu zahlen.

Die Behandlung des Kleinkindes stößt dann und wann an
ihre praktikablen Grenzen. Man stelle sich nur einen generalisiert an einer Neurodermitis erkrankten Säugling vor, noch
dazu mit hochentzündeten Arealen in der Ellenbeuge, aus denen
Plasma austritt, das darüber hinaus noch infiziert ist. Man sieht
sich dann gezwungen, aus diesen Arealen Blut abzunehmen, um
daraus ein autologes Präparat zur Behandlung der Neurodermitis zu fertigen.

Ganz abgesehen von der Quälerei für das Kind – diese hochentzündeten Areale sind natürlich deutlich schmerzempfindlicher als eine normale, gesunde Haut – ist das Risiko, infiziertes Material zu gewinnen, unangenehm hoch und damit auch arzneimittelrechtlich nicht gerechtfertigt. Die Lösung des Problems lautete: Urin. Urin verfügt über einen natürlichen Eiweißgehalt, dessen Eiweiße darüber hinaus noch vom Ausscheidungsorgan Niere offenbar gesondert ausgewählt wurden. Die Niere ist ein Filterorgan. Nach heutiger Erkenntnis gelangen serumidentische Eiweiße auf dem Weg besonderer Filterareale der Niere in den Urin (der Fachmann nennt diese Organe Glomeruli). Ein nachgeschaltetes Organsystem resorbiert einen Teil dieser Eiweiße wieder zurück. Hieraus entsteht das urinspezielle Eiweißmuster. Man kann daher im normalen Urin eine Vielzahl von Serumeiweiß-fraktionen nachweisen. Diese im Einzelnen aufzuzählen, wäre für einen Laien langweilig. Es sei nur gesagt, dass ein Großteil dieser Eiweiße, die natürlich in ihrer Konzentration deutlich unter der des Blutes liegen, durchaus eine immunwirksame Qualität aufweisen. Der Eiweißgehalt im Vergleich zum Serum ist bei Urin zehn- bis hunderttausendfach geringer. Es lag natürlich auf der Hand, sich dieses Eiweißanteils im Urin zu bedienen und daraus ein arzneimittelrechtlich einwandfreies Medikament zu formen.

Urin enthält neben diesen Eiweißen noch einige andere Stoffe, die ausscheidungspflichtig sind. Hiervon war einer von besonderem Interesse: der Harnstoff. Harnstoff hat eine ganz besondere Beziehung zur Haut. Er wird häufig in Salben eingearbeitet, die für Neurodermitiker besonders geeignet sind. Harnstoff löst nämlich erstens Eiweiß, zweitens Hornschicht, bindet drittens Wasser und hat viertens eine Schleusenfunktion für die Haut, fünftens verdünnt er die Oberhautschicht und stillt sechstens Juckreiz. Natürlich lassen sich diese Eigenschaften des Harnstoffes bei externer Anwendung nicht auf die interne Anwendung über den Mund auf ein spezielles einzunehmendes Medikament übertragen. Fragt man jedoch einen Homöopathen, wird der dem oral eingenommenen Harnstoff durchaus Wirkungen im Sinne eines Arzneimittels zuerkennen.

Dies sei zur besseren Verständlichkeit an einem Beispiel erläutert: Stellen Sie sich vor, an einer Ampel steht eine ganze Kolonne von Fahrzeugen; Autos und schwere Lastwagen warten, bis die Ampel grün zeigt. Erscheint grün, setzt sich die gesamte Kolonne in Bewegung. Mit anderen Worten: Ein kleines Signal, das mit relativ geringer Lichtenergie ausgesandt wird, setzt mit seinem Steuerungsimpuls ein paar Hundert oder gar ein paar Tausend Pferdestärken frei. Genauso könnte man den Effekt einer oralen Gabe körpereigenen Harnstoffs deuten, nämlich als einen kybernetischen Prozess, der mittels eines Steuerungsimpulses die notwendigen Heilungsvorgänge in der Haut anregt.

Dass die Behandlung des neurodermitischen Kleinkindes ein besonders schwieriges Kapitel sowohl in der Dermatologie als auch in der Pädiatrie darstellt, braucht nicht betont zu werden. Meist leidet die gesamte Familie aus Sorge um das gequälte Neurodermitis-Kind. Es sei hier hervorgehoben, dass nach meiner Erfahrung die Störung des Mutter-Kind-Verhältnisses oder des familiären Kreises im weiteren Sinne eine Folgeerscheinung der Erkrankung des Kindes ist. Es gibt Lehrmeinungen in der Psychologie, die davon ausgehen, dass die Neurodermitis zu einem sehr wesentlichen Anteil auf einem primären psychogenen Defekt beruht. Ich halte diese Ansicht für irrig und bin mir sicher, dass man hier Ursache mit Wirkung verwechselt hat. Jedenfalls beweist es mir das nahezu schlagartig harmonisierte Mutter-Kind-Verhältnis nach einer mit AHIT® behandelten Neurodermitis. Diese Aussage beeinträchtigt selbstverständlich nicht den Wert psychotherapeutischer Betreuung als begleitende Therapie.

Man darf die AHIT® mit ihrem Eiweißpräparat aus Urin keinesfalls verwechseln mit der häufig ausgeübten Standard-Urintherapie, bei der Urin einfach getrunken wird. Ein kleiner Vergleich macht dies deutlich: Bei einem Kleinkind wird mit wenigen Tropfen einer Verdünnung von 1:10 000 des AHIT®-Präparates häufig bereits eine sogenannte Erstverschlimmerung ausgelöst, während unbehandelter, natürlicher Urin als Trinkkur gegeben, keinerlei Effekt in diesem Sinne zeigt. Für die AHIT® ist Urin lediglich Ausgangsstoff, um ein Arzneimittel zu fertigen. Damit hören die Gemeinsamkeiten aber auch schon auf.

Ab einem Lebensalter von drei bis vier Jahren verliert die AHIT® mit dem aus Urin gewonnenen Präparat zunehmend ihre Wirksamkeit, das haben die bisherigen Erfahrungen gezeigt. Zwar wird sie nicht unwirksam, aber je älter das Kind ist, desto länger dauert es, bis die Wirkung einsetzt, und desto schneller kommt es zu Rückfällen. Die Vermutung liegt nahe, dass der Alterungsprozess des jungen Organismus hierfür verantwortlich ist. Wir sollten nicht vergessen, dass der Mensch mit seiner Geburt anfängt zu sterben! Der damit verbundene Verschmächtigungsprozess der hinter dem Brustbein sitzenden Thymusdrüse ist wahrscheinlich die Ursache für die Verringerung der Wirksamkeit des AHIT®-Urin-Präparates. Die Thymusdrüse ist gleichsam eine Erziehungsstätte für einen Teil unserer Lymphozyten, die dort für ihre zukünftigen Aufgaben im Organismus vorbereitet werden. Dass dies tatsächlich so sein könnte, dafür sprechen die Erfahrungen eines Kollegen im Schwäbischen Raum, der in erster Linie mit dem AHIT®-Urin-Präparat arbeitet und eine erhebliche Verstärkung der Wirkung dieses Präparates beobachten konnte, wenn er Thymus-Präparate gleichzeitig verordnete. Die Wirksamkeit der AHIT® bei Kleinkindern, die ausschließlich mit AHIT®-Urin-Präparaten behandelt wurden, ist in den nachfolgenden Statistiken mit 66 Patienten erfasst.

Die Auswahl der Kinder aus dem Gesamtpatientengut erfolgte nach einem Zufallsschlüssel: 30 waren männlich, 36 waren weiblich. Das Durchschnittsalter der Patienten war zwei Jahre und neun Monate. Cortisonexterna vor der Therapie wurden bei 35 zeitweilig angewandt. 13 Patienten waren bereits einmal in Kur gewesen, vier hatten einen stationären Aufenthalt nötig gehabt. 28 der 66 Patienten hatten bereits gute Erfahrungen mit einer Diät gemacht und behielten diese während der Therapie bei. Die durchschnittliche Behandlungsdauer betrug neun Monate und 21 Tage. Die Beurteilung der Behandlungsergebnisse erfolgte gemäß folgendem Schema:

1. Durch die Behandlung mit „Urolysat" wurde vollständige Beschwerdefreiheit sowohl im Hautbild als auch beim Pruritus erzielt. Nach Absetzen der Therapie erfolgte kein Rückfall.

2. Mit dem Urolysat wurde eine wesentliche Besserung sowohl des Hautbildes als auch des Pruritus oder aber vollständige Beschwerdefreiheit erzielt. Nach Abschluss der Therapie traten in zyklischen Intervallen wieder leichte Rezidive auf. Das Krankheitsbild war jedoch gegenüber dem Vorbefund wesentlich gebessert.

3. Während der Behandlung war zwar eine Besserung des Hautbildes und/oder des Pruritus erzielt worden. Das Therapieergebnis konnte allerdings nach Absetzen der Behandlung nicht gehalten werden und es kam wieder zu zyklischem Auftreten der Neurodermitis.

4. Die Eltern des Kindes brachen aufgrund der Initialverschlimmerung bei dem Verfahren oder aus sonstigen Gründen die Therapie ab.

Auskunft über das Ergebnis der Studie geben die nachfolgenden Diagramme.

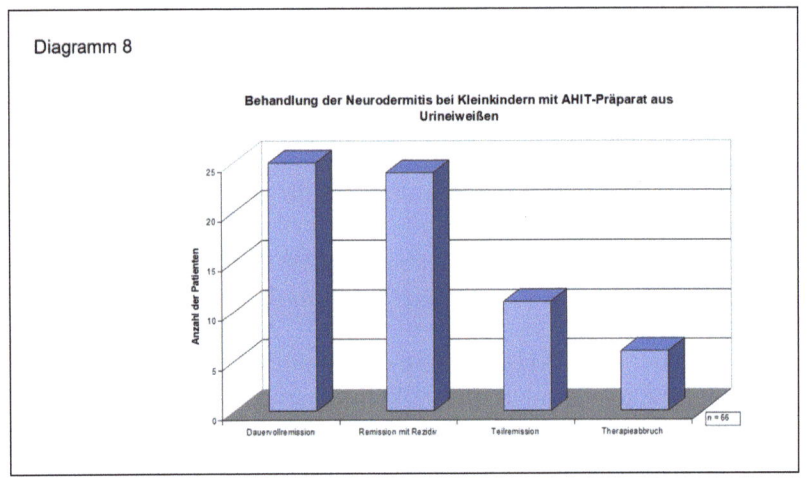

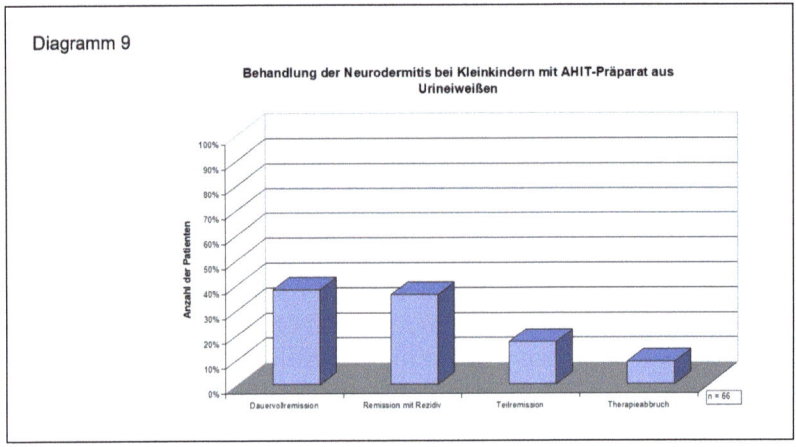

Erstverschlimmerungen traten bei 49 Kindern auf (bei einer Gesamtzahl von 66 also 74 Prozent). Diese waren in der Regel kurzfristig und zwangen zu einer vorübergehenden Dosisreduktion. Nebenwirkungen traten in keinem Fall auf, insbesondere konnte bei keinem Kind eine Konversion des Krankheitsbildes in eine obstruktive Lungenerkrankung beobachtet werden, wie es bei manchen Eigenblut-Verfahren immer wieder geschieht. Bei sechs der 66 Kinder brachen die Eltern aufgrund der Initialverschlimmerung oder aus sonstigen Gründen die Therapie ab. Einen Eindruck von der Schwere einiger Krankheitsbilder vermitteln die Aufnahmen einiger Kinder vor und nach der Behandlung.

Dauer bis zur Remission: sieben Monate.

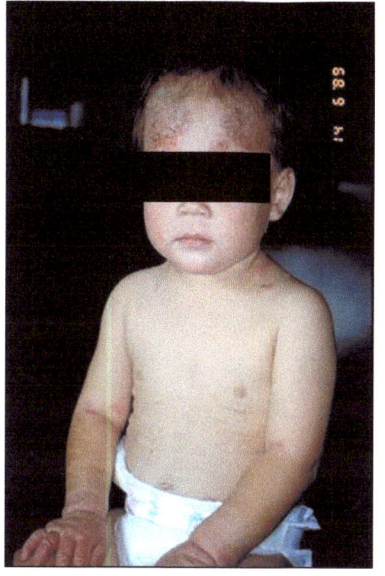

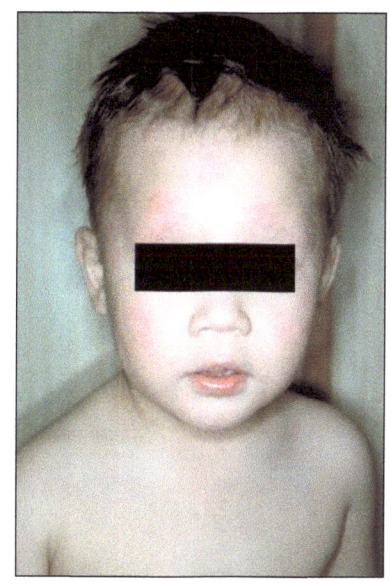

Abbildung 2   Abbildung 3

Dauer der Vollremission: fünf Jahre.

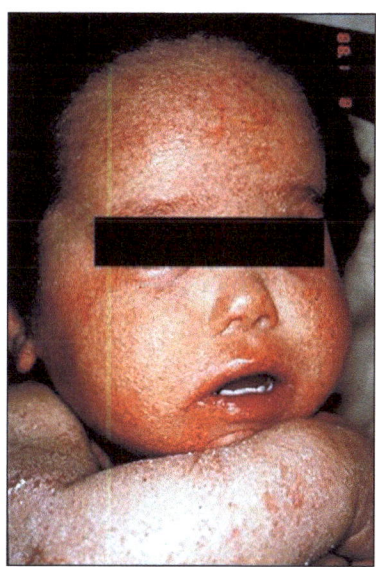

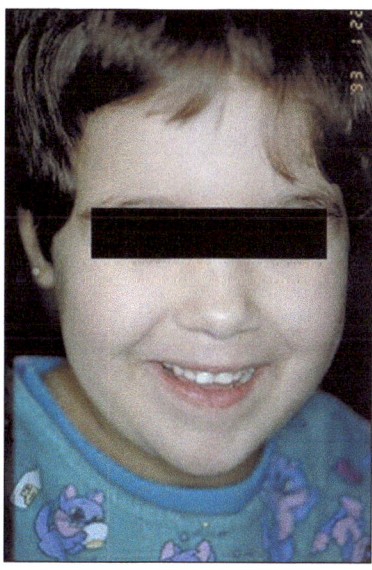

Abbildung 4   Abbildung 5

Dauer bis zur Vollremission: sechs Monate.

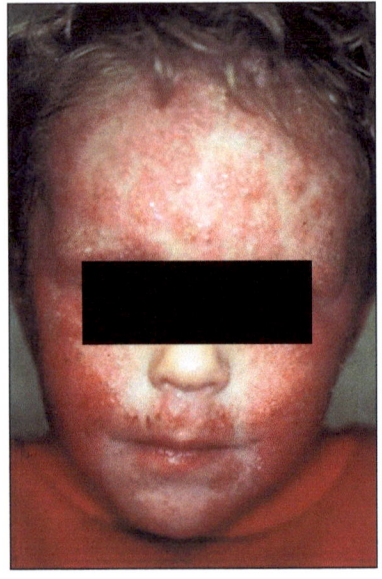 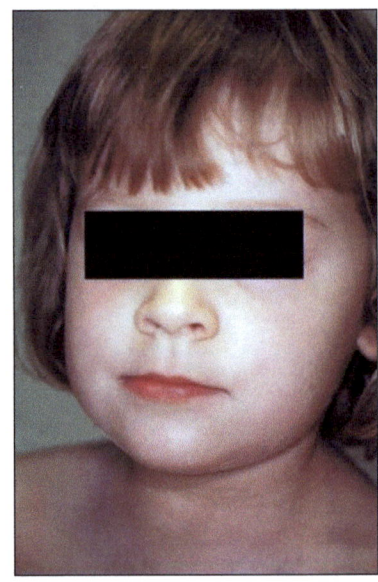

Abbildung 6   Abbildung 7

Dauer bis zur Vollremission: ein Jahr (später rezidiv).

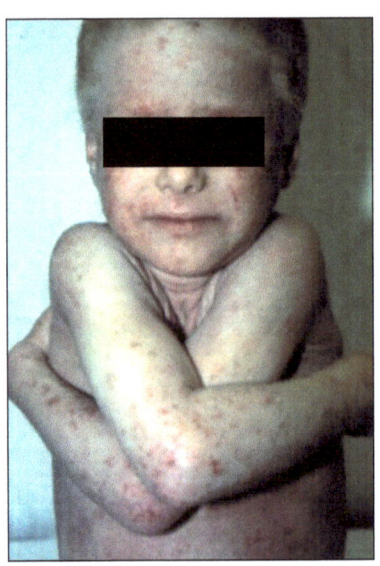 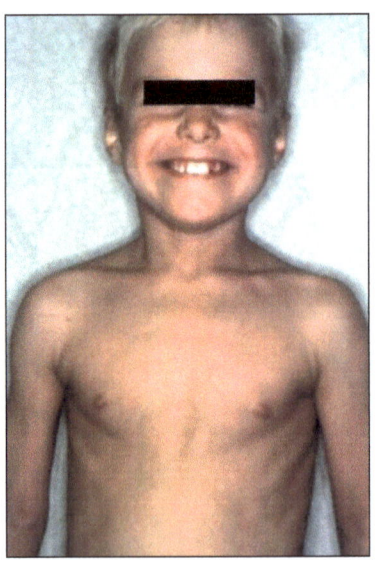

Abbildung 8   Abbildung 9

Kontrolle nach zwei Jahren:

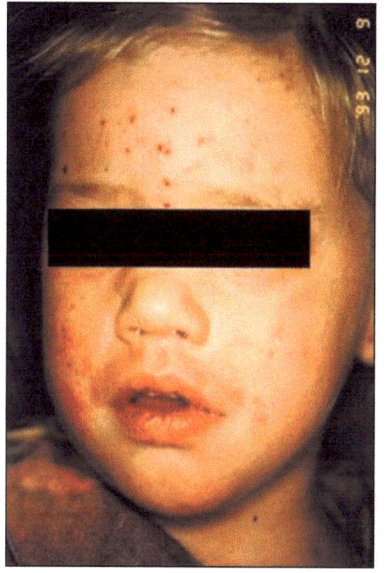

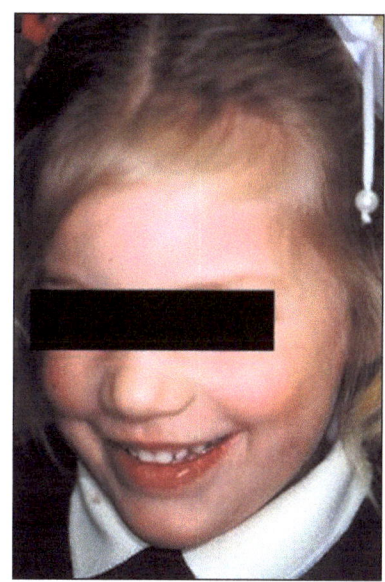

Abbildung 10

Abbildung 11

Vollremission nach neun Monaten. Rückfall nach etwa zehn Jahren; unter erneuter Therapie sofort Remission.

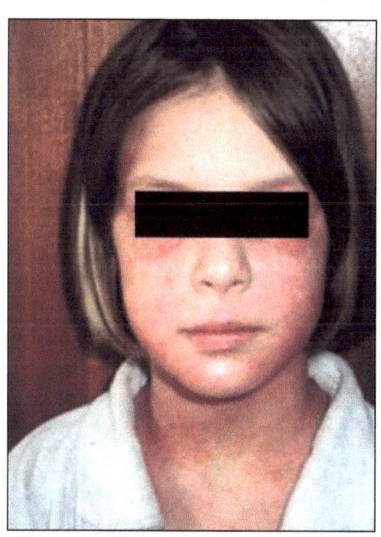

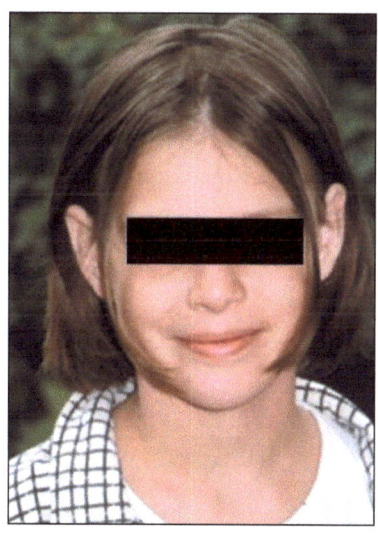

Abbildung 12

Abbildung 13

Kontrolle nach acht Jahren:

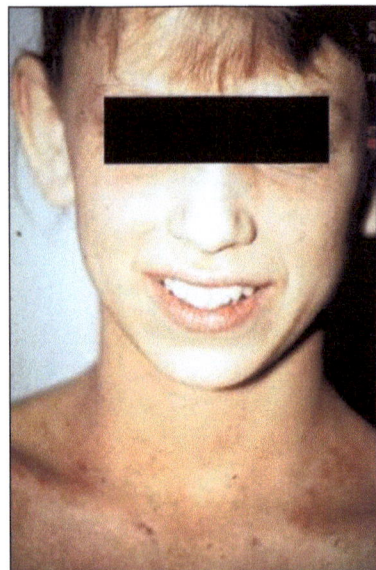   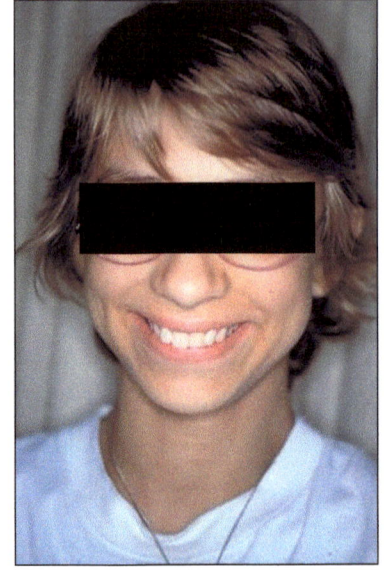

Abbildung 14   Abbildung 15

4.1 EINZELSCHICKSALE

Fall 1

Max war ein fünfeinhalbjähriger, blonder Junge aus Berlin, dessen Neurodermitis gleich nach der Geburt begonnen hatte. Die Neurodermitis trat bei ihm generalisiert auf, das heißt, sie hatte die ganze Körperoberfläche erfasst. Seit April 1996 war sie hoch akut. Max befand sich praktisch in einem Dauerschub. Seine Eltern hatten sich an verschiedene Ärzte in Berlin gewandt, unter anderem an einen Kinderarzt, an Hautärzte und Homöopathen. Selbst hochdosierte Cortisonsalben konnten das Leiden nur marginal lindern. Interessanterweise war der beste Effekt damals noch mit dem homöopathischen Mittel Lycopodium D 200 erzielt worden. Ich möchte betonen, dass der hochakute Schub bei Max nach einer Varizelleninfektion auftrat.

Die Eltern kamen im Februar mit Max nach Ludwigshafen, um die AHIT® durchführen zu lassen. Doch der ganze Körper war besonders im Bereich der Ellenbeugen so mit Rhagaden, schrundigen Wunden, hochroten Entzündungen und Krusten bedeckt, dass eine Blutabnahme zu gefährlich war; zum einen wegen einer drohenden Infektion für den Jungen, zum anderen wegen der Möglichkeit, infiziertes Blut abzunehmen (Abb. 16, 18, 20).

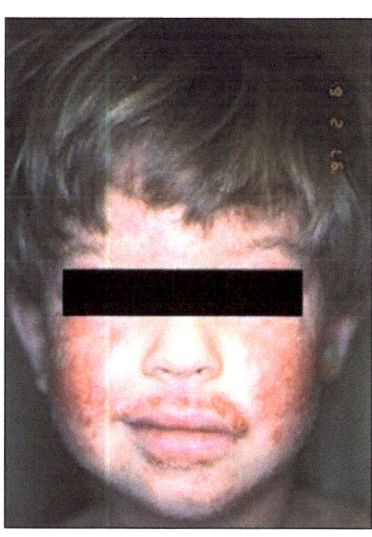 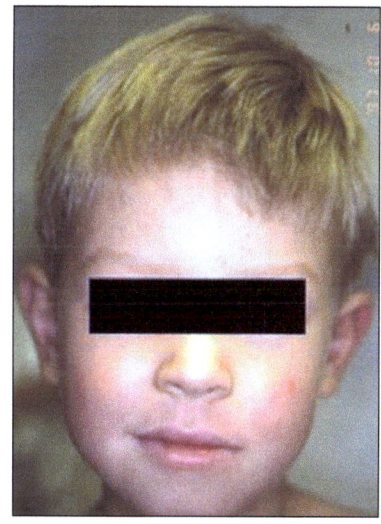

Abbildung 16   Abbildung 17

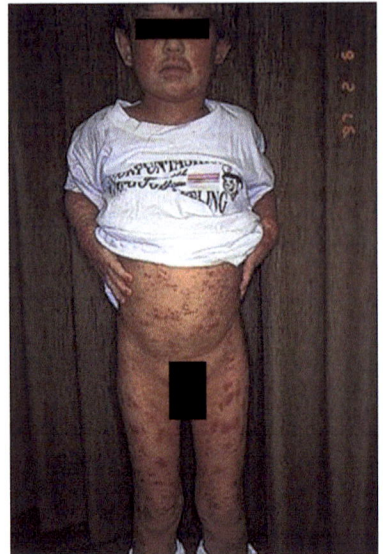
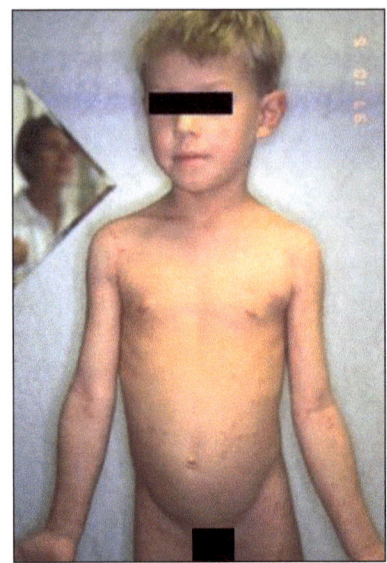

Abbildung 18   Abbildung 19

Max erhielt daher zunächst nur ein Präparat gefertigt, das auf
der Selektion und Konzentration verschiedener Harnproteine beruht. Diese werden zu einem Arzneimittel verarbeitet, das oral
einzunehmen ist, das im Bedarfsfall aber auch zu einem spritzfä-
higen Medikament abgewandelt werden kann.

Gleich zum Auftakt der Therapie traten zwei erfreuliche Ereignisse ein: Erstens erklärte sich die AOK Berlin ohne bürokra-
tische Winkelzüge sofort dazu bereit, die Therapie für Max zu
bezahlen. Das zweite Ereignis war ebenso erfreulich. Just zu diesem Zeitpunkt wurde bei uns eine Studie durchgeführt, die den
beruhigenden Effekt einer Pflegesalbe auf die gereizte Haut des
Neurodermitikers zum Inhalt hatte. Max, der fast keine Salbe vertrug, reagierte auf dieses Pflegemittel außerordentlich günstig, so
dass im Laufe der fast einjährigen Behandlung diese Pflegesalbe
„pfundweise" verschmiert wurde.

Inzwischen war die Haut so weit abgeheilt, dass Blut abgenommen werden konnte, da es bei einem Kind dieses Alters notwendig ist, ein AHIT®-Präparat aus Blut anzufertigen, um einen
Dauereffekt zu erzielen. Max erlitt im Mai 1997 nach einem Infekt einen Rückfall, danach ging es ihm aber erheblich besser. Die
Dosis konnte deutlich gesteigert werden. Im Juni kam es jedoch
zu Durchfällen, die bedenklich an eine Salmonellose erinnerten,
was sich erfreulicherweise nicht erhärten ließ.

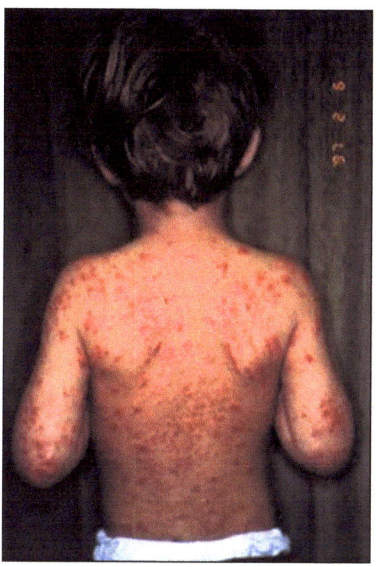
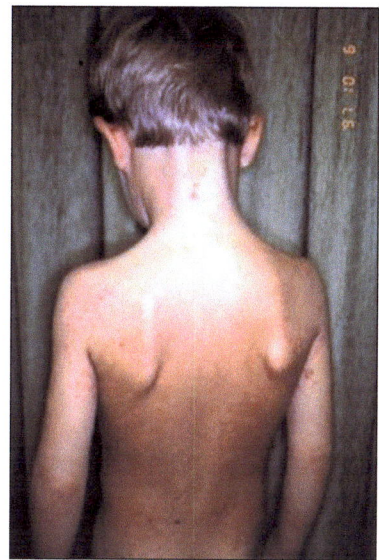

Abbildung 20

Abbildung 21

Im Hochsommer 1997 war die Haut so weit abgeheilt, dass Max erstmals einen Urlaub an der Ostsee in vollen Zügen genießen konnte. Die Eltern hatten mir dazu die beiden Aufnahmen geschickt (Abb. 22, 23). Nach dieser erfreulichen Entwicklung stagnierte der Heilungsprozess an der Haut etwas, so dass nunmehr auf ein Verfahren zurückgegriffen werden musste, das von mir als Schnell-Desensibilisierung bezeichnet wird. Es ist in seinem Therapieregime aus der klassischen Hyposensibilisierung entlehnt, die im Gegensatz zur AHIT® mit realen Antigenen erfolgt.

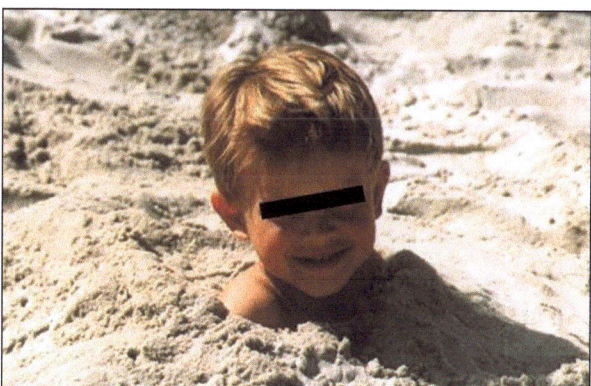

Abbildung 22

Man überschreitet dabei deutlich die bis dahin verordnete Dosierung und gibt mehrmals am Tag einen Bruchteil der bis dahin eingenommenen Menge an Tropfen, so dass die Gesamtdosis deutlich über der früheren Tagesdosis liegt. In besonderen Fällen wird die Tropfenanzahl sogar im Laufe des Tages mehrfach gesteigert. Es ist ein Verfahren, das in vielen Fällen bei AHIT®-Patienten noch einen Durchbruch erzielt, wenn man schon ans Aufgeben denken möchte.

Auch Max gehörte zu den Patienten, die durch diese Maßnahme mit einer Besserung des Hautzustandes reagierten. Das Erfreuliche bei diesem Verfahren ist offenbar ein Summationseffekt, das heißt je öfter es wiederholt wird, desto besser ist die Wirkung. Max war nunmehr selbst im Winter und im Frühjahr, in für ihn bislang sehr unangenehmen Jahreszeiten, weitestgehend erscheinungsfrei geblieben (Abb. 17, 19, 21). Kam der Heilklimaeffekt etwa eines Ostseeaufenthaltes hinzu, wurde die Haut ganz frei. Diese Reaktion wird im Rahmen der AHIT® regelmäßig genutzt, indem die Dosis drastisch erhöht wird, um eine endgültige Abheilung der Entzündung zu erzielen.

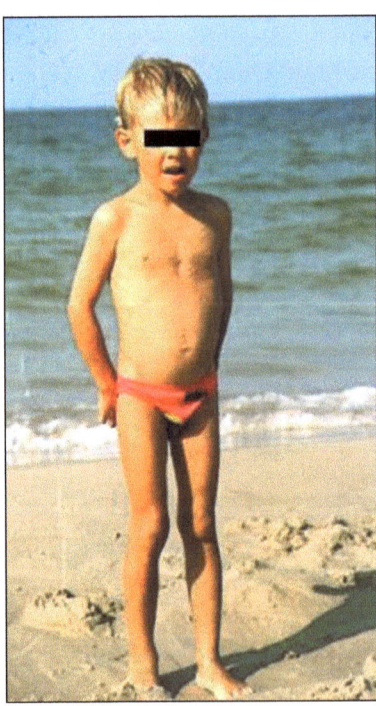

Abbildung 23

Drei Dinge verdienen bei der einjährigen Behandlung von Max hervorgehoben zu werden:

1. Der Junge wurde nur oral mit Tropfen behandelt. Er stand nunmehr an der Altersgrenze, ab der man auch mit Spritzen behandeln müsste. Die Entwicklung war jedoch so günstig, dass man sich zunächst weiter auf Tropfen beschränken konnte, was natürlich eine erhebliche Erleichterung und Entlastung für die Therapie und die Mitarbeit der Eltern bedeutete.

2. Die Betreuung und die Dosissteuerungen der AHIT® durch mich klappte dank der Mitarbeit der Eltern selbst über die Entfernung Ludwigshafen-Berlin über das Telefon exzellent.

3. Die AOK Berlin hatte nach dem drastischen Erfolg bei Max bis zur vollständigen Abheilung auch die Übernahme der zweiten Behandlungsserie zugesagt. Das unbürokratische Verhalten der Krankenkasse ist keine Selbstverständlichkeit. Ein derartiges Verhalten einer Kasse verdient mit Dank und Anerkennung erwähnt zu werden (Das war 1997, heute ist das anders).

Max erlitt mit 16 Jahren einen Rückfall, wurde dann behandelt wie ein Erwachsener, das heißt auch mit dem Blutpräparat der AHIT® (wie weiter oben beschrieben). Er wurde wieder gesund und ist dies, soweit mir bekannt, auch bis auf den heutigen Tag geblieben.

Fall 2

Die 40-jährige Frau stellte sich am 21. August 1997 in meiner Praxis mit einer hochakuten Neurodermitis im Bereich des Gesichtes, des Halses, der Hände und Arme vor. Sie litt seit elf Jahren an Hand- und Fußekzemen. Die Neurodermitis war relativ akut seit dem Februar 1997. Außerdem bestand seit 1990 eine Pollinosis. Die Patientin reagierte allergisch auf Frühblüher. Beschwerden im Sinne eines Asthma bronchiale bestanden nicht. Die Frau hatte ein kleines Kind und lebte in Scheidung. Da sie sich die AHIT® finanziell nicht leisten konnte, musste sie zunächst die Zusage der Kasse abwarten, die jedoch nicht erteilt wurde (BKK Mannheim). Die Patientin litt sehr unter dem Scheitern ihrer Ehe.

Vorher
Die psychische Belastung führte zu einem Neurodermitis-Schub. Während der hochakuten Phase kam es zu Plasmaaustritt aus der Haut im Bereich des Halses (Abb. 26).

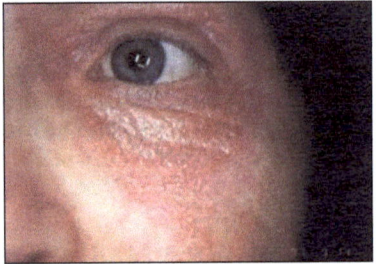 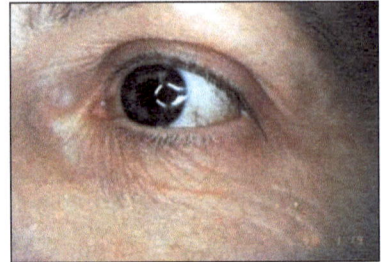

Abbildung 24   Abbildung 25

Es wurde ernsthaft die Problematik einer stationären Einweisung diskutiert. Eine Maßnahme, die von der jungen Mutter natürlich nicht begrüßt wurde.

Da ich zur damaligen Zeit gerade mit einer klinischen Studie für eine Pflegecreme für Neurodermitiker befasst war, deren cortisonfreie Zusammensetzung mir von ihrem Wirkprinzip sehr einleuchtete, empfahl ich der Patientin die versuchsweise Anwendung dieser Creme. Zwar ist die Creme „zur Pflege gereizter und irritierter Haut" konzipiert, mir ist jedoch bekannt, dass hochwertige Pflanzenöl-Extrakte häufig reich an anti-entzündlichen Komponenten und hautberuhigenden Substanzen sind, wie beispielsweise verschiedene Phytosterole, Vitamin A, E und dergleichen. Tatsächlich sprach diese Pflege außerordentlich

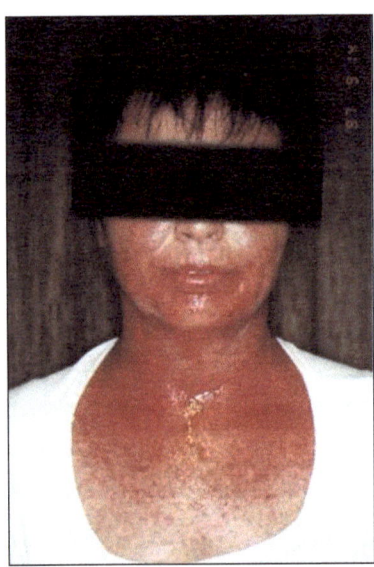 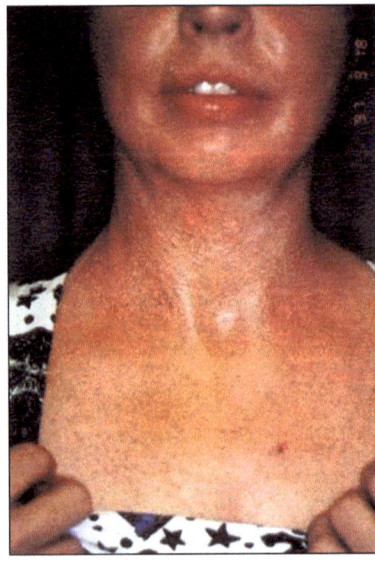

Abbildung 26   Abbildung 27

gut an, so dass der Plasmaaustritt nach drei Tagen schon stopp-
te und das Hautbild sich völlig gewandelt hatte. Die entzündliche
Röte war gänzlich verschwunden, die Haut nunmehr sehr tro-
cken, teilweise etwas schuppig. Der Juckreiz war trotzdem deutlich zurückgegangen. Da die Herstellung der autologen Lysate in
der Regel etwa sechs Wochen beansprucht, sind sowohl Patient
als auch Arzt hocherfreut, dass jetzt ein Pflegemittel zur Verfügung steht, um hochakute neurodermitische Reaktionsphasen zu
verhüten oder wenigstens zu lindern. Nach vier Wochen kam es
aufgrund der oben bereits beschriebenen psychischen Belastung
erneut zu einem Schub. Auch hier ließ sich das Hautbild rasch
und nachhaltig beruhigen. Am 20. Oktober 1997 konnte endlich
mit der AHIT® begonnen werden. Am 14. November 1997 wurde
nochmals die Heilwirkung der AHIT® photographisch dokumentiert. Das Hautbild hatte sich praktisch vollständig normalisiert,
lediglich die Mimik war noch gekennzeichnet von den überstan-
denen psychischen und körperlichen Attacken.

Am 20. Januar 1998 wurde nochmals ein geringer Juckreiz
axillar und in den Zehenzwischenräumen festgestellt, der jedoch
durch ein Konzentrat niedermolekularer Proteine aus körperei-
genem Urin – sogenanntes AHIT®-Präparat „Produktions-Code-
ziffer 03" – rasch verschwand.

Nachher
Am 24. Juli 1998 stellte sich die
Patientin erneut vor, sie stand
wieder unter enormem psy-
chischen Druck aufgrund ihrer
sozialen Problematik. Trotzdem verkraftete ihre Haut das
Geschehen ohne wesentliche
Reaktion. Eine erneute Vorstel-
lung am 10. August 1998 ließ
auch nicht die geringsten Anzeichen einer Neurodermitis
mehr erkennen. Die Patientin
war psychisch ausgeglichen,
keinerlei Juckreiz oder neuro-
dermitisches Hautbild mehr.
In den Jahren 1998 und 1999
kam es nur noch sporadisch bei
psychischer Belastung zu eng

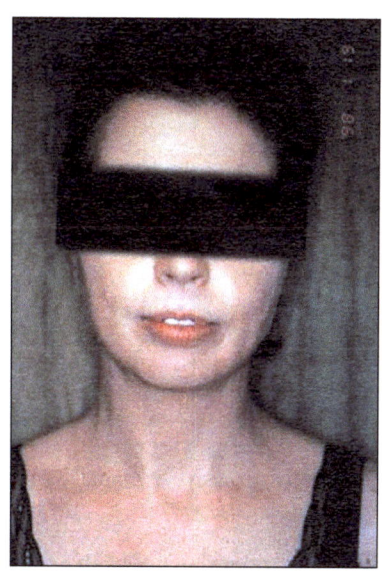

Abbildung 28

umschriebenen Neurodermitis-Herden, unter anderem an den Handinnenflächen, die spontan wieder verschwanden. Das war die „Blitzheilung" von Fall 2.

Fall 3

Das dishydrotische Ekzem, im Folgenden DHE genannt, kennt viele Ursachen. Es ist gekennzeichnet durch juckende, sagokorn-artige Bläschen an Händen und Füßen. Das Erkrankungsbild hat seinen Namen „Hyperhidrosis" von der häufigen Begleiterschei-nung des übermäßigen Schwitzens im Bereich der erkrankten Stellen. Als Komplikationen können bakterielle und mykotische Superinfektionen auftreten. Das Erkrankungsbild kennt viele Ursachen. Unter anderem kann ein allergisches Kontaktekzem zugrunde liegen, aber auch ein Arzneimittelexanthem, eine dis-hydrosiforme Mykose oder eine Atopie, im Sonderfall auch eine Neurodermitis. Als Ursache für eine Kontaktallergie wird häufig Nickel genannt, aber auch ein Mykid kann Ursache des dishyd-rotischen Ekzems sein, das heißt, es kann sich um eine Streure-aktion bspw. bei der Anbehandlung einer Mykose handeln. Ein eigenständiger Charakter wird dem dishydrotischen Ekzem nicht zuerkannt, das heißt es ist immer im Symptomenbereich einer der oben genannten Ursachen zu sehen. Das dishydrotische Ekzem kann auch verwechselt werden mit einem bullösen Pemphigoid oder einer Blasenbildung aus anderen Ursachen. Ältere dishyd-rotische Ekzeme, die bereits eine Lichenifizierung durchgemacht haben, können verwechselt werden mit einer Psoriasis inversa.

Die klassische Therapie beschränkt sich auf die interne und ex-terne Anwendung von Kortikosteroiden, Schüttelmixturen oder gerbenden Hautbädern, zum Beispiel Tannolact. Bei Nachweis ei-ner Nickel-Sensibilisierung muss selbstredend das Allergen ver-mieden werden. In einschlägigen dermatologischen Lehrbüchern wird auch von einem gelegentlichen Ansprechen auf eine PUVA-Lichtherapie (unterstützt durch einen Sensibilisierungsprozess) gesprochen. Unter den eigenen behandelten Fällen war jedoch nicht ein einziger Fall, der auf diese Therapie ansprach.

Das DHE unterscheidet sich im Rahmen der AHIT® von der Neurodermitis nur durch einen, allerdings sehr erfreulichen Um-stand: Die Erfolgsquote liegt wesentlich höher, und zwar bei etwa 99 Prozent. Dieses schon extrem zu nennende, fast unglaubwür-dige Ergebnis einer AHIT® Behandlung bei dishydrotischem Ek-zem wurde nahezu ausschließlich bei Erwachsenen erzielt, was

sicherlich eine ungewöhnliche Auswahl unter Atopikern darstellt. Auch die Langzeitremissionen decken sich entweder mit
den Ergebnissen bei Neurodermitis oder übertreffen diese. Da
man einerseits eine Eigenständigkeit des DHE nicht anerkennt,
andererseits diese Ergebnisse jedoch für eine deutliche Differenzierung zwischen DHE und Neurodermitis sprechen, könnte man
erstere möglicherweise als Sonderform einer Atopie ansehen.

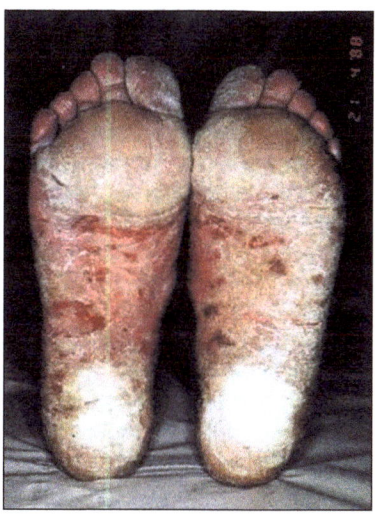 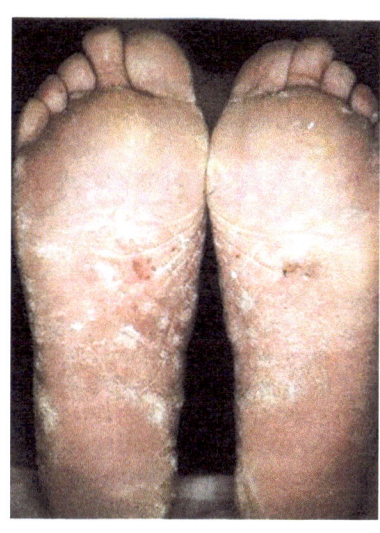

Abbildung 29   Abbildung 30

Auf diesen Füßen (Abb. 29) kann man nicht laufen, aber auf diesem Paar auf der rechten Seite ... (Abb. 30).

Fall 4

Auch im nächsten Fall geht es um ein dishydrotisches Ekzem und
seine Abheilung. Die Patientin hatte zwar kein kein klassisches

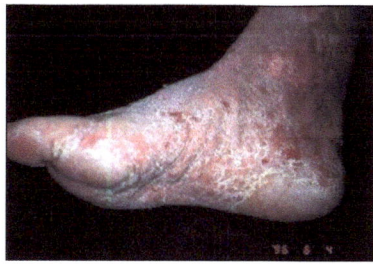 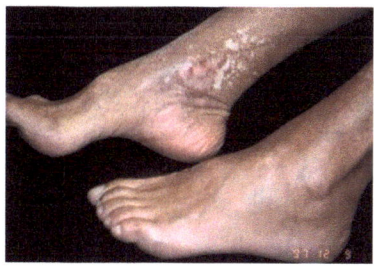

Abbildung 31   Abbildung 32

dishydrotisches Ekzem, doch die Frau konnte auf ihren dauernd entzündeten Füßen ebensowenig laufen wie der zuvor besprochene Patient. Die Bildfolge (Abb. 31 bis 36) zeigt die Abheilung der entzündeten Haut unter AHIT®, das Ergebnis war dauerhaft. Die Kasse wollte trotzdem nicht zahlen.

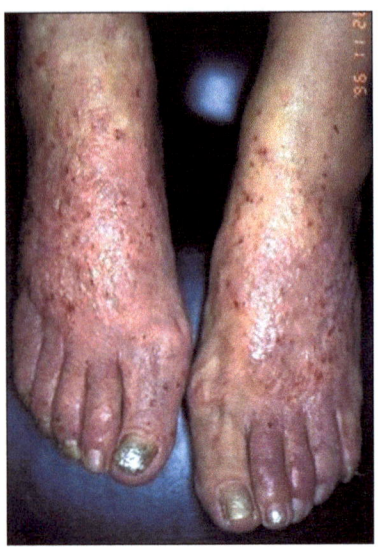

Abbildung 33

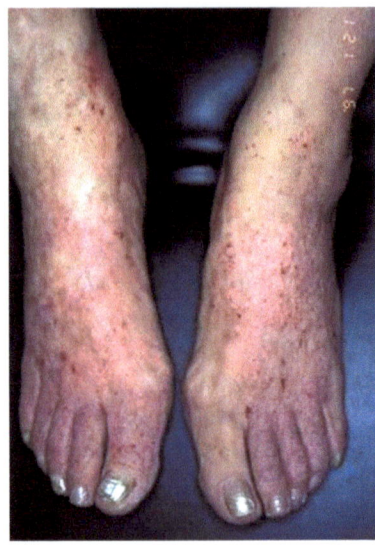

Abbildung 34

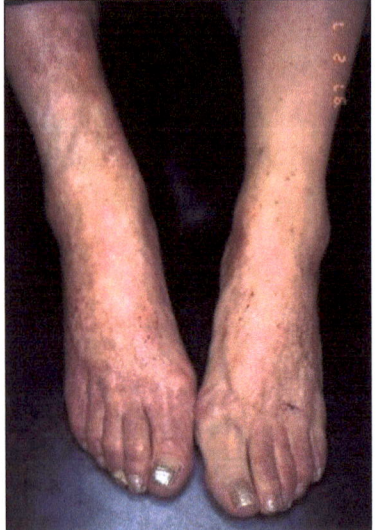

Abbildung 35

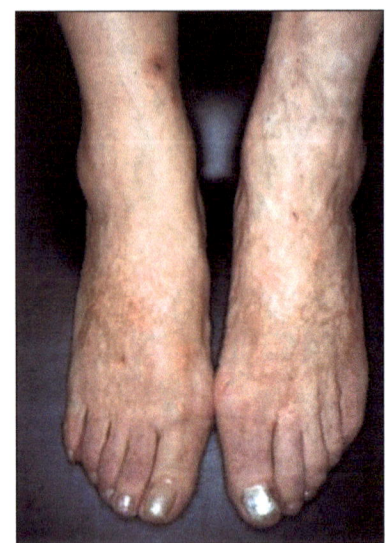

Abbildung 36

Die Patientin klagte daher vor einem regionalen Sozialgericht. Der „unparteiische" Richter zeigte sich bereits eingangs der Verhandlung derart voreingenommen und aggressiv gegenüber der Patientin unter Missachtung des sachverständigen Zeugen (meiner Wenigkeit), dass das Urteil bereits zehn Sekunden nach Verhandlungsauftakt feststand. Selbst dem Vertreter der Kasse war das aggressive Verhalten des Richters derart unangenehm, dass er sich anschließend bei seiner Versicherten entschuldigte und bedauerte, dass die Kasse die Kosten nicht übernehmen könne, obwohl sie nicht einmal ein Viertel der Kosten für eine herkömmliche, sinnlose Behandlung betragen hätten.

Auch andere Patienten, die aufgrund ihres Wohnsitzes auf dieses Gericht und diesen „Unparteiischen" angewiesen waren, ereilte das gleiche Schicksal. Woraus ich den Schluss zog, dass dieses seltsame Exemplar der Jünger Justitias vermutlich ein Stammtischkumpel einer Bruderschaft aus KV-Mitgliedern und Pharmavertretern war.

Das oben geschilderte Verhalten des Kassenvertreters ist keineswegs untypisch. Den Wortlaut „wir bedauern, leider nicht zahlen zu können" hört man relativ häufig, und ich unterstelle, dass er tatsächlich ehrlich gemeint ist. Diese Ansicht würde am ehesten zu jenen Kassenoberhäuptern passen, die tatsächlich wirtschaftlich denken, insbesondere angesichts des nachfolgend geschilderten kuriosen Vorfalls:

Eine Kasse lehnte die Übernahme von 980 DM für eine Jahresbehandlung eines Neurodermitis-Kindes ab, hingegen bezahlte sie im Falle einer gleichgelagerten Erkrankung (Neurodermitis und Asthma) stolze 17 Mal einen Kuraufenthalt in Davos für einen Gesamtwert von 204 000 Schweizer Franken. Natürlich mit dem schönen Effekt, dass beim ersten Schritt über die heimische Schwelle der Rückfall einsetzte.

Und jetzt noch ein bisschen mathematischer Fleiß: Statistik. Wer etwas gegen Zahlen hat, kann das Kapitel natürlich überschlagen.

Wie oben auf Seite 25 (und unten ab Seite 83) geschildert, setzte Prof. J., der Studienleiter, vor den Start einer kontrollierten eine retrospektive Studie. Dazu unterzog eine Doktorandin 135 Patienten mit Neurodermitis sechs bis sieben Jahre später einer Nachuntersuchung. Hierzu wurden 79 Patienten mit schwerem und schwerstem kontinuierlichen Verlauf von Neurodermitis atopica untersucht. Die Patienten (62 Prozent von ihnen waren Kinder bis 15 Jahre) waren in den Jahren 1986 bis 1990 mit der AHIT® therapiert worden und wurden sechs Jahre nach der Behandlung klinisch nachuntersucht. Zusätzlich gaben 135 mit der AHIT® behandelte Patienten in einem Fragebogen Auskunft über ihren gesundheitlichen Zustand. Bei einem Großteil der Patienten war vor dem Beginn der AHIT® mit konventionellen Therapien (unter anderem Cortison-Behandlung) kein Dauererfolg erzielt worden.

Bei den klinischen Nachuntersuchungen zeigte der Verlauf der Neurodermitis-Scores (Prozent des Flächenbefalls und Schweregrades), dass sich der Schweregrad der Neurodermitis durch die AHIT® erheblich verbessern ließ. Bei 78,5 Prozent der Patienten war die Behandlung erfolgreich. Bei 40,5 Prozent der Patienten zeigte sich ein dauerhaftes und völliges Abklingen der

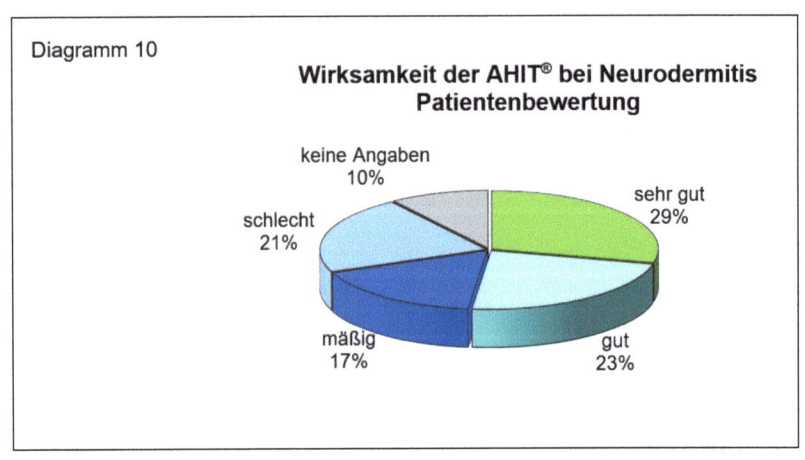

Diagramm 10

**Wirksamkeit der AHIT® bei Neurodermitis
Patientenbewertung**

keine Angaben
10%

sehr gut
29%

schlecht
21%

mäßig
17%

gut
23%

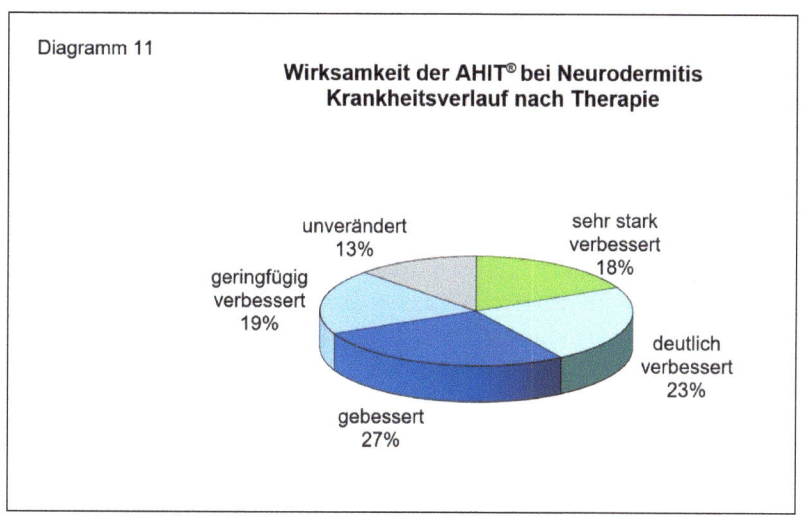

Diagramm 11

**Wirksamkeit der AHIT® bei Neurodermitis
Krankheitsverlauf nach Therapie**

unverändert 13%

sehr stark verbessert 18%

geringfügig verbessert 19%

deutlich verbessert 23%

gebessert 27%

Neurodermitis und bei 38 Prozent eine über die Jahre stabile, starke Besserung. Diese Untersuchungsergebnisse konnten im Wesentlichen durch die mit Fragebögen erfassten Patienten bestätigt werden. 52 Prozent der Patienten gaben eine sehr gute bis gute Wirkung der AHIT® an.

Wie lange braucht eigentlich ein Patient, bis die erste Besserung unter AHIT® eintritt? Statistische Untersuchungen bringen hier manchmal überraschende Ergebnisse zutage. In unserem Fall waren es immerhin 28 Prozent aller Patienten, die in der ersten Woche eine Besserung erlebten. Ihnen standen allerdings 40 Prozent aller Patienten gegenüber, die in der ersten Woche eine Verschlimmerung erlebten.

Bei der weiteren Aufschlüsselung dieser Ereignisse kam ein überraschendes Ergebnis zutage: Wurde die erste Besserung nicht in der ersten Woche erlebt, dann in der dritten, fünften, siebten oder neunten Woche und so weiter. Entsprechend waren die Erstverschlimmerungen. Auch hier traten die Ereignisse in einer gewissen gesetzmäßigen Periodik auf. Dies ist ein Phänomen, das bis heute noch nicht geklärt werden konnte.

Die Wirksamkeit einer Neurodermitis-Therapie zu erfassen, bereitet einige Schwierigkeiten, da drei Faktoren bei der Beurteilung berücksichtigt werden müssen: das flächige Ausmaß der Erkrankung, die Intensität der Erkrankung (Juckreiz und Hautbild) und die Zeit (Dauererkrankung, Häufigkeit der Schübe, Dauer der Schübe, Dauer der Schubfreiheit).

Auch waren viele Fragen in der Vergangenheit offengeblieben:

- Wie war die Alters- und Geschlechtsverteilung unter den Patienten?
- Wie häufig kam es zu Erstverschlimmerungen, nicht nur bei Kindern, sondern auch bei Erwachsenen?
- Welcher Zeitraum verstrich bis zur Symptombesserung?
- Neurodermitiker haben häufig Zweiterkrankungen wie Asthma, exakt definierte Allergien und so weiter. Wie reagieren Patienten mit diesen Zweitdiagnosen?
- Wie häufig kam es zu Rezidiven?
- Waren Nebenwirkungen zu beobachten?
- Was hatten diese Patienten vor der Therapie an Cortison, Salben oder Tabletten benötigt?
- Wie hoch war der Verbrauch an sonstigen Salben und Antihistaminika?
- Wie viele stationäre Behandlungen und Kuren wurden vor und nach der Behandlung benötigt?
- Wie lange bestand bereits die Vorerkrankung?

Die Patienten wurden nach folgenden Kriterien ausgewählt:

1. Die Behandlung musste abgeschlossen sein und möglichst bereits längere Zeit zurückliegen.

2. Die zu befragenden Patienten wurden nach den Laborziffern ausgewählt, nach der Reihenfolge der „Auftragseingänge".

3. Die Patienten wurden befragt, etwa wenn sie sich erneut bei Rezidiven in der Praxis einfanden (woraus sich ergibt, dass die Rezidivhäufigkeit im Rahmen dieser Statistik etwas zu hoch angesetzt ist).

In der nachfolgenden Statistik wurden 333 Patienten nach dem oben geschilderten Zufallsschlüssel erfasst. Alters- und Geschlechtsverteilung ergeben sich aus den Abbildungen 12 bis 15. Hier ist erkennbar, dass Kinder bis zu zehn Jahren weitaus in der Überzahl waren. Bei den Erwachsenen ergab sich ein Häufigkeitsgipfel in der Altersgruppe von 20 bis 29 Jahren, bei den Kindern in der Altersgruppe von drei bis vier Jahren. In der Geschlechtsverteilung überraschte, dass die männlichen Kinder, nahezu über die gesamte Altersgruppe von ein bis zehn Jahren verteilt, erheblich in der Überzahl waren, während es bei den Erwachsenen in der Altersgruppe von 20 bis 29 Jahren in signifikanter Weise die Frauen waren.

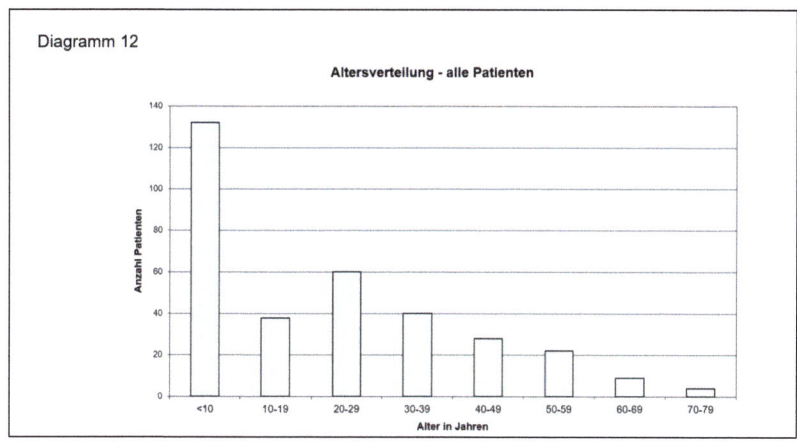

Diagramm 12

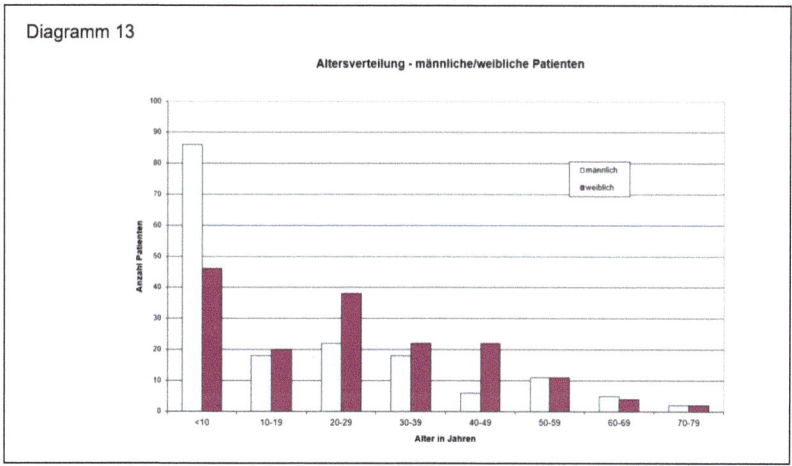

Diagramm 13

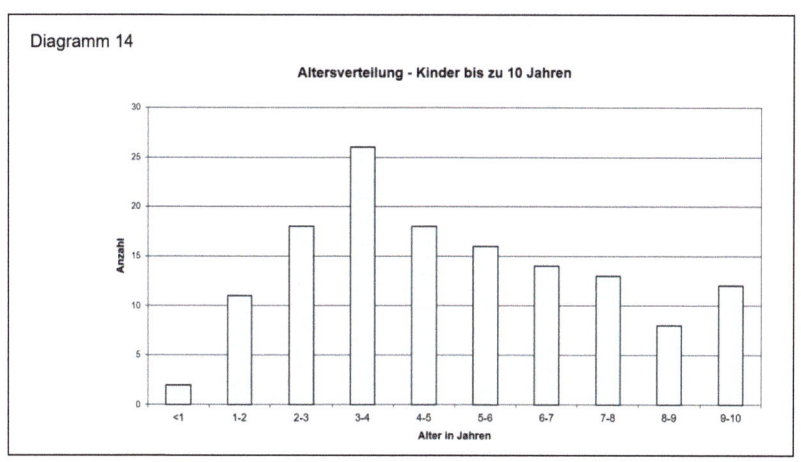

Diagramm 14

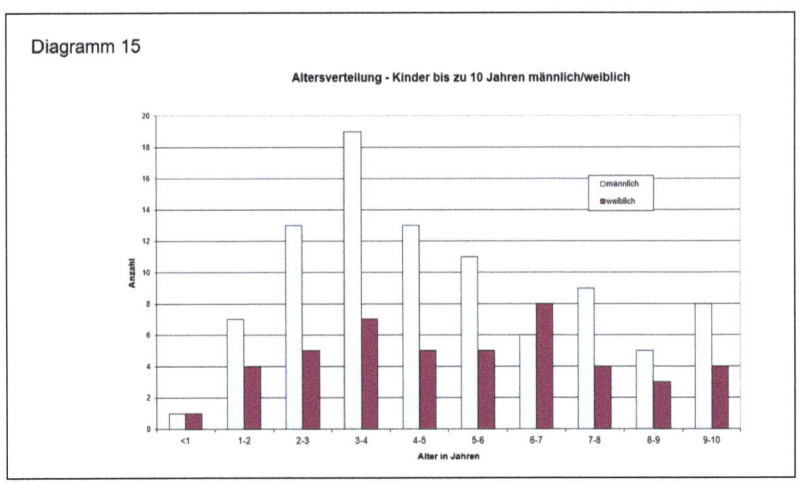

Diagramm 15

Altersverteilung - Kinder bis zu 10 Jahren männlich/weiblich

Bei unserem Patientengut bestand eine durchschnittliche Erkrankungsdauer von 9,6 Jahren. Die längste Erkrankungsdauer wurde mit 58 Jahren angegeben, die kürzeste mit einem Vierteljahr. Bei Patienten, die die Behandlung vorzeitig abbrachen, lag die durchschnittliche Erkrankungsdauer vor Behandlung bei 12,3 Jahren bei einem Minimum von einem Jahr und einem Maximum von 51 Jahren.

Diese Statistik ist nun annähernd 30 Jahre alt, so dass zu den angegebenen Werten der Heilungsdauer getrost ein bis zwei Jahrzehnte hinzugezählt werden können.

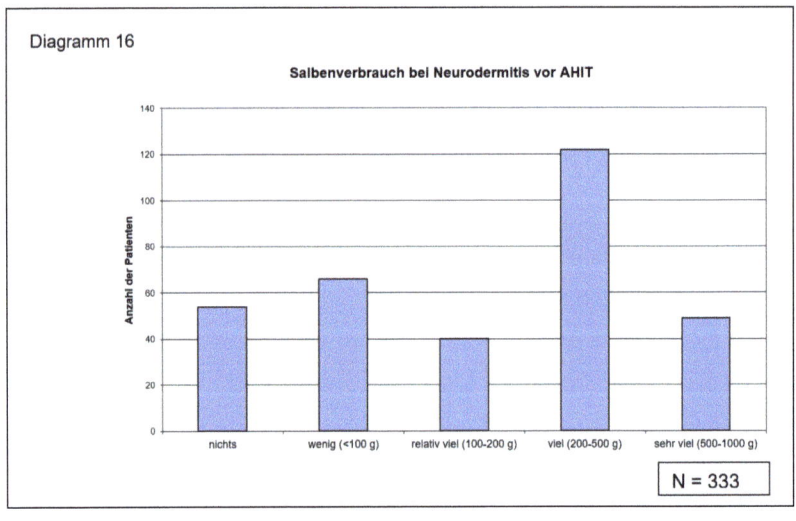

Diagramm 16

Salbenverbrauch bei Neurodermitis vor AHIT

N = 333

Einen Eindruck über die Wirksamkeit der Therapie vermittelt der Salbenverbrauch, der wie folgt aufgeschlüsselt wurde: Vor
der Therapie benötigten immerhn 122 der 333 Patienten pro Monat 100 bis 500 Gramm cortisonhaltige oder Pflege-Salbe (Score
„viel"), 49 benötigten 500 bis 1000 Gramm Salbe (Score „sehr
viel"), in einigen seltenen Fällen wurden gar bis zu 1,5 Kilogramm
Salbe pro Monat (!) benötigt. Der Score „wenig" entsprach einem Bedarf von bis zu 100 Gramm Salbe, „relativ viel" 100 bis 200
Gramm Salbe.
    Als weiteres Kriterium wurde der Verbrauch von Pflege- oder
Cortisonsalben vor und nach der Therapie hinzugezogen.

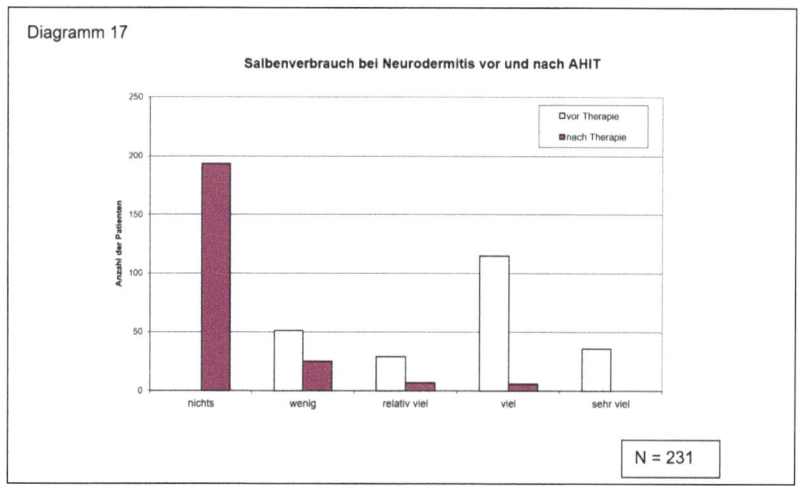

Beim Bedarf an Cortisonsalben überrascht der Anteil von 78 Patienten, entsprechend 23,5 Prozent, die immerhin pro Monat 100
bis 200 Gramm cortisonhaltige Salbe benötigten. Knapp 40 Prozent benötigten keine Cortisonexterna (beziehungsweise lehn-
ten sie ab) und etwa 28 Prozent benötigten unter 50 Gramm pro
Monat. Score „wenig" entsprach einem Bedarf bis zu 50 Gramm
Salbe, „relativ viel" 50 bis 100 Gramm Salbe, „sehr viel" 200 bis
500 Gramm cortisonhaltiger Salbe.
    Außer Läusen kann man bekanntlich auch Flöhe haben,
das heißt, außer Neurodermitis auch Asthma, sonstige Allergi-
en oder andere Krankheiten wie Psoriasis, Heuschnupfen und
rheumatische Erkrankungen. Die Statistik zeigt die Ergebnisse
bei derartigen Mehrfacherkrankungen.

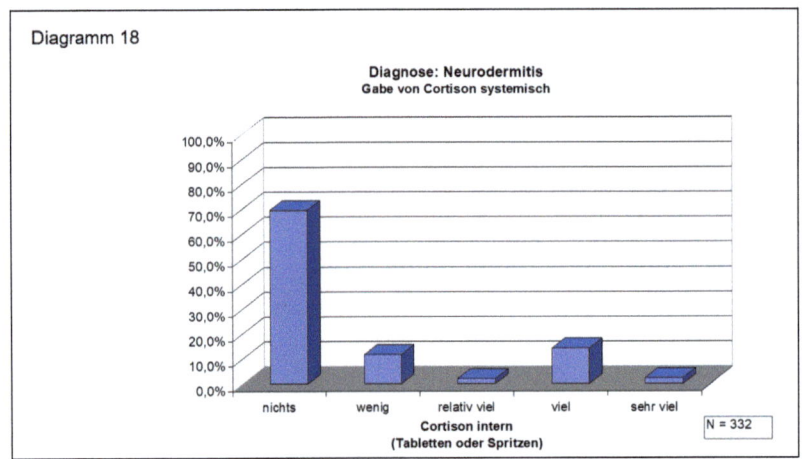

Diagramm 18

Diagnose: Neurodermitis
Gabe von Cortison systemisch

Cortison intern
(Tabletten oder Spritzen)

N = 332

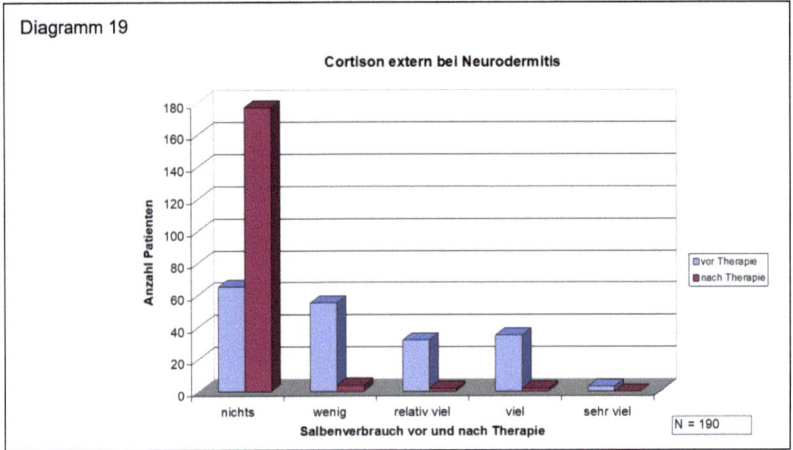

Diagramm 19

Cortison extern bei Neurodermitis

Anzahl Patienten

vor Therapie
nach Therapie

Salbenverbrauch vor und nach Therapie

N = 190

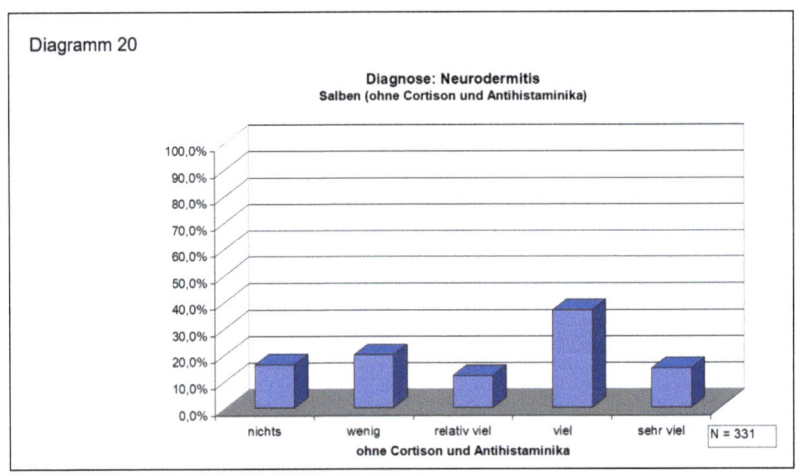

Diagramm 20

Diagnose: Neurodermitis
Salben (ohne Cortison und Antihistaminika)

ohne Cortison und Antihistaminika

N = 331

Diagramm 21

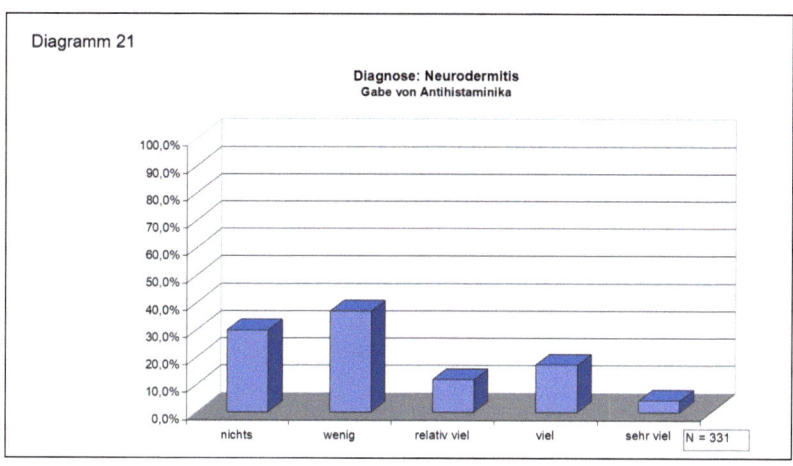

Diagramm 22

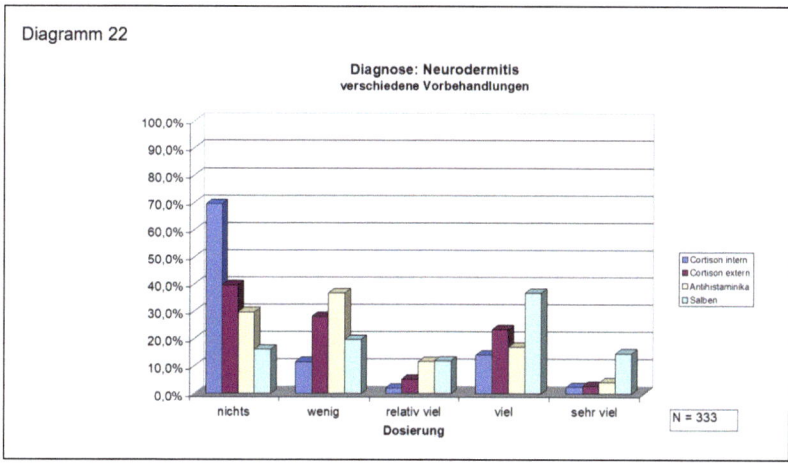

Diagramm 23

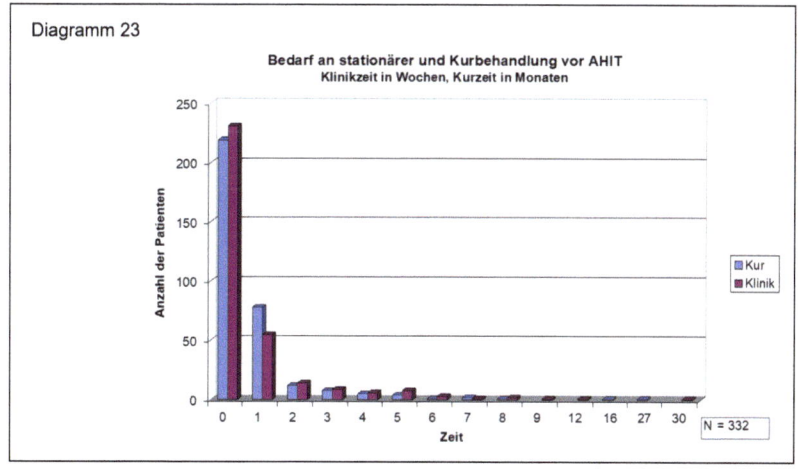

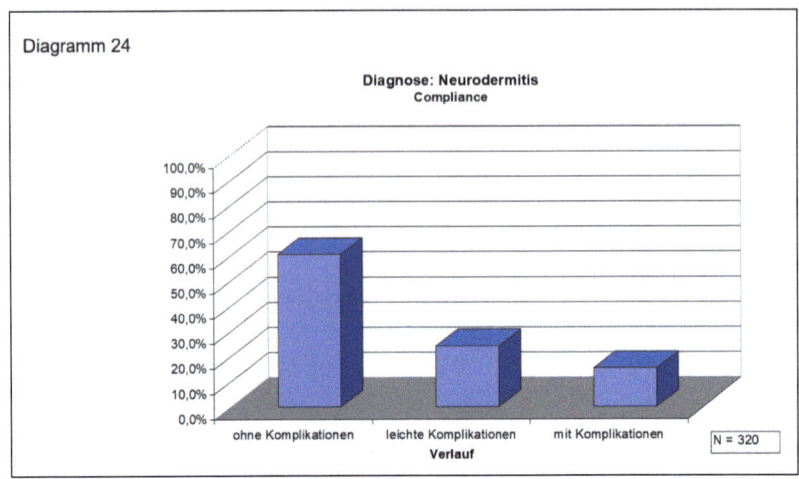

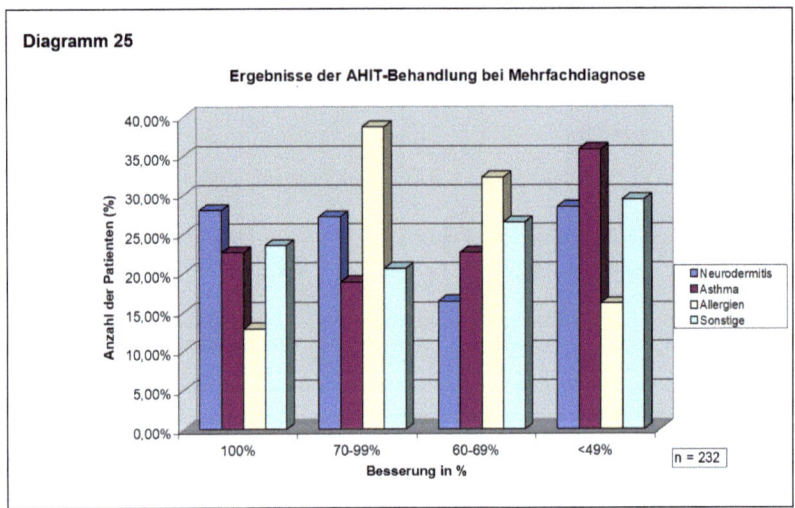

Derartige Erfolge einer Therapie rufen natürlich die Kritiker auf den Plan. Daher hier gleich die Gegenargumente: Die Behandlung mehrerer Erkrankungen durch die AHIT® liegt in der Natur der Sache, da das eigene Blut ja über alle Antikörper gegen bereits vorhandene Erkrankungen verfügt, man muss lediglich deren Aktivität und Zusammenspiel wecken und steuern. Wo die Antikörper nicht oder nur wenig vorhanden sind, kann man deren körpereigene (!) Produktion anregen (siehe Granulozyten-Funktionstest und dessen Umsetzung).

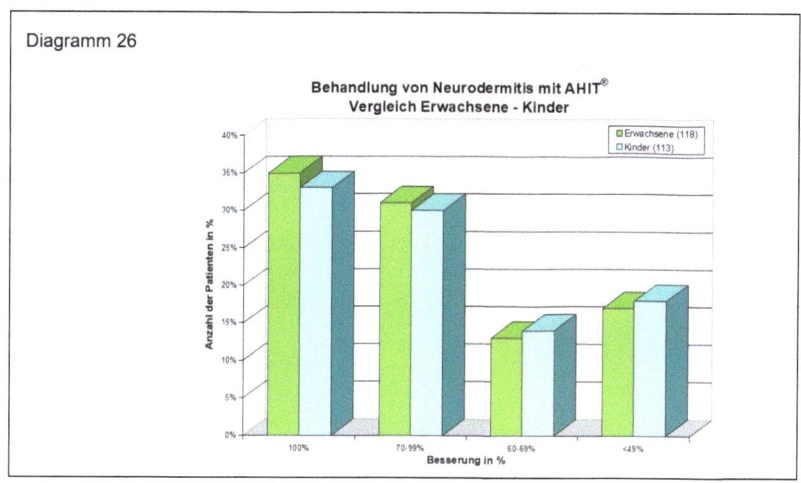

Diagramm 26

Übrigens, Cortison kann das auch, aber eben nur in einer Richtung. Die Immunabwehr wird heruntergefahren, und das auf Kosten ganzer Organsysteme. Das kann im Notfall oder in besonders gelagerten Fällen sinnvoll sein. Daher gilt: Nicht das Cortison ist schlecht, sondern jene Ärzte, die es verantwortungslos als hochdosiertes Dauerpräparat einsetzen (siehe Kap. 18 Immunvaskulitis).

Langzeitremission: Kontrolle nach acht Monaten.

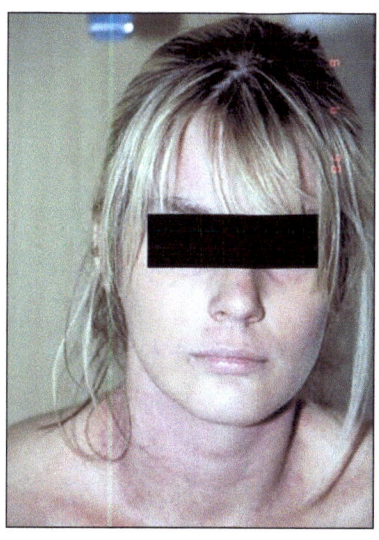

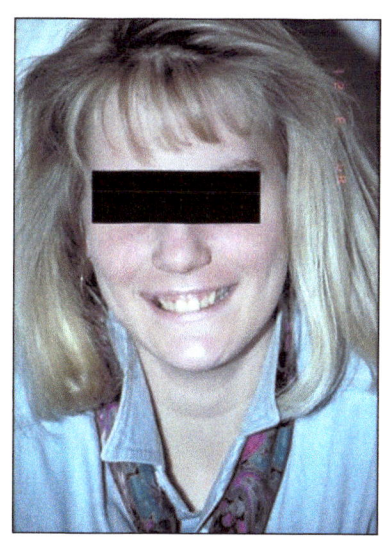

Abbildung 37   Abbildung 38

Langzeitremission: Kontrolle nach 15 Jahren.

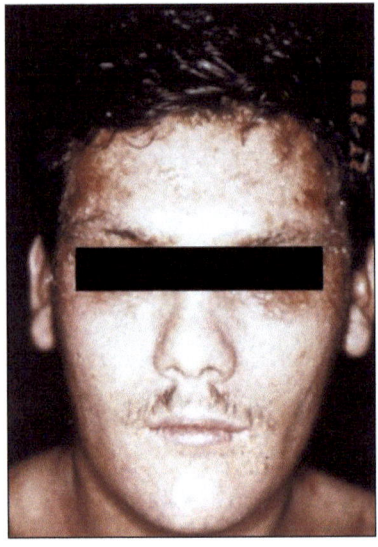 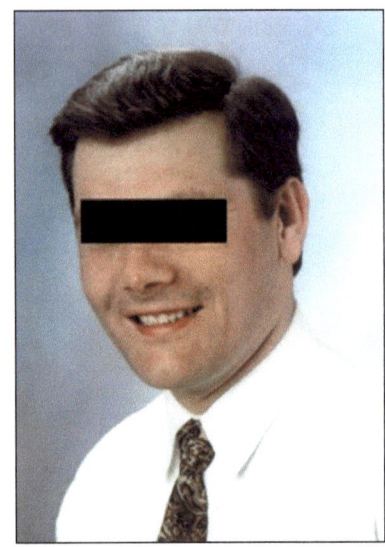

Abbildung 39   Abbildung 40

Langzeitremission: Kontrolle nach einem Jahr. Die Remission war danach dauerhaft.

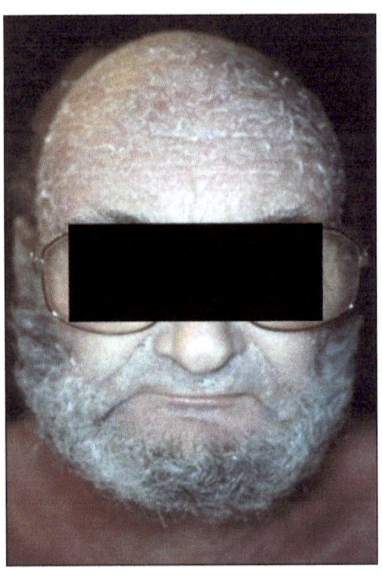 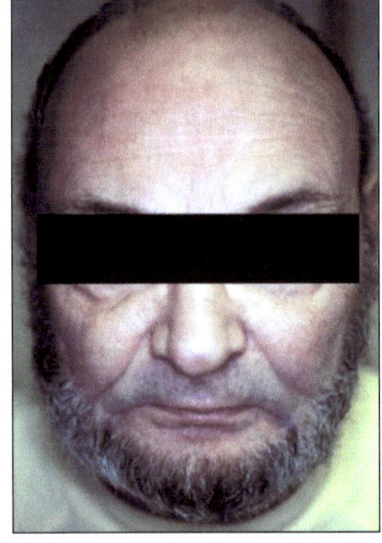

Abbildung 41   Abbildung 42

Langzeitremission: Kontrolle nach einem Jahr (derselbe Patient wie auf den Abbildungen 41 und 42).

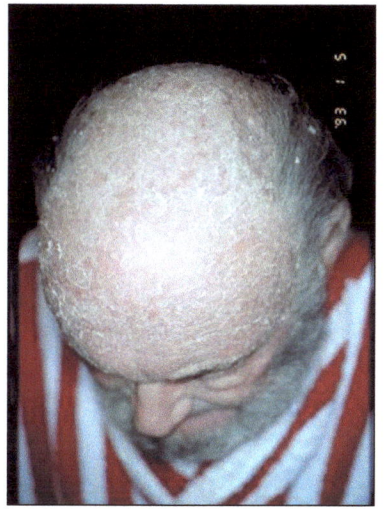

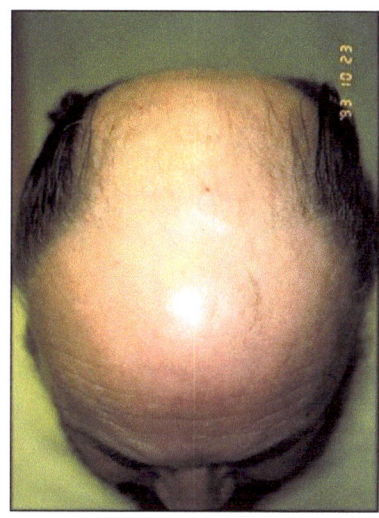

Abbildung 43   Abbildung 44

Langzeitremission: Kontrolle nach einem Jahr (derselbe Patient wie auf den Abbildungen 41 bis 44).

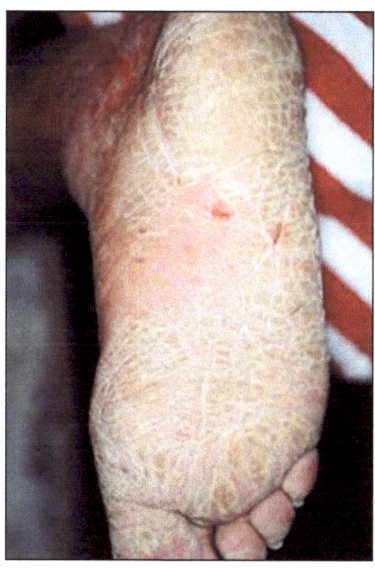

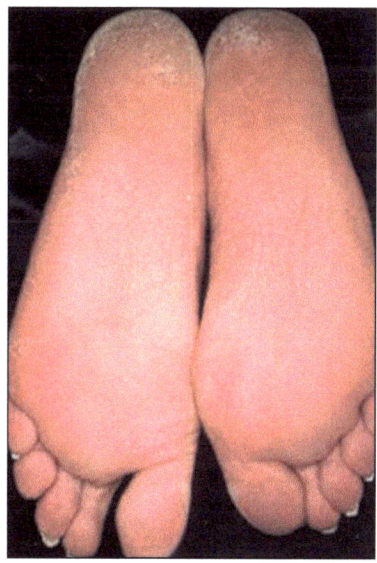

Abbildung 45   Abbildung 46

Dauer bis zur Remission: Fünf Monate (Abbildung 47: Landkartenartige Schädigung der Haut durch Ocelusivverbände mit hochpotetenten Cortisonsalben; Abbildung 48: „Reparatur" nach fünf Monaten durch AHIT®).

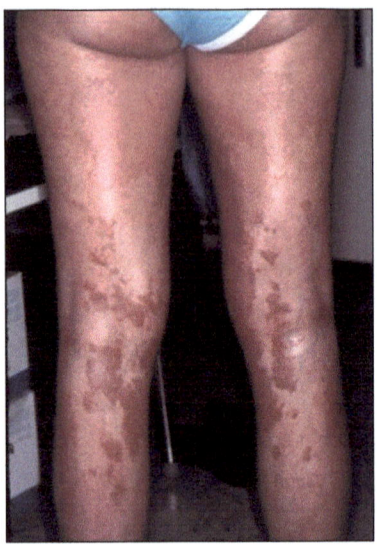 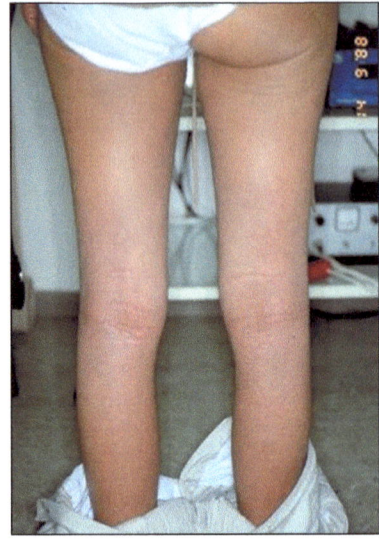

Abbildung 47   Abbildung 48

5. Die Berufsdermatosen

Die Berufsdermatosen gehören zu den häufigsten Berufskrankheiten überhaupt. Etwa zehn Prozent aller dermatologischen Erkrankungen sind berufsbedingt. Die am häufigsten vorkommende beruflich bedingte Dermatose ist die Kontaktdermatitis.

Die Kontaktdermatitis ist eine toxische, durch Chemikalien ausgelöste, oder aber eine allergische Reaktion bei Sensibilisierten. Bei letzterer handelt es sich also um eine durch bestimmte Stoffe ausgelöste Allergie vom Spättyp (Typ IV). Bei der allergischen Kontaktdermatitis handelt es sich um eine zelluläre Immunreaktion vom verzögerten Typ (DTH-Reaktion: Delayed Type of Hypersensitivity, siehe Anhang).

Nachfolgende Stoffe und Verbindungen zählen zu den Auslösern einer Kontaktdermatitis:

- Metalle und Metallverbindungen;
- Chrom, Nickel, Quecksilber, Kobalt, Arsen;
- Organische Lösungsmittel, Terpentin, Chlorderivate, Kumarolderivate;
- Formaldehyd, Phenol, Styrol;
- Farbstoffe;
- Aromatische Kohlenwasserstoffe;
- Alkylantien;
- Arzneimittel (Lokalanästhetika, Sulfonamide, Phenacetin, Penicillin);
- Pestizide, Insektizide.

Die allergische Kontaktdermatitis durchläuft folgende Stadien:

- entzündliche Rötung und Schwellung im Kontaktbereich;
- Entwicklung kleiner Papeln auf geröteten Herden;
- Ausbildung von Bläschen;
- Platzen der Bläschen, Entstehung nässender, erodierter Areale;
- Eintrocknen des Sekretes, Krustenbildung;
- schuppige Abheilung des Epidermisdefektes.

Wie undankbar das Thema Kontaktdermatitis ist, mag ein Literaturüberblick über dieses Thema in der größten medizinischen

Datenbank (Medline) der Jahre 1986 bis 1992 vergegenwärtigen. In den Jahren 1986 bis 1992 wurden 13 Veröffentlichungen zu diesem Thema registriert, davon elf Einzelfalldarstellungen. Neuere Daten der Jahre 1986 bis 2005 laut Medline ergaben 28 Veröffentlichungen, Einzelfalldarstellungen konnte ich leider nicht separat finden. Unbestreitbar ist der finanzielle Aufwand der Berufsgenossenschaften für die Umschulung Betroffener derzeit in einem rapiden Anstieg begriffen. Ein Maß für den Schweregrad der hier gezeigten Fälle von Berufsdermatosen mag sein, dass von den 53 von mir behandelten Patienten 18 (im Mittel 17 Tage) stationär behandelt worden waren und 13 Kuren in Anspruch genommen hatten (im Mittel 42 Tage).

Bei den 53 Patienten konnte in 25 Fällen eine Vollremission erzielt werden, dies entspricht 47 Prozent. In 17 Fällen glückte eine Teilremission, entsprechend 32 Prozent. Die Teilremission ist dabei definiert als eine wesentliche Besserung des Hautbildes, das bei Rezidiven in der Regel nicht mehr behandlungsbedürftig ist. Bei drei Patienten konnte keine Änderung der Symptomatik erzielt werden, bei zwei Patienten kam es zu Rezidiven, sechs Patienten machten keine Angaben oder brachen die Behandlung ab.

Das durchschnittliche Alter bei Beginn der Erkrankung betrug 21,5 Jahre, die Erkrankungsdauer vor AHIT® lag im Schnitt bei 11,5 Jahren, die Beobachtungszeit nach Therapieschluss betrug im Mittel 2,2 Jahre.

Fall 1

Kontaktdermatitis bei einer 35-jährigen Masseurin: Allergen Massagesalbe; Vollremission unter AHIT® in fünf Wochen, Beobachtungszeit nach AHIT®: 20 Jahre, die Patientin arbeitet wieder mit der Salbe.

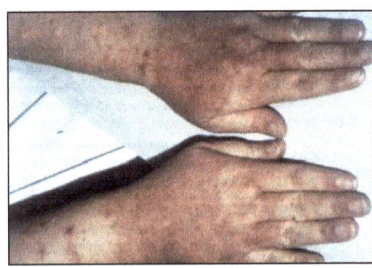

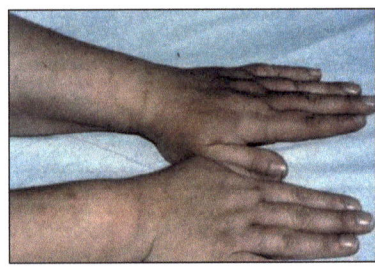

Abbildung 49   Abbildung 50

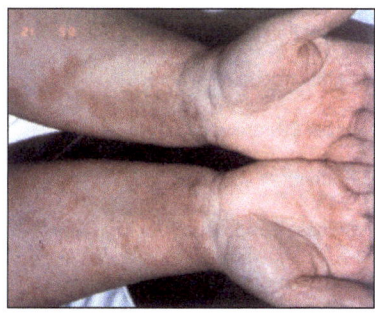

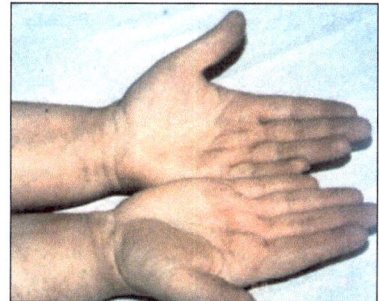

Abbildung 51   Abbildung 52

Fall 2

Kontaktdermatitis bei einem 27-jährigen Elektriker: Allergen Zementstaub; Vollremission unter AHIT® in drei Wochen. Beobachtungszeit nach AHIT® sechs Jahre. Der Patient litt gleichzeitig an Neurodermitis.

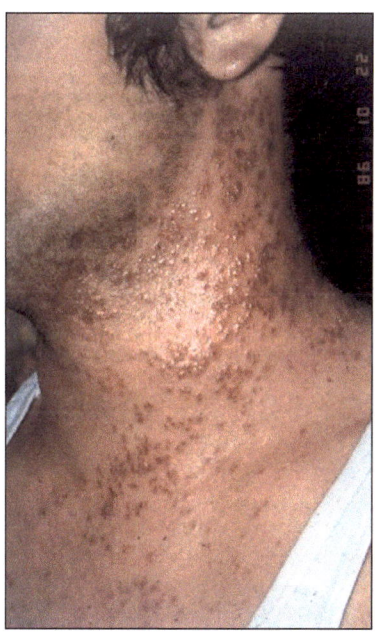

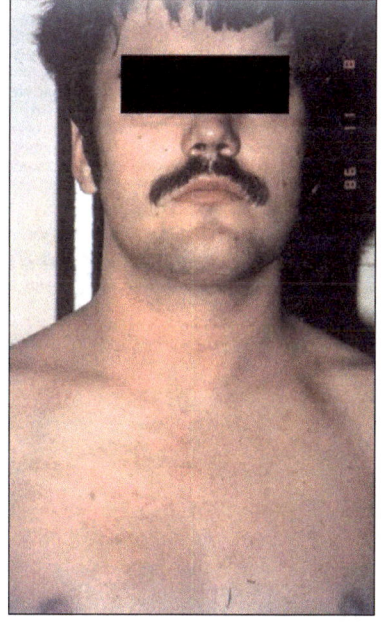

Abbildung 53   Abbildung 54

Fall 3

Berufsdermatose bei einer 47-jährigen Floristin: Allergen Pollen
und Blütenstaub; Vollremission unter AHIT® in fünf Monaten;
Beobachtungszeit nach AHIT® 18 Jahre.

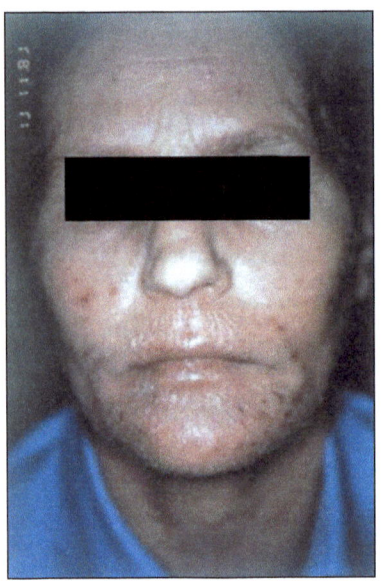 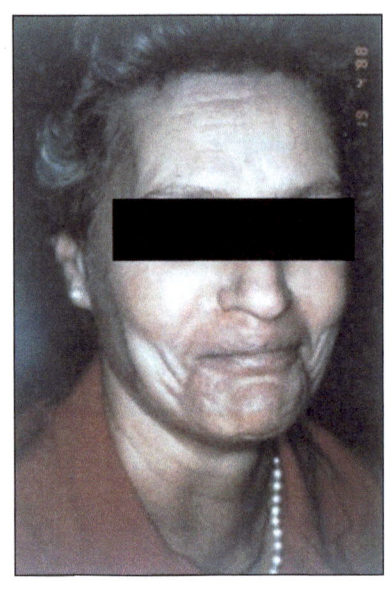

Abbildung 55   Abbildung 56

Fall 4

Kontaktdermatitis, Allergen Kabel-Isoliermaterial; Vollremission unter AHIT® in sieben Wochen; Beobachtungszeit nach
AHIT®: 18 Jahre.

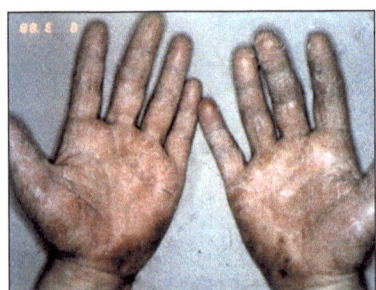 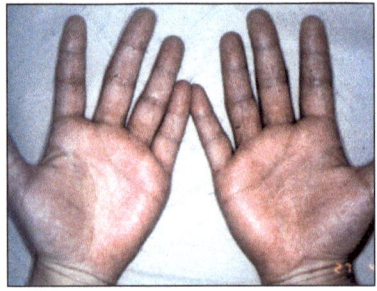

Abbildung 57   Abbildung 58

Fall 5

Kontaktdermatitis auf dem Boden eines generalisierten Ekzems;
Teilremission in elf Monaten, Beobachtungszeit 16 Jahre.

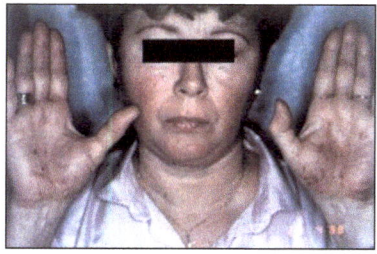 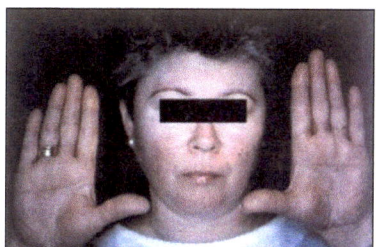

Abbildung 59   Abbildung 60

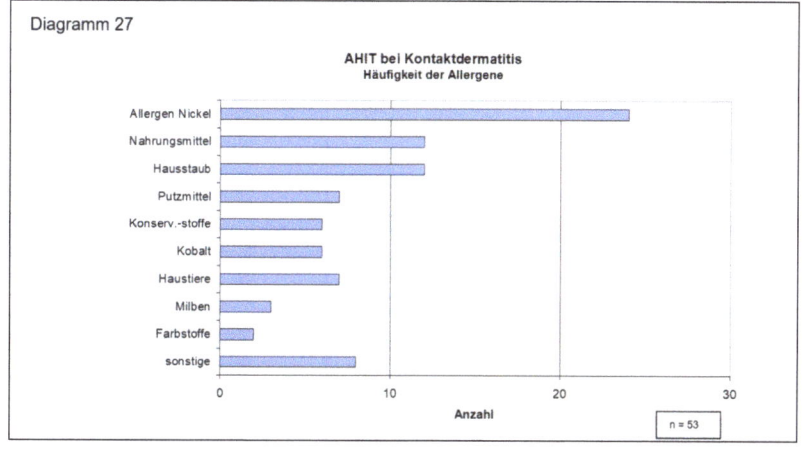

Diagramm 27

AHIT bei Kontaktdermatitis
Häufigkeit der Allergene

- Allergen Nickel
- Nahrungsmittel
- Hausstaub
- Putzmittel
- Konserv.-stoffe
- Kobalt
- Haustiere
- Milben
- Farbstoffe
- sonstige

Anzahl

n = 53

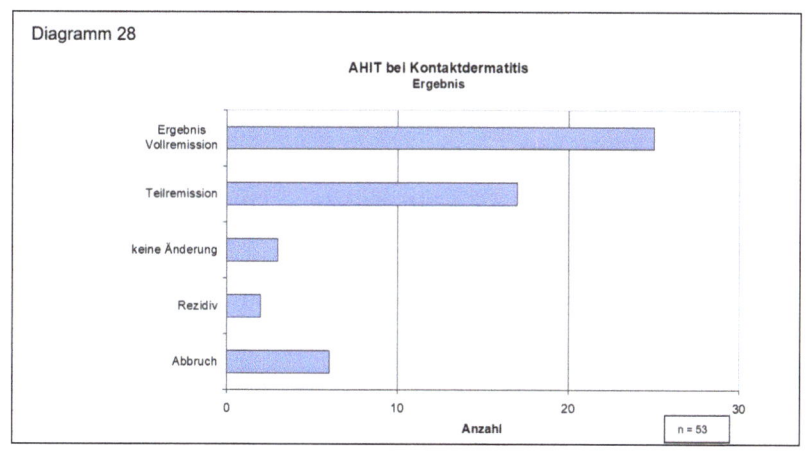

Diagramm 28

AHIT bei Kontaktdermatitis
Ergebnis

- Ergebnis Vollremission
- Teilremission
- keine Änderung
- Rezidiv
- Abbruch

Anzahl

n = 53

6. Gegner

Man stößt als Vertreter der „alternativen" Medizin auf gewisse weltanschauliche Widerstände. Es sind tatsächlich ausschließlich weltanschauliche Widerstände. Denn Aufgabe eines Arztes ist es nun mal, Patienten zu helfen, gleichgültig mit welchen Mitteln. Diese Mittel müssen nur eine Voraussetzung mitbringen: Sie dürfen nicht schaden. Tatsächlich jedoch wird leider heutzutage von der orthodoxen Medizin die kontrollierte Studie höher bewertet als das Wohlergehen des Patienten. Ich erwähnte bereits, dass die kontrollierte Studie letztlich dazu diene, den Patienten ein sicheres Medikament zu bieten. Dazu nun ein Diskussionsbeitrag von meiner Seite: Das tut sie effektiv nicht, wie die tägliche Erfahrung lehrt.

Dazu wieder eine Anekdote aus dem persönlichen Erfahrungsschatz: Eines Tages suchte mich eine Patientin auf, sie hatte Eierstock-Krebs in fortgeschrittenem Zustand. Sie hatte irgendwoher gehört, dass ich manchmal auch in solchen Fällen noch helfen könne. Bei der Untersuchung fiel mir eine sekundär verheilte Operationswunde auf, die fürchterlich stank. Ich reinigte sie erst einmal gründlich und versorgte sie ordnungsgemäß. Es mag unglaublich klingen, aber aus der Wunde krochen tatsächlich Würmer.

Nicht nur wegen der persönlichen Fürsorge, in erster Linie wegen der AHIT®, die ihre Lebensqualität in erhebliche Maße besserte, erzählte sie den Leuten in der sie betreuenden Klinik von ihrer neuen Therapie. Kurz darauf rief mich der Chefarzt dieser Klinik an und fragte mich in barschem Ton, was für eine Therapie ich denn bei „seiner" Patientin „versuchen" würde. Ich versuchte nun meinerseits, ihm die Therapie zu erklären, was ihn lediglich zu der Frage veranlasste: „Haben Sie dazu eine kontrollierte Studie?" – „Nein, dazu hab ich kein Geld." – „Dann würde ich an Ihrer Stelle diese Therapieversuche unterlassen."

Diese Aufforderung beantwortete ich mit einer Gegenfrage: „Haben Sie die Patientin operiert?" – „Ja, wieso?" – „Die Wunde ist sekundär verheilt, haben Sie die Wundpflege überwacht?" – „Ja natürlich, was soll die Frage?" – „Weil ich aus der Wunde erstmal Würmer gesammelt und danach den Rest versorgt habe. Ich würde Ihnen an Ihrer Stelle ebenfalls raten, die Operationsversuche zu unterlassen." Dann hängte ich auf. Es kam kein Rückruf mehr.

Derartige Gespräche verschafften mir den Ruf, „Haare auf den Zähnen" zu haben. Eine Patientin mit schwerer Neurodermitis berichtete mir, dass ihr Dermatologe ihr vehement von der Therapie bei mir abgeraten hatte, da diese gefährlich sei und das Immunsystem „kaputt mache". Die Therapie sei unverantwortlich. Sie kam trotzdem, wurde geheilt und gab mir eine schriftliche Aussage unter eidesstattlicher Versicherung. Ich beauftragte einen Rechtsanwalt. Das Ergebnis der juristischen Bemühung ließ nicht lange auf sich warten und zumindest vor diesem Dermatologen hatte ich zunächst Ruhe.

Eines Tages kam ein Patient mit einem Dünndarmsarkom zu mir (der Fall ist im Anhang demonstriert). Der Onkologe hatte von Scharlatanerie gesprochen. Der Scharlatan hatte das Dünndarmsarkom ein halbes Jahr später im Griff. Der Patient hatte vier Jahre lang eine Vollremission, obwohl er aufgegeben war. Auch dieser Patient gab mir eine schriftliche Aussage, die ich selbstredend nach oben geübtem Muster umgehend verwenden wollte. Meine Mannschaft schlug mir diese Bitte jedoch aus, da sie der Ansicht war, der Chef solle seine Energien doch mehr auf die Patienten verwenden, anstatt sich mit anderen Kollegen herumzustreiten. Als ich es feststellte, war ich natürlich sehr verärgert, weil die Angelegenheit ein gefundenes Fressen für mich war. Später war die Angelegenheit für eine „Ausgrabung" nicht mehr aktuell genug.

Ein Junge, der eine schwere generalisierte Neurodermitis hatte (siehe umseitig die Abbildungen 61 bis 64), wurde im Rahmen einer Sendung von „Focus TV" vorgestellt. Ich war mir sehr sicher, dass ich ihn heilen konnte, und sagte der Reporterin, dass die Heilung dieses Patienten kein Problem für die AHIT® darstellen würde. Sie war ziemlich beeindruckt von dieser selbstsicheren Aussage und versprach, den Fall ein halbes Jahr danach noch einmal in „Focus TV" vorzustellen. Auf jeden Fall hätte eine derartige Prognose ein gefundenes Fressen für das Fernsehen sein müssen. Entweder die Prognose träfe ein, dann wäre das ein ungeheurer Auftrieb für die AHIT®, oder aber sie träfe nicht ein, dann würde ich mich blamieren.

Die Dame von „Focus TV" ließ leider nie mehr etwas von sich hören. Jedoch meldete sich eine Mitarbeiterin des gleichen Fernsehsenders, die auf die AHIT® aufmerksam geworden war. Obwohl sehr kritisch, entschloss sie sich letztlich zur AHIT®

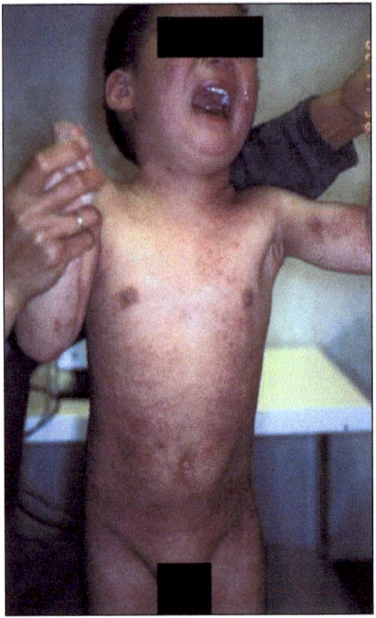
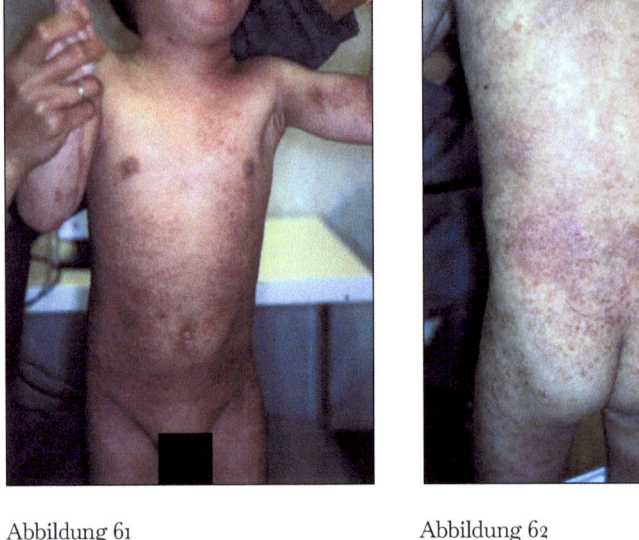

Abbildung 61   Abbildung 62

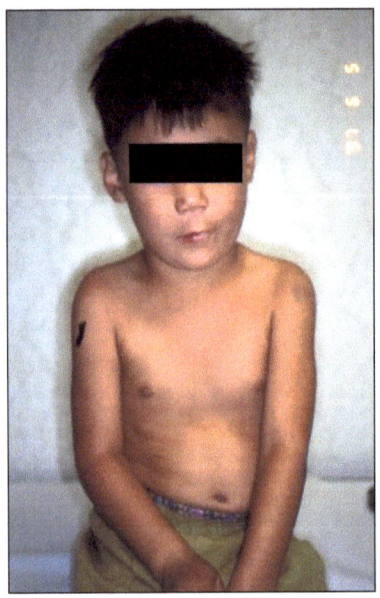
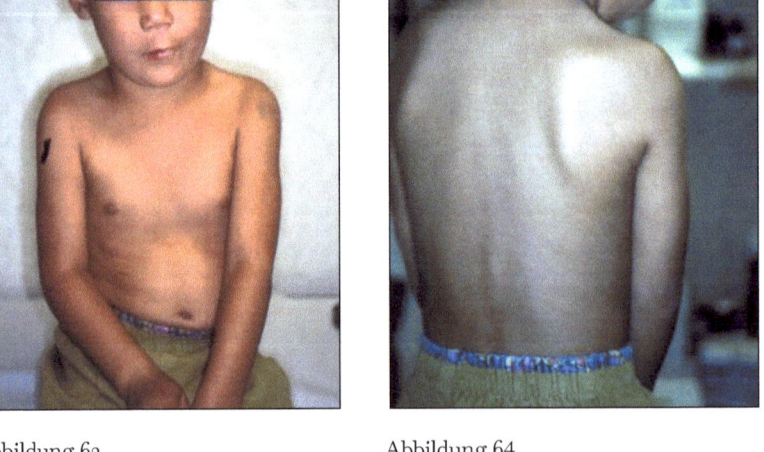

Abbildung 63   Abbildung 64

und war nach etwa einem halben Jahr gesund. Offensichtlich hatte sie selbst nicht an ihre Heilung geglaubt, vor allen Dingen nicht an eine vollständige Heilung, die ich prognostiziert hatte. Sie rief mich an und fragte mich, ob ich bereit wäre, mit meiner Therapie in einem größeren Rahmen an die Öffentlichkeit zu treten. Berührungsängste hatte ich keine, also sagte ich zu.

Eine Zeitlang hörte ich nichts mehr von ihr, dann kam folgende Absage: Leider seien die Sendetermine so weit im Voraus vergeben, dass man das Projekt fallen lassen müsse. Ich merkte sofort, dass sie zu einer Notlüge gegriffen hatte. Wahrscheinlich hatte wieder einer die Kulissen geschoben. Jahre danach erfuhr ich, dass man ihr bei ihren Recherchen einen Bären aufgebunden hatte: Ich würde dicke Honorare zahlen, um ins Fernsehen zu kommen. Und hier mein großes und heiliges Indianer-Ehrenwort: Ich habe noch nie Geld gezahlt, um irgendwo in der Öffentlichkeit erscheinen zu dürfen, im Gegenteil! Ich habe zwei Typen bei mir rausgeschmissen, die Honorare dafür verlangten.

Der beschriebene Vorfall ist es wert, etwas näher beleuchtet zu werden, doch dazu muss ich etwas ausholen: Der Hauptmann von Köpenick ist ja bekanntlich reale Historie. Der mentale Hintergrund des damaligen Geschehens war der Respekt vor Uniformen und Offiziersrängen, im übertragenen Sinne vor Titeln. Gleiches gilt noch heute: Der Professorentitel ist, kurz gesagt, einfach mehr wert als der Doktortitel. Auf dem Medizinmarkt ist der Professorentitel einfach bares Geld wert. Also sagte ich mir: „Den brauche ich auch!"

6.1 PROFESSOR WERDEN?

Mein amerikanischer Assistent G. hatte ein ganzes Jahrzehnt am anatomischen Institut in Heidelberg wissenschaftlich gearbeitet und machte mich mit seiner ehemaligen Chefin bekannt, der ich mein Anliegen vortrug. Sie war absolut offenen Geistes, fand es interessant, was wir da alles machten, und betrachtete einen Zeitplan von zehn Jahren zum Erwerb eines deutschen Professorentitels als angemessen. Das war natürlich verdammt lange, aber G. und ich fingen dennoch an, den Effekt des Ozons auf verschiedene Blutzellen elektronenmikroskopisch zu untersuchen, denn „ohne Fleiß kein Preis", das heißt, ohne die Veröffentlichung ernsthafter, wissenschaftlicher Arbeiten kein Privatdozent und damit kein Professorentitel.

Der Verleger eines mehr naturheilkundlich angehauchten Blätterwäldchens erfuhr von meinem Wunsch, mich mit einer zusätzlichen akademischen Ehre zu schmücken, er rief mich an: Die Universität in Kasan, 800 Kilometer östlich von Moskau, sei durchaus offen für derartige Wünsche, und immerhin sei die dortige Universität nicht irgendeine „Kleckerles-Uni" aus Mittel- oder Südamerika, sondern Kasan sei eine der drei großen Universitätsstädte in der ehemaligen Sowjetunion – neben Moskau und Kiew. Es sei auch nicht mit einer Spende irgendeiner Art und einem übersandten Aufsatz wissenschaftlichen Inhalts getan, sondern man müsse dann und wann tatsächlich hinfliegen und dort Vorlesungen halten. Als Höhepunkt dieses durchaus nicht glanzlosen Angebotes nannte er mir Persönlichkeiten wie „Gauß" und „von Humboldt", die ebenfalls dort ihre Vorlesungen gehalten hätten (wenn auch bereits im 18. beziehungsweise 19. Jahrhundert).

Das war weder uninteressant, noch dauerte es zehn Jahre. Also fuhr ich mit den beiden Herren, einer davon der Verlagschef, der andere ein Psychologe, nach Kasan und hielt dort zwei Vorträge, einen über Onkologie, einen über Dermatologie. Ich stellte damit die beiden Haupteinsatzgebiete der AHIT® vor. Das war Anfang der 90er-Jahre.

Die Hörsäle waren brechend voll, und aus den Mienen meiner Zuhörer konnte ich lesen, dass die Vorträge wie Bomben einschlugen, denn Material hatte ich ja in Hülle und Fülle.

An die Tage in Kasan erinnere ich mich in vielerlei Hinsicht mit Vergnügen. Kasan war eine Universität, an der vielseitig gearbeitet wurde. Es waren praktisch alle Fakultäten vertreten, wie an den großen deutschen Universitäten, und Kasan hatte während des Sowjetreiches die Ehre, zur geheimen Stadt erklärt zu werden, da dort verschiedene ballistische Programme für die sowjetischen Raketen errechnet wurden. Doch Kasan war auch eine arme Stadt. Die Uni besaß kaum finanzielle Mittel, denn das Sowjetreich war gerade zusammengebrochen.

Ungeachtet dessen stand in einem hämatologischen Zentrum ein modernes Durchflusszytometriegerät, damit konnte man durchaus eine saubere statistische Arbeit über die hämatologischen Effekte des Ozons auf die Lymphozytenunterfamilien machen. Also wurde ein kleines Programm aufgelegt. Ich erhielt Blut von fünf kleinen Neurodermitis-Patienten, stellte die entsprechenden Präparate her, und Olga, Stationsärztin an der III. Medizinischen Klinik Kasans, dokumentierte den Heilungsverlauf bei allen fünfen (die übrigens alle gesund wurden) minutiös.

Anschließend sollte diese Dokumentation in Moskau einge-reicht werden, um eine offizielle Erlaubnis für die Einfuhr der autologen Blutpräparate zu erhalten.

Geplant war, dass die Präparate zunächst über die hiesige Produktionsstätte laufen und erst danach in Kasan produziert werden sollten. Aus dem Vorhaben wurde leider nichts, da in den Wehen des Sterbens der Sowjetunion und der Neugeburt Russlands das Vorhaben unterging.

Wie ich schon erwähnt habe, sind mir die Tage in Kasan in durchaus angenehmer Erinnerung geblieben. Dazu noch einige lustige Episoden am Rande.

Wir flogen damals im Januar nach Kasan. An eine Kopfbede-ckung hatte ich nie gedacht. Am Tag nach der Ankunft war eine Audienz beim Dekan der Universität vorgesehen, dazu muss-ten wir erst einmal einen Abstecher in einen kleinen Pelzladen machen, weil ich bei Temperaturen von minus 25 bis minus 30 Grad Celsius am Kopf zum ersten Mal im Leben derartig fror, dass ich mir erst einmal eine typisch russische Pelzkappe zuleg-te, die ich „Jelzin" taufte. Noch heute halte ich sie in Ehren.

Kasan ist eine sehr schöne Stadt, geprägt vom zaristischen Zuckerbäckerstil. Meine Frau und ich wurden zu einer Stadt-rundfahrt eingeladen, wobei mir auffiel, dass ungeachtet der ar-chitektonischen Schönheit der Gebäude viele Wände entweder nicht exakt im Lot standen oder in sich teilweise krumm waren. Ich sagte das unserem Stadtführer, einem Professor für phy-sikalische Chemie der Universität, der dies mit dem Alter der Gebäude entschuldigte. Aber auch jüngere Bauten waren in die-sem Sinne nicht fehlerfrei errichtet. Plötzlich entdeckte ich im Zentrum der Stadt einen Prachtbau im klassizistischen Stil, an dem alles stimmte. Wände und Säulen standen im Lot; Kanten, Treppen und Dachaufbau waren wie mit dem Lineal gezogen: „Da, da steht ein Haus, da stimmt alles!" – „Das ist unser Opern-haus, das haben die Gefangenen der sechsten deutschen Armee gebaut", meinte er schmunzelnd.

Nach Abschluss meiner offiziellen Tätigkeit in Kasan wurden meine Frau, die beiden Initiatoren der Kasan-Reise, und ich, zu einem Abendessen geladen. Unsere Gastgeber waren Tata-ren, deren Augenschnitt die asiatischen Wurzeln nicht vollstän-dig leugnen konnte. Vor jedem Teilnehmer des Essens, vor den Gästen wie vor den Gastgebern, stand eine volle Flasche Vod-ka. Nach russischer Manier wurde das Essen alle fünf Minuten unterbrochen, und einer der Teilnehmer stand auf, brachte ei-

nen Toast aus auf die zukünftige wissenschaftliche Zusammenarbeit, genau wie auf die deutsch-russische Freundschaft, und
lehrte dabei sein halb oder ganz gefülltes Wasserglas von Vodka.
Dazu gab es einige russische und tatarische Leckereien, sogar
Fisch. Dieser war eingeflogen worden, da die einige Kilometer
breite Wolga, an deren Ufern Kasan lag, so von Giften verseucht
war, dass die Fische als ungenießbar galten.

Der Vodka löste die Zungen und dämpfte das Zeitempfinden,
und plötzlich war es Mitternacht. Der Fahrer kam und fragte, ob
er noch gebraucht werde. Einer unserer Gastgeber antwortete,
dies sei eigentlich nicht notwendig, der Weg zurück zum Hotel
sei ja nur zwei Straßenbahnhaltestellen entfernt, und ein Spazier-
gang in der frischen Nachtluft durch den Schnee sei der Klarheit
im Kopf nach dem reichlichen Wodkagenuss bestimmt förderlich.

Also stapften wir nachts um zwei durch eine 30 Zentimeter
hohe Schneedecke aus Neuschnee. Es schneite ziemlich kräftig,
und wir liefen sechs Kilometer in stockdunkler Nacht durch Kasan, denn die beiden Straßenbahnhaltestellen lagen jeweils etwa
drei Kilometer auseinander… Danach wusste ich meinen Jelzin
auf dem Kopf besonders zu schätzen.

Auch die Rückfahrt aus Kasan im Nachtzug nach Moskau
war ein Erlebnis der besonderen Art: 800 Kilometer durch eine
tief verschneite Landschaft, der Zug hielt zwei- bis dreimal, und
an den Bahnhöfen standen arme Russen und boten den Rei-
senden für ein paar Rubel Milch, Gebäck oder Glasfaserlämp-
chen an. Mein Gott, Deutschland, wie bist du reich! In jedem
Waggon gab es einen riesigen Samowar mit Tee, unter dem die
Kohlen die ganze Nacht glühten. Die Waggons waren übrigens
deutscher Herkunft, gebaut in der DDR, und nach Russland geliefert als Reparationsleistungen.

Vor unserem Schlafwagenabteil lief auffallend häufig ein Rus-
se hin und her und lugte neugierig zu uns rein, denn wir sahen
nun mal etwas anders aus. Ich nickte ihm freundlich zu, was er
als sofortige Aufforderung auffasste, um meiner Frau ein Ständ-
chen zu bringen. Er kniete vor ihr nieder und sang mit schöner
russischer Bassstimme ein Frühlingsliedchen, wobei er nach der
zweiten Strophe von unserem Begleiter Prof. B. unterbrochen
wurde: Er möge doch bitte auf die dritte Strophe verzichten! Er
bemühte sich in aller Bescheidenheit, mit seiner wodkagetränk-
ten Zunge zu widersprechen.

Am Morgen, kurz vor der Ankunft in Moskau, schlich er wieder an unserem Schlafwagenabteil vorbei und lugte vorsichtig

herein, um sich bei nächster Gelegenheit mit einem Wortschwall für die Belästigung in der Nacht zu entschuldigen. Wir versicherten ihm, es sei keine Belästigung gewesen, vielmehr ein großes Vergnügen. Das beruhigte ihn sichtlich.

In Moskau angekommen hatte ich eigentlich vorgesehen, in jenem riesigen Hotel „Kosmos" unterzukommen, das ich bereits von einem früheren Aufenthalt in Moskau kannte, als ich im Auftrag eines deutschen Pharmazieunternehmens nach dem Unglück von Tschernobyl dem damaligen noch sowjetischen sowie dem nachfolgenden russischen Gesundheitsministerium ein Strahlenschutzpräparat als Spende offerierte. Viktor G., Professor für physikalische Chemie und Inhaber eines Lehrstuhls an einer der Universitäten in Moskau, fand es unanständig, dass deutsche Gäste in dem berüchtigten „Kosmos-Kasten" mit 300 Dollar pro Nacht abgezockt und noch dazu 30 Prozent an die russische Mafia ganz offiziell abgeführt werden sollten. Also stellte er uns sein Schlafzimmer mit frisch bezogenen Betten zur Ver-fügung, und wir lernten die russische Gastfreundschaft kennen.

Viktor G., obwohl Inhaber eines Lehrstuhls, bewohnte mit seiner Frau eine kleine Plattenbauwohnung in einem der Vororte von Moskau und fuhr einen uralten VW Passat Diesel.

Dass es den Akademikern in Russland insgesamt nicht gut geht, war noch der sozialistischen Ideologie zu verdanken, die den „Werktätigen" einfach höher bewertete als den Geistesarbeiter. Viktor G. war also wirklich nicht mit irdischen Gütern gesegnet. Ungeachtet dieser wirtschaftlichen Talsohlensituation tat die Familie alles, um die deutschen Gäste mit dem Besten, was Küche und Keller hergaben, zu bedienen. Seine Frau kochte eine unvergleichlich gute Borschtsch, und ich, der vollgefressene Deutsche, musste beschämt zusehen, wie Frau G. den großen Schöpflöffel im Borschtschkessel kreisen ließ, ihn danach gegen den Strom hielt, um gerade mir die größten und fettesten Fleischbrocken auf den Teller zu legen, während sie selbst sich nur die dünne Gemüsebrühe einfüllte. Viktor G. stellte dazu den unvermeidlichen Wodka auf den Tisch, der ungewöhnlich gut schmeckte, so mild umspülte er die Zunge. Ich fragte ihn, was das denn für ein Vodka sei. Seine Antwort kam prompt: „Es ist eine ganz besondere Mischung: Halb Spiritus aus dem Institut, halb heiliges Wasser aus Sagorsk" - Sagorsk ist ein berühmtes Kloster.

Das war mein Ausflug nach Russland, um einen russischen Professorentitel zu erwerben, den man mir tatsächlich wiederholt angeboten hatte. Warum habe ich ihn nicht angenommen?

Eigentlich vor allem aus einem Grund: Wenn ich dieses Amt angenommen hätte, hätte ich es nicht nur des Titels wegen tun, sondern es auch mit Leben erfüllen wollen. So hätte ich mehrmals im
Jahr nach Kasan fliegen müssen, um meine Vorlesungen zu halten. Damit hätte ich mit Sicherheit einige Wochen im Jahr verloren, in denen manche Projekte in Deutschland brach gelegen
hätten. Hinzu kam noch eine gewisse Missachtung, die ich allmählich für den Professorentitel entwickelte. Mit Sicherheit hätte
ich beim wissenschaftlichen Fleiß der Leute in Kasan große Mengen brauchbarer Daten für meine Arbeit erhalten. Ich kann heute
noch nicht sagen, ob meine Entscheidung richtig war.

Den Doktortitel bekommt man für den eindeutigen Nachweis wissenschaftlicher Fähigkeiten. Um den Professorentitel
zu erwerben, muss man zunächst ein Treppchen höher steigen
und Privatdozent werden. Dazu muss man auf einem speziellen Gebiet wissenschaftlich arbeiten. Diese Arbeiten müssen in
Fachzeitschriften veröffentlicht werden. Hat man in diesem Sinne Anerkennung gefunden, erhält man die Venia Legendi, das
heißt, die Erlaubnis, Vorlesungen zu halten, zu lehren und somit
den Professorentitel. Das ist der saubere, ideale Weg, wie er in
Deutschland im Allgemeinen üblich ist.

Man kann den Titel natürlich auch „aussitzen", das bedeutet,
man sitzt auf irgendeinem Posten an einer deutschen Universität, hat sich ein begrenztes Fachgebiet ausgesucht, schreibt einige Arbeiten, genauer gesagt, man schreibt ab. Ansonsten wartet
man geduldig, bis man ihn endlich bekommt, den Professorentitel. Dazu gibt es auch noch die sogenannten Industrieprofesso-
ren, das sind Leute, die auf ihrem Gebiet in der Regel tatsächlich
Besonderes geleistet haben und dann ihr Wissen an die jungen
Studenten in sporadischen Vorlesungen weitergeben.

Eine richtige Professur ist auch mit richtiger Arbeit verbunden. Neben der täglichen Arbeit in Kliniken auf der Station oder
im Institut müssen Vorlesungen vorbereitet, Prüfungen abgehal-
ten, Gutachten geschrieben und außerdem Seminare und Kon-
gresse besucht werden. Echte Professuren sind also auch durch
echten Fleiß ausgezeichnet. Allen gemeinsam ist jedoch das eng
eingegrenzte Fachgebiet, das zwangsläufig begrenzt sein muss,
da beim heutigen Stand der Kommunikationstechnik eine un-
glaubliche Fülle von Material verarbeitet werden muss.

Auf dem Gebiet der Immunologie beispielsweise werden täglich Tausende Arbeiten auf dem Planeten Erde veröffentlicht – ob
die alle etwas taugen, ist natürlich eine andere Frage.

Der hierarchische Aufbau zum Erwerb eines Professorentitels birgt allerdings auch eine große Gefahr in sich. Da man den Titel aufgrund der oben geschilderten Voraussetzungen nur auf einem eng begrenzten Gebiet erwerben kann, wird der Blick für Nachbargebiete zwangsläufig eingeengt. So wird der Zucht von Fachidioten bei entsprechender mentaler Ausprägung Vorschub geleistet. Daher hier wie überall: Unter der Heerschar der deutschen Professoren gibt es durchaus brillante Geister, aber auch gar nicht so selten Fachidioten, und dazu war ich mit meiner mentalen Struktur nicht geeignet.

Die beiden Herren, die mir den letzten Endes nutzlosen Weg nach Kasan ebneten, forderten von mir einen Unkostenbeitrag von 4000 DM, den sie von mir auch erhielten, da dieser Betrag nicht einer gewissen Plausibilität entbehrte und darüber hinaus weit entfernt war von einer Spende in Höhe von 50 000 DM, die, wie ich wusste, andernorts für einen Professorentitel verlangt wurde ...

6.2 GELENKTE WISSENSCHAFT

Nun noch zwei Sachverhalte: Einer meiner derzeitigen Mitarbeiter, ein Schmerztherapeut, war ein fleißiger Kongressteilnehmer. Er hörte sich einen Vortrag über die Vorteile eines Analgetikums (Schmerzpräparats) gegenüber einem anderen an. Am folgenden Tag saß er erneut im Auditorium. Diesmal hörte er sich einen Vortrag vom gleichen Referenten an, in welchem dieser nun genau das Gegenteil behauptete, nämlich von den Vorteilen des am Vortag schlecht beleumdeten Schmerztherapeutikums gegenüber dem anderen berichtete. Das ließ ihn im Gegensatz zur sonstigen langsam einnickenden Zuhörerschaft stutzig wer-den. Er fragte daher den Referenten, wie er sich denn die eindeutig widersprüchlichen Ergebnisse erkläre. Die triftige, nur den wissenschaftlichen Grundsätzen keineswegs entsprechende Antwort war: „Das waren zwei unterschiedliche Auftraggeber." Wer nun glaubt, diese Sache sei erfunden, muss eines Besseren belehrt werden. Der Vorfall ereignete sich im Jahre 2018.

Es gibt noch eine weitere Möglichkeit, wie man Wissenschaft lenken kann. Es gibt international exzellent beurteilte Fachzeitschriften wie „Nature" und „Science". Nachdem die Redaktionen dieser Zeitschriften ein paar Mal auf faule Ergebnisse reingefallen waren, entsandten sie Expertenkommissionen, die

die vorgelegten Ergebnisse auf Herz und Nieren prüften. Besonderes Augenmerk verdiente dabei das sogenannte Rohmaterial, das zu sichten schwierig, aber nicht unmöglich war. Wie entledigte sich die etablierte Wissenschaft dieses Problems? Sehr einfach: Um eine Arbeit in diesen weltweit renommierten Zeitschriften zu veröffentlichen, musste man erst einmal 50 000 bis 60 000 Dollar berappen. Damit blieb die Spreu vom Weizen getrennt und der Vorrang großer Konzerne gegenüber kleinen Mitbewerbern gewahrt.

6.3 Der Kampf der medizinischen Weltanschauung

Eines Tages erschien von der Stiftung Warentest ein Buch über alternative Medizin. Darin war natürlich die AHIT® abgehandelt. Es kam der provokative Satz vor, der Kief münze seine Misserfolge in Erfolge um. Nun war einerseits die „Stiftung Warentest" zwar eine seriöse Institution, andererseits waren die Urteile in diesem Buch über verschiedene alternative Therapien auf den ersten Blick doch sehr subjektiv gefärbt. Vor allen Dingen schien mir hier nicht eine einzige Therapie von einem unabhängigen Gremium geprüft zu sein, sondern hier wurde mit einem pseudowissenschaftlichen Hammer auf einem naturheilkundlichen Ambos gehauen.

Bevor ich jedoch juristisch reagieren konnte, ergab sich die Möglichkeit, mit der Initiatorin dieses Sammelpamphlets persönlich konfrontiert zu werden. Über irgendwelche Kanäle, die mir heute nicht mehr geläufig sind, wurde ich zu Frau Ilona Christen nach Köln zum RTL eingeladen, um bei einem Diskussionsforum im Fernsehen gegen Frau F. antreten zu dürfen. Im Beirat des Gremiums zur „Überwachung der Naturheilkunde" der Stiftung Warentest saß nämlich ein ehemaliger Assistent von mir. Von ihm erfuhr ich, dass Frau F. aus Österreich sich besonders stark machte gegen die Naturheilkunde. Sie hatte diese Veröffentlichung unter dem Decknamen „Stiftung Warentest" zu verantworten.

Ich wurde also nach Köln gerufen. Dort saßen einige Naturheilkundler einigen Wissenschaftlern der klassischen Schulmedizin oder solchen, die es werden wollten, gegenüber. Wie bei einem Boxkampf üblich, tastet man sich in der Vorbereitung zu einer derartigen Sendung gegenseitig ab: Die Gegner reichen sich die Hände und verpflichten sich zu fairem Kampf. Dadurch

wird die verhalten aggressive Atmosphäre geringfügig ent-
giftet. Auf meine Frage, wie sie das denn meine, „Misserfolge
in Erfolge umzumünzen", geriet sie sichtlich ins Stottern und
wusste keine Antwort. Entsprechend begegnete ich ihr in der
nachfolgenden öffentlichen Fernsehdiskussion mit der mir notwendig erscheinenden Respektlosigkeit, und die alte Fregatte
ging mit vollen Segeln unter. Gemäß dem Motto von der „Verpflichtung zum fairen Kampf" wollte ich mich anschließend
von ihr verabschieden, worauf sie mich angiftete: „Was? Jetzt
wollen Sie sich per Handschlag von mir verabschieden, nachdem Sie mich so fertig gemacht haben?" Worauf ich natürlich
den Handschlag vermied und ihr versprach, ihr beim nächsten
Treffen noch mehr Gerechtigkeit widerfahren zu lassen (was
man natürlich nach beiden Seiten auslegen kann). Damit war
das Thema „Stiftung Warentest" für mich zunächst erledigt.

7. AHIT® und AIDS

Oskar besuchte uns drei Mal in aufeinanderfolgenden Jahren und blieb jedes Mal vier bis sechs Wochen hier, wobei er kombiniert behandelt wurde, das heißt, sowohl mit der AHIT® als auch mit hyperbarer O_3-Therapie. Die ganze Therapie tat ihm sehr gut, und er konnte sich im Laufe der Zeit deutlich stabilisieren. Man sah ihm auf den ersten Blick nicht an, wie weit das Virus ihn bereits innerlich aufgezehrt hatte. Er hatte ein Kaposi-Sarkom auf der Innenseite des linken Oberschenkels, das sich massiv ausgebreitet hatte. Ich will damit sagen, der Tod hatte bereits seine „Brandmarke" gesetzt.

Oskar fühlte sich bei seinen Besuchen hier in Deutschland außerordentlich wohl, und einer der Höhepunkte an Lebensgenuss war für ihn ein deutsches Frühstück mit knackigen Brötchen, die er auch tagsüber dann und wann genoss, nur um das knatschige, pappige Zeug zu vergessen, das man ihm allerorten in den USA als Brot verkaufte.

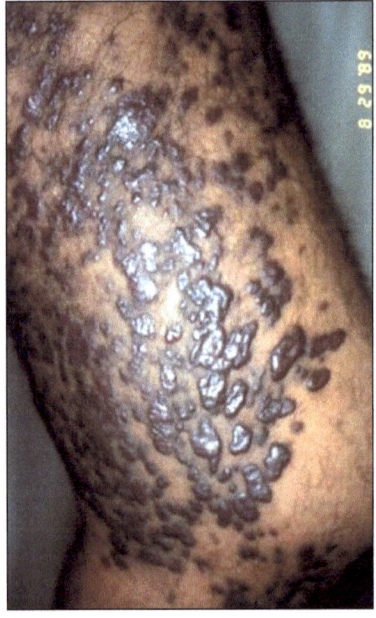 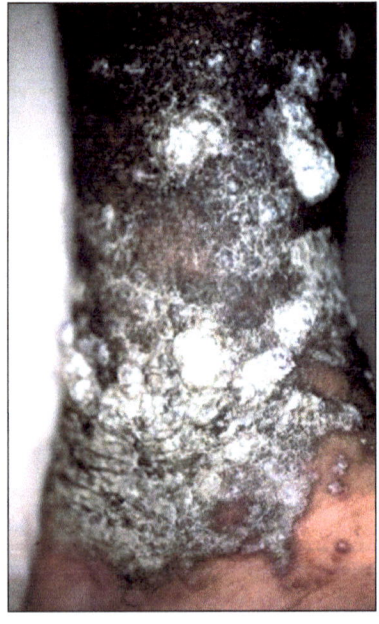

Abbildung 65   Abbildung 66

Auf unserer Rundreise durch die USA besuchten wir auch Oskar, der auf der dem Pazifik zugewandten Seite des Hollywoodhügels ein kleines Haus mit einem im wahrsten Sinne des Wortes „verwunschenen" Garten besaß. Oskar war von Hause aus Innenarchitekt und hatte Haus und Garten mit äußerst erlesenem Geschmack eingerichtet, so dass man das Gefühl hatte, aus der Welt der Wirklichkeit in die Welt von Grimms Märchen versetzt zu werden, wenn man sein Gelände betrat.

Ein oder zwei Jahre nach unserem Besuch bei Oskar in Hollywood erhielt ich einen Anruf von der „Gay Community" aus L.A. mit der Nachricht, dass Oskar verstorben sei und einen besonderen Wunsch hinterlassen habe, dem man sich verpflichtet fühle: Immer wenn ich nach L.A. kommen würde, solle ich mich bei der „Gay Community" melden und mich auf ihn berufen, damit ich dort zu Gast sein könne.

Das Kaposi-Sarkom in Abbildung 65 hatte sich der 55-jährige Patient in Afrika durch Sexualkontakt geholt. Unter der AHIT® verwandelte sich das Kaposi-Sarkom in eine Art trockene Borke, die lange Zeit stationär blieb und den Patienten zu einer gewissen Ungeduld verleitete. Er suchte daher die Fachabteilung einer deutschen Universität auf, die ihn mit Chemotherapeutika behandelte, worauf er nach vier Wochen starb.

Ein Heilpraktiker an der Saar hatte mit hyperbarer Ozontherapie eine Teilremission bei einem AIDS-Patienten erzielt und das an die Laienpresse gegeben, die aufgrund der üblichen Aussichtslosigkeit dieser Erkrankung das Thema gern aufgriff und veröffentlichte. Der Heilpraktiker wurde natürlich von offizieller Seite attackiert, war dem Druck nicht gewachsen und verwies auf mich. Also wurde ich vor den Gesundheitsausschuss des Saarländischen Landtags geladen, um über die Möglichkeiten, die die Hyperbare bei dieser Indikation bot, zu berichten. Ich hatte kaum meinen Vortrag dort beendet, als ein Moderator vom Saarländischen Rundfunk mich anrief, ob ich am selben Tag noch bereit wäre, in einer live ausgestrahlten Sendung in einer Diskussion gegen einen Professor B. aus Frankfurt anzutreten. Der hatte ein Buch über Antibiotikatherapie geschrieben und sich die Beurteilung einzelner Antibiotika von der Pharmaindustrie gut bezahlen lassen, weswegen er auch in eingeweihten Kreisen an der Universität den Beinamen „Hure der Pharmaindustrie" erhielt.

Ich sagte sofort zu, was bei dem Anrufer einen etwas länger dauernden Schreckmoment auslöste, denn Angst, in einer Diskussion gegen große Namen anzutreten, hatte ich überhaupt nicht. Ich war ja durch eine harte Schule gegangen bei früheren Diskussionsrunden. Professor B. sagte jedenfalls erschrocken wieder ab, und als Ersatz kam ein Professor Q. von der Uni Bad Homburg, ein Immunologe, der mich freundlich begrüßte und vor der Sendung um einen fairen Schlagabtausch bat.

Der wurde während der Sendung zwar eingehalten, aber offenbar war ihm das bisschen Ping-Pong der Argumente doch zu fade, so dass er plötzlich glaubte, eine Attacke reiten zu müssen, da die Zugabe von Vitamin C als reduzierende Substanz zu einem kräftig oxidierten Blut nach seinen Kenntnissen kaum zusammenpasse. Das war nun aber Wasser auf meine Mühle, da es ja nach den Auseinandersetzungen mit der sogenannten Wiener Ozon-Schule mein Fachgebiet geworden war. Kurz und gut: Der Moderator musste eingreifen, mir das Wort abschneiden, um dem lieben Professor wieder aus der Patsche zu helfen. Tatsächlich verlief aber die Diskussionsrunde sachlich und fair, so dass ich ihm später immer wieder mal Patienten, die aus seiner Gegend kamen, zur Kontrolle schickte, nicht zuletzt natürlich, um ihn vom Wert der Therapie zu überzeugen.

8. WEITERE GEGNER

Es gab auch kuriose Formen von Gegnerschaft. Ich hatte einen Herrn F. wegen seines extremen Asthma bronchiale behandelt und es in den Griff bekommen. Später entwickelte er ein zunehmendes Nierenversagen und musste deshalb nochmals von mir ins Krankenhaus eingewiesen werden. Dies war Anfang der 90iger Jahre. Da er dort aufgrund seines früheren Asthmas mehr oder weniger Dauerpatient war, wurde er als wohlbekannter Gast freundlich begrüßt mit den Worten: „Ach, der Herr F.! Mal wieder im Status Asthmatius?" Darauf F: „Hören Sie was? Ich habe kein Asthma mehr."

Der aufnehmende Arzt untersuchte ihn, hörte nichts, prüfte die Atemexkursionen, das Asthma war weg. „Das gibt's doch nicht! Weswegen kommen Sie jetzt?" – „Ich habe ein allmähliches Nierenversagen." – „Wie haben Sie denn Ihr Asthma weggekriegt?" – „Ich war bei Dr. Kief, der hat mir die AHIT® gemacht." „Aha, davon habe ich schon gehört! Das gibt's doch gar nicht, dass man Asthma wegkriegt!" – „Doch, das hat er weggekriegt." – „Ach, der mischt sicherlich heimlich Cortison unter diese Blutpräparate!" – „Nein, das weiß ich ganz genau, weil ich mit einer Sprechstundenhilfe gesprochen habe, die hat mir das verraten, es kommt kein Cortison rein." – „Das weiß die vielleicht gar nicht. Der hat doch fünf Kinder, die stehen doch bestimmt nachts im Labor und mischen das heimlich drunter." Soweit die „Verdachtsdiagnose" über die Wirksamkeit der AHIT® im vorliegenden Fall.

Eines Tages besuchte mich ein Kollege aus Rotterdam, der eine neue Arbeitsstelle suchte. Clever, wie er war, erkundigte er sich in der Umgebung auch nach mir. „Ganz zufällig" stieß er auf einen Kollegenkreis, der ihn dringend vor mir warnte. Ich würde sogar Krebs mit Eigenblutpräparaten behandeln, ein Patient habe sich bei ihnen beklagt. Sie legten ihm eine entsprechende schriftliche Zeugenaussage des ominösen Patienten vor, die von der Diktion her sofort als ärztliches Kunstprodukt und Fälschung zu entlarven war.

Zu welchen Phantasiegebilden der Neid Medizinergehirne stimulieren kann, belegen noch folgende Episoden aus dem Gespräch: Ich würde einen „Riesen-Reibach" mit meiner Therapie machen, die Leute ausnehmen und alle vier Wochen mit einem

schwarzen Köfferchen 120 000 DM auf mein Nummernkonto in
die Schweiz bringen. Ich würde nur hier den Biedermann spielen, in Wirklichkeit würde ich Rolls-Royce fahren. Dies veranlasste den Rotterdamer Kollegen zu der Gegendarstellung, dass
ich lediglich einen alten 7er-BMW fahren und ansonsten mein
Geld in die Forschung stecken würde. Damit war die Enttäu-
schung auf der anderen Seite natürlich groß, die Kinnladen fielen runter und das Gespräch war ziemlich abrupt beendet.

Da er vorher schon einige Tage mit mir zusammengearbeitet
hatte, teilte er ihnen unverblümt seine Ansicht über die plumpe
Fälschung mit. Obschon anlässlich des „Aufklärungsgesprächs"
zum Essen eingeladen, musste er dann ihrer Wut und Enttäu-
schung halber sein Essen selbst zahlen.

Und es gab da natürlich noch die entsprechenden Vorträge auf
fachdermatologischen Kongressen, die von der obskuren Therapie des Dr. Kief berichteten. Das war ja beileibe kein Wunder,
denn nach ein paar Tausend geheilten Fällen von Neurodermitis
durch einen Konkurrenten kann man als Dermatologe durchaus
einem gewissen Verarmungswahn verfallen.

Eines Tages erhielt ich eine Einladung irgendeiner Allergie-
Selbsthilfegruppe, die ein gewichtiges Wort auf dem „Therapie-
Markt" dieser Erkrankung mitzureden hatte. Ich sagte natürlich
sofort zu, jedoch wurde ich nach einiger Zeit wieder ausgeladen.
Was war geschehen? Wie so viele Selbsthilfegruppen war auch
diese von einem Ärztekreis und einer dahinter stehenden Orga-
nisation (einer Firma) gegründet worden, da man sich erhoffte,
auf diesem Weg den notwendigen Nachschub für Diagnosen und
Therapien, sprich: Umsatz zu bekommen. Da war natürlich ein
Konkurrent mit einer so erfolgreichen Therapie wie der AHIT®
nicht gerade der beliebteste. Also lud man ihn ein, um ihn in einem Forum ähnlich dem der Ozontherapie auch hinsichtlich der
Neurodermitis-Therapie „fertigzumachen". Das hatte ich erfahren
und mich – gestählt durch einige Ringschlachten in dieser Atmosphäre – bereits auf dieses Treffen gefreut. Durch einige Freunde
im engeren Umkreis des Gruppenvorstandes erfuhr ich dann, dass
die Professoren dort vor dem Kief gewarnt worden waren: „Ach-
tung, der Kerl hat Haare auf den Zähnen! Aufpassen, dass die Einladung kein Rohrkrepierer wird und wir Federn lassen müssen!"
Also wurde ich wieder ausgeladen.

Die erste Vorsitzende des Kreisverbandes dieser Selbsthilfegruppe in Mannheim wusste natürlich von meinen Erfolgen in
dessen unmittelbarer Nachbarschaft. Er bot mir nun seinerseits

die Möglichkeit, einen Vortrag zu halten. Die Barmer Ersatzkasse Mannheim, der meine Erfolge ebenfalls bekannt waren, stellte dafür den Saal zur Verfügung. Dies löste einen Sturm der Entrüstung aus. Die KV Mannheim erhob Einspruch, und auch die Ärztekammer Mannheim ereiferte sich, wie man einem Mann mit einer derart obskuren Therapie ein solches Forum bieten könne. Die Barmer zog sich locker aus der Affäre und sagte, dieser Saal stünde jedem zur Verfügung, und wenn eine so bedeutende Selbsthilfegruppe wie der Verband der A. u. A. diesen Saal wünsche, müsse er dementsprechend dem Referenten zur Verfügung stehen. Die Sache war also nicht mehr abzublasen, und so stand ich eines Abends in einem prall gefüllten Vortragssaal.

Der Vorsitzende der Mannheimer BEK ließ sich nicht beirren, schließlich habe ja der Verein über die Stadtverbandsvorsitzende selbst den Saal angemietet, quasi auf dem Lokus in die Hose. Die Vorsitzende des Kreisverbandes sah mich mit schreckgeweiteten Augen an: „Da sind der Dr. B., der Dr. G. und der Dr. K., alles Allergologen mit dicken Ordnern unter den Arm. Ich kenne die, die wollen Sie fertigmachen!" Ich beruhigte sie mit dem Wahlspruch der deutschen Armee aus dem Ersten Weltkrieg: „Viel Feind, viel Ehr!" Ich hatte just zu diesem Zeitpunkt meine Arbeit über die Zytokine bei der AHIT® beendet und präsentierte voller Stolz diese Tatsache.

Der Vortrag war zu Ende, ich bat zur Diskussion. Es kamen einige Fragen vonseiten der Patienten zum Ablauf der Therapie und einige sehr kluge, sachliche Fragen von einer blonden Dermatologin, Frau Dr. B., die sich später als Oberärztin bei Professor Erwin Jung entpuppte. Die Attacken der Kollegen blieben hingegen aus.

Die Gründe waren vermutlich folgende: Ich hatte unter anderem die Ergebnisse einer zytologischen Arbeit des Instituts für Hormonchemie der Universität Frankfurt vorgelegt, in der nachgewiesen worden konnte, dass die von mir für die Neurodermitis entwickelten Präparate eine ungewöhnliche Anregung zur Zellteilung auf Lymphozyten ausübten. Interessanterweise bewirkten sie dies besonders bei den sogenannten T-Zellen, einer Unterfamilie der Lymphozyten, die besonders für die Antigenerkennung und -verwertung verantwortlich ist. So ließ sich auch die sogenannte Erstverschlimmerung bei dieser Therapie erklären. Diese Ergebnisse wiederum hatten mich angeregt, in Zusammenarbeit mit dem Institut für Immunologie der Universität Heidelberg zu untersuchen, welche Zytokine (Botenstoffe des Immunsystems) bei meinem Verfahren besonders wirksam waren. Es stellte sich dabei heraus, dass die AHIT® genau diejenigen Gesundungspro-zesse im Immunsystem des Neurodermitikers anregte, die auch die spontane Heilung bei dieser Erkrankung kennzeichnen.

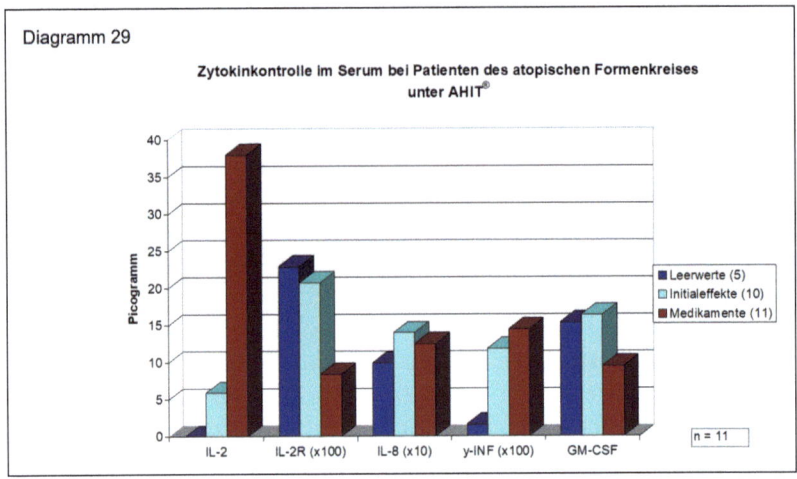

Damit war den Diskussionsgegnern, die mir womöglich die heim-liche Anwendung von Cortison unterstellen wollten, der Wind aus den Segeln genommen. Kein Wunder, dass die Vertreter der kassenärztlichen Vereinigung, der Ärztekammer, der ärztlichen Kreisvereinigung und wer sonst auch immer sich mit angelegten Ohren, eingezogenem Schwanz und scheelen Blicken aus dem Vortragssaal schlichen. Aber so leicht gaben sich die Gegner doch nicht geschlagen: Die erste Vorsitzende des Allergiker- und Asth-matiker-Bundes in Mannheim wurde „strafversetzt" und ihres Postens enthoben.

9. Die Sache mit dem wissenschaftlichen Nachweis: Geknackte Nüsse

Eines Tages veröffentlichte eine Illustrierte den Fall eines extremen Neurodermitikers, der mit der üblichen Vorher-Nach-her-Bildfolge seine Heilung demonstrierte. Wenige Tage danach meldete sich ein Oberarzt aus einer Dermatologie der Umgegend und fragte, ob ich bereit wäre, zusammen mit ihm eine kontrollierte Studie über die von mir inaugurierte Therapie durchzuführen. Ich antwortete ihm schriftlich, dass er bei mir offene Türen ein-renne, ich wäre in den nächsten Tagen schon bereit, mit ihm zu beginnen. Der Schreck muss ihm in die Glieder gefahren sein, als er mein Schreiben erhielt, denn ich erhielt danach keine Antwort mehr. Später wurde er Chef einer nahegelegenen Klinik, also wandte ich mich nochmals direkt an ihn. Auch jetzt war er sichtlich interessiert, entschuldigte sich für sein damaliges Fehlverhalten, es sei umzugsbedingt gewesen. Durchaus wäre er an einer Zusammenarbeit interessiert. Daraufhin übergab ich ihm einige Unterlagen. Da er allerdings nichts über das „Kochrezept" erfahren konnte, wie das Ganze mit den autologen Präparaten denn eigentlich gemacht würde, war auch dieses Mal das Interesse bei ihm rasch erlahmt. So konnte er eine weitere Zusammenarbeit aufgrund extremer Arbeitsüberlastung im OP-Bereich nicht in seiner Planung unterbringen. In dieser Aussage steckte allerdings ein Körnchen Wahrheit, denn zum damaligen Zeitpunkt nahmen die malignen Melanome durch das größer werdende Ozonloch bereits dramatisch zu.

Damals zahlten die Kassen meistens auf Einzelantrag die AHIT®, wobei sicherlich der Erfolgsdruck eine gewisse Rolle spielte. Mir war klar, dass ich letzten Endes die AHIT® nur durch eine kontrollierte Studie zu einer allgemein anerkannten Kassenleistung machen konnte. Also schrieb ich Professor J. (Chef des Lehrkrankenhauses für Dermatologie der Uni Heidelberg am Klinikum in Mannheim) an, da er sicherlich schon mit Patienten konfrontiert gewesen war, die eine AHIT®-Behandlung hinter sich hatten. Ich fragte an, ob er bereit wäre, mit mir eine Studie durchzuführen. Professor J. antwortete prompt, und ich bot ihm an, ihn in seinem Klinikum aufzusuchen, damit wir uns zunächst einmal näher kennenlernen konnten. Überraschenderweise wollte er jedoch mich in meiner Praxis bzw. in meinem Labor aufsuchen. Offenbar wollte er sich ein Bild von dem Exoten machen, der da in seinen Gärten wilderte. Er besuchte mich also, wobei mir zum ersten Mal bewusst wurde, dass er Schweizer war – ein markanter Typ, der aussah, als ob er eben vom Matterhorn heruntergestiegen wäre und seine Bergstiefel ausgezogen hätte.

Er kam direkt zur Sache: „Herr Kief, Ihre Erfolge lassen sich nicht erklären. Wenn Sie jetzt zugeben, dass Sie heimlich mit Cortison arbeiten, verspreche ich Ihnen mit meinem Ehrenwort, dass dies unter uns bleiben wird. Es gibt ja wirtschaftliche Zwänge, denen man manchmal unterliegt." Ich lächelte ihn ruhig an und sagte zu ihm: „Nein, Herr J., in den Präparaten ist nicht ein Milligramm Cortison drin. Ich stehe zu dem, was ich veröffentlicht habe, insbesondere zu den Langzeiterfolgen nach Absetzen der Therapie. Machen Sie mit mir eine kontrollierte Studie, ich glaube, Sie werden es nicht bereuen." – „Langsam, langsam, Herr Kief! Nicht gleich mit einer kontrollierten Studie beginnen, machen wir erstmal eine Retrospektive. Ich habe da eine fleißige Doktorandin, die soll sich Ihre Fälle nochmal vornehmen, sie nachuntersuchen, und wenn sich das bestätigt, dann reden wir über die kontrollierte Studie." Ich zeigte ihm mein Labor, und er war sichtlich beeindruckt.

Im Jahr 1987 wurde die retrospektive Studie veröffentlicht. Prof. J. lud sämtliche Dermatologen aus der Gegend in den Hörsaal der Universität Mannheim ein. Vortragsthema war: „Alternative Medizin in der Dermatologie". Der Vortragssaal platzte aus allen Nähten, die Leute standen bis auf die Treppen. Ein Dermatologe, der alternativ arbeitete, berichtete über die Bioresonanztherapie. Der Kollege stellte einen Fall vor, beschrieb die theoretischen Ideengebäude des Bioresonanzverfahrens, und ich brachte meine Statistiken, den Effekt der AHIT® auf die Zytokine (Botenstoffe des Immunsystems) und noch etwa 40 bis 50 Fälle als klassische Vorher-Nachher-Bildfolgen. Die Doktorandin bestätigte meine Ergebnisse mit ihrer Arbeit. Dann gab es noch zwei kritische Vorträge, denen ich dank der „unfreiwilligen" Lehre aus der Ozonzeit gut standhalten konnte. Das Ergebnis dieses Nachmittages war, dass der Bioresonanz-Kollege keineswegs freundlich gesinnte Lacher kassierte und ich eine kontrollierte Studie bekam.

Man könnte aus dieser Aussage schließen, dass ich mich schadenfroh dem Lager der verhöhnenden Lacher angeschlossen hätte. Dem ist nicht so. Ich habe grob geschätzt in den letzten drei

Jahrzehnten etwa 20 000 Neurodermitiker behandelt. Darunter waren auch viele, die Erfahrungen mit der Bioresonanztherapie gemacht hatten. Zwangsläufig bestand das Hauptkontingent derer, die mich aufsuchten, aus Therapieversagern. Es waren aber auch sehr viele Patienten darunter, die häufig zwar zeitlich begrenzte, aber dennoch sehr überraschende Erfolge mit der Bioresonanztherapie erlebt hatten. Ich halte es daher für gefährlich, eine Therapie pauschal zu verurteilen, nur weil der Therapieansatz nicht in unser gegenwärtiges physikalisches Weltbild passt. Wissenschaft, wissenschaftliches Denken und wissenschaftliche Theorien sind nichts Statisches, sondern ein dynamischer Prozess, der sich dauernd weiterentwickelt. Was heute ein wissenschaftliches Credo ist, kann in ein paar Jahrzehnten in einer Sackgasse enden.

Der Verdienst des Prof. J. bestand vor allem darin, den Mut aufzubringen, mit einem von den schulmedizinischen Auguren mit äußerstem Misstrauen beäugten Exoten wie mir eine kontrollierte Studie zu beginnen. Infolgedessen wurde er von den Herren mit Basiliskenblicken attackiert, wie ich später erfuhr.

Ich hatte derweil genug Material zusammengetragen, um vor den Ausschuss für neue Untersuchungs- und Behandlungsmethoden, kurz: NUB-Ausschuss der Krankenkassen in Bonn zu treten. Ich wurde darin auch tatkräftig unterstützt von der hiesigen AOK, da man mit spitzem Bleistift gerechnet und erkannt hatte, dass mein Verfahren, wenngleich auf den ersten Blick teuer, auf lange Sicht doch erhebliche Ersparnisse brachte.

Das Verhalten der Kassen insgesamt verdient gesondert beleuchtet zu werden. Einerseits hatte unter der Ägide eines Professor S. (Immunologe an einer der Universitäten in München) der ominöse NUB-Ausschuss die AHIT® zu den unwissenschaftlichen Behandlungsmethoden erklärt. Damit war sie auch im Einzelverfahren nicht erstattungsfähig. Ungeachtet dieses Urteils jedoch zahlten die meisten Kassen die AHIT® auf Einzelantrag weiter oder beteiligten sich zumindest an den Kosten. Die Erfahrungen am Patienten waren eben doch andere als die Auseinandersetzungen auf dem Boden grauer Theorie im NUB-Ausschuss. Ich kann es kurz machen: Natürlich wurde der Antrag beim Ausschuss abgeschmettert, wobei Professor S. angeblich wieder eine gewichtige Rolle spielte. Die entscheidende Hürde war die kontrollierte Studie. Die hatte ich noch nicht genommen.

Nachdem eine retrospektive Studie, angeregt durch Prof. J. im Rahmen einer Dissertation, zu tatsächlich positiven Ergebnissen geführt hatte, war Prof. J. auch bereit, eine kontrollierte Studie mit mir in Angriff zu nehmen. Vorgesehen war, 240 Patienten in diese Studie einzubeziehen. Daraus wurde nichts, da sich schnell herausstellte, dass 240 Patienten in kurzer Zeit nicht zusammenzubringen waren. Allein bis wir 120 Patienten beisammen hatten, war mehr als ein Jahr vergangen. Das lag zum Teil daran, dass die Studie so angelegt war, dass wenigstens ein Jahr nach Abschluss der Therapie noch mehrere Nachkontrollen erfolgen sollten, um den Nachweis zu erbringen, dass hier tatsächlich unter der AHIT® ein Langzeiterfolg gelungen war. Die Patienten konnten nicht nur aus der näheren Umgebung, sondern aus ganz Deutschland rekrutiert werden, was für viele ein großes Opfer war. Um es abzukürzen: Von den 120 Patienten, die anfangs in die Studie eingeschlossen waren, lieferten nur 48 Patienten verwertbare Daten, da nicht wenige sich zwar einer gesunden Haut erfreuten, ansonsten aber nur ein freundliches „Vergelt's Gott!" hinterließen.

Auch hatte ich selbst vom Studiendesign her einen Fehler gemacht. Da ich wusste, dass meine weltanschaulichen Gegner mir schon bei der Auswahl des Placebos bewusste Manipulation vorwerfen würden, hatte ich als Placebo einfaches Eigenblut des gleichen Patienten gewählt, im Gegensatz zum Verum, das aus dem Endprodukt der AHIT®-Kultivierung bestand. Das überraschende Ergebnis dieser Studie war nun, dass das normale Eigenblut das Hautbild zumindest vom Trend her zum Schluss besser aussehen ließ, die Laborwerte unter dem AHIT®-Präparat jedoch besser waren. Des Rätsels Lösung war denkbar einfach: Die AHIT®-Kultur mit allen nach derzeitigem pharmazeutischem Recht durchgeführten Kontrollen dauerte etwa 5 Wochen, und so lange lagerte auch das Patienten-Blut im Kühlschrank. Kontrollen ergaben, dass selbst bei einer Temperatur von unter 8 Grad Celsius das Blut proliferierte und ich daher zwei relativ gleichwertige Präparate testete.

Die statistische Auswertung der Studie war noch nicht abgeschlossen, da wusste eine Krankenkasse im Düsseldorfer Raum bereits das Ergebnis. Es gab also offenbar Leute, die vor dem Ausgang dieser Studie so viel Angst hatten, dass sie einen Trojaner in die Prüfmannschaft eingeschleust hatten.

Zwei positive Effekte brachte diese Studie allerdings zutage: Noch Jahre nach Abschluss der Untersuchung besuchten mich Patienten, um mir ihre gesunde Haut zu demonstrieren. Darüberhinaus darf auch das zweite pauschale Ergebnis gern angeführt werden: Eigenblut verfügt über das ungeheure Potenzial, bei vielen verschiedenen Autoimmunerkrankungen zu Dauerheilungen zu führen.

Geht man die üblichen Fachzeitschriften durch, die einem ins Haus flattern, dann ist die Krone der wissenschaftlichen Absicherung eines Medikamentes aus heutiger Sicht ohne Zweifel die kontrollierte Studie. Da ich mich ja vor Jahrzehnten von der Naturheilkunde hatte „verführen" lassen, landeten bei mir auch die Zeitschriften aus diesem Lager auf dem Schreibtisch. Die Inhalte zur Beurteilung einer kontrollierten Studie sehen dort natürlich wesentlich anders aus, der Wert derartiger Studien wird bestritten. Tatsächlich kann man nahezu jede Studie ad absurdum führen, wenn irgendwo ein Fehler im Design erkannt wird. Eckt man mit einer eigenen Studie irgendwo an, dann findet sich mit Sicherheit irgendein Statistiker, der im Auftrag der missliebigen Konkurrenz Fehler nachweist und damit versucht, die Studie madig zu machen.

Aus der naturheilkundlichen Strömung hört man gerne das Argument, dass sich eine kontrollierte Studie bei bestimmten Indikationen aus ethischen Gründen von vornherein verbietet, da ja ein Teil der Patienten von dem vorgeblich wirksamen Medikament ausgeschlossen bleibt, um in einem Vergleich die sogenannte Signifikanz zu ermitteln und somit eine Wirksamkeit des Verums (des eigentlichen Medikaments) gegenüber dem Placebo (dem unwirksamen Vergleichspräparat) zu belegen.

Würde eine Studie bei absolut ehrlichem Ansatz durchgeführt unter Berücksichtigung aller Einflüsse, die die Wirksamkeit des Medikamentes beeinträchtigen könnten, bräuchte man im Prinzip keine kontrollierte Studie. Dieser Satz enthält ein Reizwort, weil er vom „ehrlichen" Ansatz einer Studie spricht. Weil es menschlich ist, kommt es zwangsläufig immer wieder vor, dass auch kontrollierte Studien „getürkt" werden, so vor nicht allzu langer Zeit in Freiburg geschehen. Ein Röntgenologe aus Kassel hat radiologische Studien vor Jahren wegen ihrer seiner Ansicht nach „geschönten" Ergebnisse an den Pranger gestellt. Das brachte ihm aggressive Anrufe, nächtlichen Telefonterror, persönliche Schmähungen und Weiteres ein, so dass er an einem Herzinfarkt verstarb.

Selbst die Fachliteratur urteilt nach Ansicht von Transparency nicht vorurteilsfrei. Es gebe kaum noch klinische Zeitungen, „die von der Pharmaindustrie so unabhängig sind, dass kritische Wertungen veröffentlicht werden".

„Manipulierte Studien: Untersuchungen über die Wirksamkeit von Medikamenten werden häufig ‚aufgehübscht‘. Von über 3000 Forschern in den USA gaben im vergangenen Jahr 15,5 Prozent zu, auf Druck von Sponsoren Methoden oder Ergebnisse einer Studie verändert zu haben, weitere 12,5 Prozent räumten ein, mit fragwürdigen Daten gearbeitet zu haben, 7,5 Prozent beichteten sogar krasse Fälschungen." Auch in Deutschland nimmt der Trend zur Manipulation laut Schönhöfer rasant zu. Worüber Schönhöfer keine Angaben machen kann, ist die Dunkelziffer. Wir dürfen sie aber getrost als doppelt so hoch annehmen. Denn wer gibt schon gern zu, dass er seine Ergebnisse geschönt oder auf Druck der Sponsoren wünschenswert verändert hat.

Es gibt im Randbereich naturheilkundlicher Ansätze auch eine Therapie, die sich Chelat-Therapie nennt. Chelat ist ein Komplex-Ion, das zweiwertige Kationen bindet, also beispielsweise Calcium oder Magnesium, aber auch toxische Elemente in diesem Sinne, zum Beispiel Blei. Daher wird es bei Schwermetallvergiftungen angewandt und ist fester Bestandteil der klassischen Medizin, speziell der Notfallmedizin.

In der naturheilkundlich ausgerichteten Medizin werden diese Infusionen, die langsam und mit besonderer Überwachung erfolgen müssen, zur Behandlung von Durchblutungsstörungen eingesetzt, durchaus mit gewissem Erfolg. Der Grundgedanke dabei ist, eine chronische Vergiftung durch Schad-Ionen zu beseitigen und damit das Gewebe reagibel zu machen. Für beide Anwendungsarten gilt, dass die „guten" Ionen wie Magnesium, Eisen usw. ersetzt werden müssen, da sie unter dem Pauschalangriff dieses Komplexbildners ebenso leiden.

Es ist schon Jahrzehnte her, dass diese Therapie irgendwelche Hersteller für durchblutungsfördernde Mittel störte und man eine „kontrollierte Studie" in Auftrag gab, um die Wirksamkeit, die Nebenwirkungsrate oder aber die Unwirksamkeit der Chelat-Therapie festzustellen.

Wie zu erwarten war, fiel diese Therapie durch, und das schlechte Abschneiden der Chelat-Therapie wurde im medizinischen Blätterwald ordentlich breitgetreten. Damit wäre die Sache an und für sich erledigt gewesen, wenn nicht eine kluge Journalistin von der „Gegenseite" sich der Sache angenommen, auf eigene Faust recherchiert und festgestellt hätte, dass die Studie zum größten Teil „getürkt" war. Der Studienleiter, ein Privatdozent, fiel vorübergehend in Misskredit, was den etablierten Lehrkörper jedoch nicht daran hinderte, ihm wenige Jahre danach den Professorentitel doch noch zu verleihen. Ein Schelm, wer Böses dabei denkt!

Wie man sieht, misst man je nach Weltanschauung mit zweierlei Maß. Der eigentliche Schwachpunkt einer kontrollierten Studie ist der Prüfer, der sie vor Ort durchführt. Er ist Mensch, daher mit Fehlern behaftet und empfänglich für Geld, Ruhm, Ansehen und dergleichen. Er unterliegt noch dazu Zwängen, die er im Lauf seines Lebens angenommen hat, ohne es zu wissen, beispielsweise seiner besonderen Weltanschauung. Auch hierzu wieder ein Erlebnis aus eigener Erfahrung:

Ich hatte vor vielen Jahren einen Mitarbeiter, einen Dr. B., der nach einigen harmlosen Anwendungsbeobachtungen sich allmählich zu Studien und Medikamentenprüfungen berufen fühlte, bis er letztendlich in Phase-3-Studien tätig war, die nicht nur besondere Anforderungen an Arbeit und Dokumentation stellten, sondern auch außerordentlich gut dotiert waren, unter anderem mit 4000 DM pro Fall. Er kam aus der ehemaligen DDR und brachte von dort einen noch durch nichts gestillten Lebenshunger mit. Der erste Geldsegen, der im Rahmen einer Studie auf ihn niederprasselte, ließ aus dem Hunger nach Geld, Ambiente und extravagantem Urlaub einen Heißhunger werden. Die Studien werden von den Pharmaherstellern in der Regel an Firmen vergeben, die darauf spezialisiert sind, aufwändige Prüfungen durchzuführen und hohe Anforderungen an Recht und Ethik stellen, da vom Ergebnis die Zulassung eines Medikamentes abhängt.

Der erste Verdacht, dass Dr. B. bei seinen Studien Fünfe gerade sein ließ, kam mir, als die Monitoren ihn eines Tages besuchten und feststellten, dass ein Teil der Prüfpräparate, die eigentlich an die Patienten hätten ausgegeben sein sollten, bei ihm noch im Schrank lagen. Im Grunde genommen hätten die Monitoren daraufhin die Prüfung abbrechen müssen, aber es war wohl schon zu viel Geld in die Sache investiert worden. Dies war jedenfalls die Ansicht der übrigen Angestellten, die diese schwierige Situation miterlebt haben.

Die Studie ging also weiter, und Dr. B. verließ regelmäßig freitagnachmittags mit einem dicken Stoß Karteikarten die Praxis und kehrte am Montag mit ausgefüllten Karteikarten wieder zurück. Ich sah mir die Sache an und erkannte sofort, dass die Prüfdaten am Sonntag in einem Rutsch nachträglich verfasst worden waren. Eine der Angestellten vorn am Empfang hatte das gleiche beobachtet und kam zum selben Schluss. Es gab auch tatsächlich keinen Sinn, die Blutdruckwerte, denn um solche handelte es sich, zu Hause alle auf einmal in die Karteikarten einzutragen, wenn sie sowieso in der Praxis, das heißt vor Ort, ermittelt wurden und sich darüber hinaus keine sonstige Dokumentation finden ließ. Ich war mir der Sache immer noch nicht sicher und gab die Karteikarten einem meiner Assistenten mit der Bitte um Beurteilung. Seine Antwort kam wie aus der Pistole geschossen: „En bloc geschrieben, die Daten hat der nachträglich hineingefriemelt!"

Ich hatte schon einige Bedenken, da dies in meiner Praxis erfolgte, und machte eine Monitorin darauf aufmerksam. Die wischte die Bedenken beiseite mit der Begründung, dass man immer wieder Stichproben mache bei den Blutproben, indem man die Blutgruppen vergleiche. Vor so viel weiblicher Logik ging ich dann in die Knie und enthielt mich weiterer Kritik.

Die Patienten erfuhren nicht von B., dass sie Prüfpräparate erhielten, sondern sie quittierten nur den Erhalt der „besonderen" Tabletten, wobei B. schon darauf achtete, Patienten mit einfacher geistiger Struktur zu rekrutieren. Verblüffend leicht war das natürlich bei Asylanten, die kein Wort Deutsch sprachen und die Medikamente aufgrund von Unverträglichkeit meist sowieso nicht nahmen, wie ich später erfuhr. Ich fürchtete um den Ruf meiner Praxis! Die deutschen Prüflinge bestätigten mir später diesen Sachverhalt sogar schriftlich, doch später standen sie dann nicht mehr dazu, also war die Sache für mich erledigt.

Eine lustige Episode dazu noch am Rande: Dr. B. hatte Blut gerochen und rekrutierte Prüfpatienten, wo er nur konnte, bei den eigenen Verwandten, meinen Privatpatienten (was ihm beinah einen Satz „heiße" Ohren einbrachte, weil er meine Schwiegermutter, die an Morbus Alzheimer litt, auch rekrutiert hatte (Nachtigall)! Er versprach den Leuten Geld, wenn sie an der Prüfung teilnehmen würden. Dieses Geld war meines Wissens auch von der Firma, die die Prüfung durchführte, für die Prüfpatienten als Aufwandsentschädigung zur Verfügung gestellt worden. Dass die Prüfpatienten kein Geld bekamen, ging in den meisten Fällen so über die Bühne, da Patienten, besonders der älteren Generation, immer noch so viel Respekt vor dem weißen Kittel hatten, dass sie gar nicht aufzumucken wagten.

Ein jüngerer, sehr kräftiger Kerl kam jedoch nach Abschluss der Studie zu Dr. B., machte die Hand auf und meinte: „Ich hätte gerne meine 300 Mark!" Darauf Dr. B.: „Was für 300 Mark?" – „Die 300 Mark, die sie mir für die Teilnahme an der Studie versprochen haben!" – Dr. B.: „Davon weiß ich nichts." Der Patient, ob solcher Hinterhältigkeit in Rage geraten, griff über den Schreibtisch, packte Dr. B. bei den Schultern, knallte ihn mit der Birne auf die Schreibtischplatte und sagte: „Her mit meinen 300 Mark!" Dr. B. mit Brille und platt gedrückter Nase auf dem Schreibtisch wimmerte aus dem Untergrund: „Wenn Sie mich nicht sofort los lassen, zeige ich Sie an wegen Körperverletzung und Sie werden keine Ruhe mehr haben! Meine Tochter ist Gerichtsreferendarin", drohte er noch hinterher. Der Patient bekam Angst, ließ ihn los und wurde von Dr. B. aus der Praxis geschmissen, suchte dann aber doch noch während eines Hausbesuchs den Kontakt zu mir und erzählte mir die Geschichte aus erster Hand.

Ich hatte zu jenem Zeitpunkt bereits in meinen Vorträgen auf erste Erfolge bei der Krebstherapie hingewiesen und offenbar wieder dem Professor S. Konkurrenz gemacht oder ihn – warum auch immer – geärgert. Er hatte einen Mäuse-Antikörper entwickelt und berichtete von ungewöhnlichen Erfolgen gegen verschiedene Krebsarten. In einer spektakulären Fernsehsendung mit unterstützender Hilfe eines Professor L. vom Paul-Ehrlich-Institut wurde das Ganze mediengewaltig ausgestaltet. Prompt zahlten die Kassen seine Therapie, obwohl ebenfalls keine kontrollierte Studie vorlag. Während die AHIT® damals 1200 bis 1500 DM kostete, kostete das Mäuse-Antikörperverfahren etwa 40 000 DM. Die AHIT® konnte zu diesem Zeitpunkt bereits auf viele Tausend geheilte Neurodermitis-Patienten zurückblicken und im Rahmen der Krebstherapie zumindest spektakuläre Serien von Einzelfällen vorweisen. Die Mäuse-Antikörper brachten in ihrem Einsatzgebiet nichts Nennenswertes zustande. Selbst der Dümmste im NUB-Ausschuss hatte inzwischen gemerkt, dass man hier einer raffinierten Strategie des Professor S. aufgesessen war. Man streute immer wieder positive Meldungen in den Fachzeitschriften, die kriegt man auch unter dank des Professorentitels, setzt sich selbst in den NUB-Ausschuss und schon gelingt eine große Ausbeute, obwohl die Mäuse-Antikörper-Therapie ein Flop war.

Die AHIT® hatte auch mit anderen Schwierigkeiten zu kämpfen in diesem Mehrfrontenkrieg. Gemäß Arzneimittelgesetz war ich ja gezwungen worden, entweder eine eigene Firma zu gründen oder einen Lohnfertiger zu finden. Aufgrund des ungeheuren klinischen Erfolges wäre das Verfahren – ich hatte darauf zwischenzeitlich zwei Patente bekommen – durchaus ein nicht zu unterschätzender Faktor für das Renommee auch eines großen Konzerns gewesen. Was lag also näher, als mich in der Nähe umzusehen? Ich ging zu „Boehringer Mannheim", stellte mein Verfahren vor und bekam von den jungen Wissenschaftlern, die über eine mögliche Übernahme des Verfahrens zu entscheiden hatten, folgende Reaktion: „Hochinteressant, Ihr Bildmaterial ist überwältigend! Was glauben Sie, wie viele Hektoliter pro Tag können wir von diesem Serum herstellen?" Ich erklärte daher nochmals den Produktionsablauf und dass dies ein auf den einzelnen Patienten zugeschnittenes, individuelles Verfahren war, was auf der Gegenseite ziemlich enttäuschte Mienen hinterließ. Damit war das Projekt gestorben.

Das eigene Labor war mit nicht unerheblichem technischem Aufwand aufgestellt worden. Da passierte ein Unglück: In Koblenz hatte man Seren-, Plasmakonserven und ähnliche Dinge hergestellt, nicht sorgfältig genug gearbeitet und HIV-infizierte Präparate in den Handel gebracht. Patienten waren infiziert worden und damit war ihr Leidensweg mit töd-lichem Ende vorgezeichnet gewesen. Eigentlich nichts Neues, denn einige Jahre zuvor war genau dasselbe mit Faktor-8-Präparaten bei Hämophilie-Kranken passiert. Aber das Unglück bei ihnen hatte derartige Ausmaße erreicht, dass man ihm nur mit Totschweigen begegnen konnte. Das Unglück in Koblenz war jedoch überschaubar und damit handhabbar. Also folgten für alle Hersteller von Blutpräparaten und Seren, und für alle Blutbanken nach klassisch deutschem Muster eine Flut von Vorschriften, die die Firmen fast zu ersticken drohten. Wer es sich leisten konnte, flüchtete ins Ausland. Das taten vor allem größere Konzerne, die Immunpräparate herstellten. Ein Ding der Unmöglichkeit für ein neu gegründetes Kleinunternehmen.

Jahr für Jahr ergingen neue Vorschriften über bauliche Maßnahmen, zusätzliche personelle Überwachung des Produktionsablaufs und so fort, so dass sich im Laufe eines Jahrzehntes der Preis für die Präparate verdreifachte. Zudem war die Kostenspirale im Gesundheitswesen so ausgeufert, dass die Kassen unter dem Kostendruck langsam in die Knie gingen. Die Problematik ist ja mehr als bekannt und braucht hier nicht erneut ausgebreitet zu werden. Natürlich sind sehr viele Probleme hausgemacht, wenn man bedenkt, dass etwa um die Jahrtausendwende in Köln mehr Magnetresonanztomographen standen als in ganz Frankreich. Dies ist ein Beispiel dafür, wie man die Kosten in die Höhe treiben kann. Kurz und gut: Die Kassen erinnerten sich an das Urteil des NUB-Ausschusses Anfang der 90iger Jahre und zahlten nun die AHIT® nicht mehr, ausgenommen die Techniker-Krankenkasse. Sie ging dann ebenfalls in die Knie, da man eine

Verzerrung des Wettbewerbs unter den Kassen durch die einseitige Zahlungswilligkeit der „Techniker" befürchtete und sie unter Druck setzte. Dies gab nun andererseits wieder böses Blut bei den Patienten, wenn die Kassen etwa für eine letztendlich nutzlose Kurbehandlung das Dreifache bezahlten.

Wenn man all diese Geschichten Revue passieren lässt, könnte man auf den irrigen Glauben kommen, der „Bär Kief" wäre in einem ewigen Abwehrkampf gegen die Hundemeute Andersgläubiger begriffen. Dem ist nicht so, und deshalb sei dieses Kapitel mit einigen Geschichten beendet, die versöhnen.

Eines Tages war ich gerade auf der Suche nach Spanplattennägeln in einem Baumarkt, als ein etwa 10-jähriges Mädchen auf mich zugelaufen kam, an mir hochsprang und dem ver-blüfften Kief einen dicken Kuss auf die Backe gab. „Kennst du mich nicht mehr, Onkel Doktor Kief?" – „Nein, mein Kind, wer bist du denn?" – „Ich bin die Ramona. Als ich ganz klein war, hast du mir meine Neurodermitis weggemacht." Das ist eine Belohnung für einen Arzt, die mit keinem Geld zu ersetzen ist.

Ein anderer Fall: Eine 16-jährige junge Frau mit generalisierter extremer Neurodermitis (siehe Bildanhang) fuhr zweimal aus einem Ort hinter Kaiserslautern nach Ludwigshafen, nur um sich die Spritze bei mir mit den AHIT®-Präparaten verpassen zu lassen.

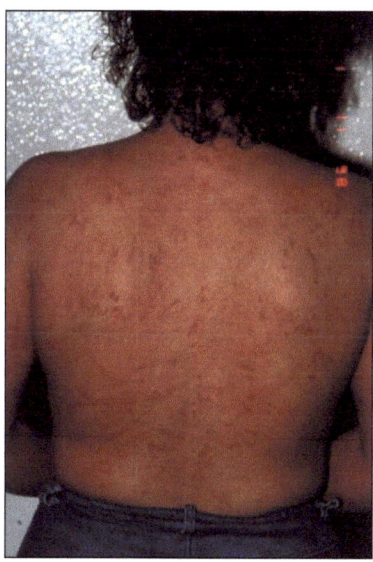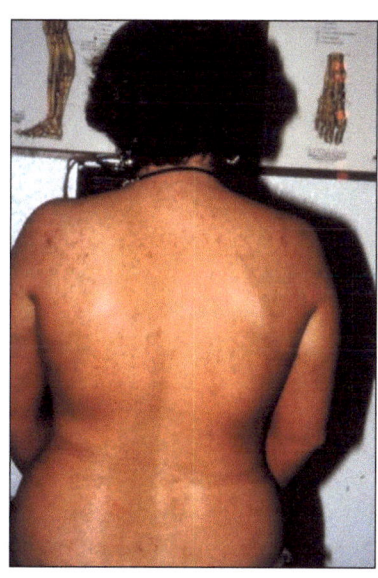

Abbildung 67 Abbildung 68

Was war passiert? Seit frühester Jugend hatte sie Neurodermitis und war durch verschiedene Dermatologenhände gegangen. Der letzte davon hatte seinen Frust darüber, mit seiner Therapie nicht weiterzukommen, dadurch abgelassen, dass er zu ihr sagte, sie würde sich nur nicht waschen. Sie wollte tatsächlich dem guten Doktor an die Gurgel springen, wovon sie ihre Mutter gerade noch abhalten konnte. Nach etwa einem Dreivierteljahr war sie gesund, und nach fünf Jahren besuchte ich sie noch einmal, nur um sie zu fotografieren und zu belegen, dass die AHIT® zu Dauerheilungen führt.

In Ludwigshafen war einst auch ein Kinderarzt tätig, der sich für seine kleinen Patienten aufopferte. In seiner Praxis war eine kleine Neurodermitikerin, Veronika, sechs Jahre alt. Die Eltern fragten den guten Doktor L., ob sie mit der Neurodermitis nicht doch mal zum Kief gehen sollten, da dem Kind ja sonst keiner helfen könne. Das verneinte der gute Dr. L., da er nur jene Therapien kannte, die von den Verkündern der reinen Lehre des Cortisons stammten. Dr. L. erlitt ein ähnliches Schicksal, wie viele Kollegen, die unter der Last ihres Berufs depressiv geworden waren. Er war ausgebrannt und musste seine Praxis aufgeben.

Eine Ärztin, angespornt von meinen Erfolgen bei Neurodermitis, musste sich irgendwelche Eigenblut- oder Eigenserum-Literatur angelacht haben und schrieb an die Kasse, dass auch sie selbstverständlich die Kief'sche Therapie durchführe, mit nur einem Unterschied: Sie sei wesentlich billiger. Was natürlich Nonsens war, wie sich ein halbes Jahr später bei Veronika herausgestellt hatte. Die Neurodermitis war nur schlimmer geworden.

Überhaupt liebe ich es, Kollegen, die mich aufsuchen, mit in mein Labor zu nehmen. Hier kann ich sie vom irrigen Glauben befreien, ich würde nachts auf dem Gästeklo irgendwas zusammenmixen und das anschließend als teures Serum verkaufen oder gar, wie bereits berichtet, heimlich nachts mit meinen Kindern Cortison in die Seren schütten. Kurz und gut: Die Eltern kamen schließlich zu mir, und Veronika war ein paar Monate danach völlig gesund. Die Eltern gingen mit Veronika in einen Supermarkt, um einzukaufen, und der Vater entdeckt plötzlich einen älteren Herrn, der der kleinen Veronika von hinten unter das Röckchen guckte. Wutentbrannt wollte er auf den vermeintlichen Kinderschänder losgehen, der sich jedoch als unser lieber Dr. L. entpuppte. Er hatte bei Veronika die Kniekehlen inspiziert, da er nicht glauben mochte, dass die Neurodermitis durch den Kief'schen „Zaubertrank" dauerhaft verschwunden war.

Ein besonders eklatantes Beispiel eines eingefahrenen Denkschemas sei im nachfolgenden Fall skizziert: Die Tochter eines Zahnarztes aus dem Schwäbischen hatte mich mit ihrer Mutter aufgesucht. Sie litt an schwerer Neurodermitis und war nach einem Jahr Therapie dauerhaft von ihrer Erkrankung geheilt. In jenem Dorf lebte auch ein Internist, dessen Tochter mit der Zahnarzttochter in dieselbe Schulklasse ging. Der Zahnarzt rief also seinen Kollegen von der Nachbar-Fakultät an und empfahl ihm wärmstens, seine Tochter auch zu mir zu schicken, denn an der Sache sei tatsächlich etwas dran. Antwort des Internisten: Diese Quacksalberei tue er seiner Tochter nicht an. Deshalb hat sie ihre Neurodermitis auch heute noch. Die Tochter des Zahnarztes hingegen ist nun schon seit Jahren ohne Rezidiv.

Ich frage mich, was im Kopf eines Mediziners vorgeht, der den Erfolg einer derartigen Therapie praktisch täglich vor Augen hat und die eigene Tochter weiter leiden lässt, weil er die Therapie für obskur hält. Die erste Anforderung an ein wissenschaftlich denkendes Gehirn ist die, eine Sache zu hinterfragen und danach zu überprüfen. Dies tat er nicht und verstieß damit gegen den ersten Grundsatz wissenschaftlichen Denkens überhaupt. Warum? Er war gefangen in den Denkschemata der konventionellen Medizin und ordnete diese von ihrem Wert höher ein als das Wohl seiner Patienten, ja sogar seiner eigenen Tochter. Verfolgt man diese Kausalkette irriger Denkprozesse bis zu ihrem Ursprung zurück, stößt man auf einen Urfehler der menschlichen Selbstwertbestimmung: den Egoismus. Der Mann hat im Endeffekt seine Tochter seinem eigenen Egoismus geopfert.

Ein nicht zu unterschätzendes Instrument im Kampf der medizinischen Weltanschauung sind Selbsthilfegruppen und Verbände von (Fach-)Ärzten, die natürlich zwangsläufig der eigenen Interessenlage gerecht werden.

Geknackte Nüsse

Nicht nur medizinwissenschaftliche Zeitschriften, sondern auch Vereine, Verbände und Foren in diesem Bereich sind zum größten Teil von der Industrie abhängig und gehen unglückliche Symbiosen mit Herstellern bestimmter Medikamente oder Geräte ein. Symbiose deshalb, weil einerseits diese Verbände durch die Industrie finanziell unterstützt werden, andererseits sie nach dem Motto „Wes Brot ich ess', des Lied ich sing'" zu handeln haben – sonst wird der Geldhahn abgedreht. Einigen Selbsthilfegruppen sagt man nach, dass sie nur zum Zwecke der Patienten-Rekrutie-rung und der Umsatzsteigerung (beispielsweise im labor-medizi-nischen Bereich) ins Leben gerufen wurden.

Derartige Foren und scheinbare Selbsthilfegruppen erkennt man daran, dass sie wie von der Tarantel gestochen reagieren, wenn eine neuartige Therapie bei einer bestimmten Indikation – in neuerer Zeit, bspw. die AHIT® bei der Psoriasis – ungewöhn-liche Erfolge vorzuweisen hat. Die Vorträge von „Fachleuten" auf derartigen Foren oder in Beiträgen von Fachzeitschriften glän-zen dann mit Aussagen wie „obskure Therapie", „unseriöse Me-thode", „gefährlich durch mögliche späte Nebenwirkungen" und anderen. Eine beliebte Methode ist es auch, eigene „Trojaner" in unabhängige Foren einzuschleusen, um dortige mehr objektiv gefasste Urteile der eigenen Interessenlage anzugleichen. Diese Verzerrung der Meinungsbildung gibt es nicht nur im schulme-dizinischen, sondern auch im naturheilkundlichen Bereich. Der Kampf findet also nicht nur zwischen den medizinischen Welt-an-schauungen statt, sondern sogar innerhalb der beiden Lager, denn auch dort ist die „Ressource Patient" begrenzt.

Sie glauben, der Kampf um den Futtertrog „Patient" der ein-zelnen Interessenverbände und die Steuerung der Selbsthilfe-gruppen sei zu weit hergeholt? Weit gefehlt! Hier ein eigener Erfahrungsbericht: Ozon ist bekanntermaßen nach Fluor das zweitstärkste Oxidans in der Natur. Entsprechend kennt man bis-lang keine Resistenzen. Damit lassen sich erstaunliche Erholungs-phasen im Blut von ARC-Patienten erzielen (ARC: AIDS related complex, ein Erkrankungsbild, das der echten AIDS-Erkrankung vorausgeht). Ich hatte einige Kollegen und Kolleginnen angeregt, AIDS-Patienten mit Ozon zu behandeln. Die segensreiche Wir-kung hatte sich in Windeseile herumgesprochen!

In einer Dependance des Paul-Ehrlich-Instituts war man auf das Verfahren in Verbindung mit der AHIT® aufmerksam gewor-den und hatte die Blutbilder einer Frankfurter Kollegin regelmä-ßig kontrolliert. Man war nicht wenig erstaunt darüber, dass das kombinierte Verfahren der hyperbaren Ozontherapie und der AHIT® die beste Therapie bei AIDS war. Professor B., der Chef des Instituts, war sich nicht zu schade, dann und wann im me-dizinischen Blätterwald Meldungen zu veröffentlichen, dass das derzeit beste Verfahren eine Therapie mit alterierten Immunglo-bulinen sei (damit hatte er nicht vollkommen recht, dieser Teil-aspekt der AHIT® war aber auch nicht falsch). Also besuchte ich ihn, gab ihm meine Werte und er mir seine. Dann verglich ich die erzielten Ergebnisse mit denen einer Therapie eines anderen Präparates, das von einer amerikanischen Firma BW hergestellt wurde.

Die Ergebnisse dieser Behandlung einer Kombination aus hyperbarer O_3-Therapie und AHIT® werden hier nicht veröffentlicht, da bei dieser Kombinationstherapie das Ozon eine wesentliche Rolle spielt und im vorliegenden Werk der Schwerpunkt ausschließlich auf die AHIT® gelegt werden soll. (Die Veröffentlichung ist einem späteren Band vorbehalten.)

Voller Begeisterung über die erzielten Ergebnisse, die mein amerikanischer Assistent J. G. nach allen Regeln der statistischen Kunst zusammengefasst hatte, unternahmen wir beide eine Vortragsreise in die USA, da die frohe Botschaft sich auch dort verbreitet und zu einem massiven Zustrom amerikanischer Patienten geführt hatte. Fairerweise muss ich sagen, dass ich mich gegenüber Professor B. nicht ganz korrekt verhalten habe, denn ich hätte ihn über dieses Vorhaben informieren müssen und kann als Entschuldigung nur anführen, dass die Begeisterung über die erzielten Ergebnisse mir den Sinn für Anstand unter Kollegen etwas vernebelt hatte. J. G. und ich fuhren also in die USA, hielten unseren ersten Vortrag in Miami vor 400 Zuhörern mit einem außerordentlich positiven Echo. Am nächsten Morgen fanden wir uns im Schwimmbad des Hotels ein, um uns zu entspannen. Da wünschten zwei ernst dreinblickende Herren eine Unterredung, um den Inhalt des Vortrages vom Vorabend etwas zu vertiefen. Freimütig erzählten wir, dass wir weitere Vorträge in Philadelphia, New York, Los Angeles, San Francisco und Washington in der Pipeline hätten.

Doch als es so weit war, fanden wir zu unserer Überraschung die angemieteten Vortragssäle gähnend leer. Auch unsere Hotelvouchers wurden nicht anerkannt, wir durften unsere Hotelrechnungen selbst zahlen. Dann erfuhren wir nebenbei von einigen Freunden, dass der einflussreiche Konzern, der das „Konkurrenzpräparat" herstellt, unsere Veranstaltungen nachhaltig abgesagt hatte! Nach diesem Fehlpass fühlten sich einige Wissenschaftler berufen, die Studie anzugreifen, allerdings mit relativ geringem Erfolg, da die Daten ja von einer Instanz des Paul-Ehrlich-Instituts erhoben worden waren.

Etwa ein halbes Jahr nach dieser Affäre meldete sich ein Herr R. S. vom RTL-Fernsehsender und wünschte ein Interview mit mir über meine Behandlung von AIDS-Patienten. Die Überwachungsbehörde hatte inzwischen ihre Bedenken zur Behandlung von AIDS-Patienten mit AHIT® angemeldet, sodass ich leider alle Patienten mit dieser Erkrankung ausladen musste. Ich sagte dies Herrn R. S., der sich davon aber nicht abhalten ließ und unbedingt ein Interview mit mir wollte, obwohl ich ihn darauf hinwies, dass meine Frankfurter Kollegin eigentlich die derzeit führende Therapeutin für diese Indikation war. Er ließ auch nach mehreren Telefonaten nicht locker. Schlussendlich ließ ich mich breitschlagen, und er kam mit zwei Kameramännern, um die Fertigung der AHIT®, soweit ich sie offenbaren konnte, zu dokumentieren.

Im nachfolgenden Interview wünschte er eine Stellungnahme von mir zu einem AIDS-Patienten, der mir an der Ozontherapie gestorben sei, und das vor laufender Kamera. Ich konnte mich eines wiehernden Gelächters nicht enthalten und sah zugegebenermaßen mit tiefer Befriedigung, dass die erwartungsvolle Mimik in seinem Gesicht schlagartig der eines triefäugigen Bernhardiners wich, der gerade eine Tracht Prügel bezogen hatte, denn meine Antwort ließ ihn offensichtlich in einen tiefen Pessimismus versinken: Ein Träger gleichen Nachnamens hatte sich als Dr. Kief ausgegeben, konnte mit Ozon nicht umgehen, sodass ihm ein Patient, der aus den USA kam, verstorben war. Jedenfalls war die Angelegenheit gerichtlich geahndet worden, und der Kollege gab seine Praxis auf.

Ein paar Wochen danach erschien sonntags ein Beitrag dieses Herrn R. S. über den „Beutelschneider" Kief. Ich würde über 10 000 DM für eine Behandlung meiner Patienten verlangen, dabei demonstrierte er eine orientierte Kostenaufstellung für meine Patienten aus den USA, die die Kosten für den Flug und den hiesigen Hotelaufenthalt, eventuell zusätzliche Kosten für die eigene Versorgung enthielt, und auch meine eigene Liquidation, alles zusammen über 10 000 DM. Dabei stellte sich Herr S. so geschickt vor diese Aufstellung, dass nur der Endbetrag von 10 000 DM zu sehen war.

Ich rief sofort einen mir bekannten Anwalt an, der ein Schriftstück vorbereiten sollte, das RTL zu einer Gegendarstellung zwingen würde. Doch er brachte mich davon ab. Sein Argument war, dass wir das sicherlich durchsetzen könnten, doch RTL würde das nachts um ein Uhr bringen, und das würde überhaupt nichts nutzen. Wie ich später erfuhr, hatte just dieser Anwalt meinen Namensvetter im Fall des verstorbenen AIDS-Patienten vertreten. Da er seine eigene Tätigkeit im vorliegenden Falle hätte offenlegen müssen, was möglicherweise zu einem Interessenkonflikt geführt hätte, bemühte er lieber entsprechende rhetorische Künste, um mir die Sache auszureden.

Übrigens sahen sich zwei Mitarbeiter von RTL genötigt, mich vor Herrn R. S. zu warnen: „Der Kerl ist nicht ehrlich. Die Zusammenarbeit mit ihm ist gefährlich." Als ich diese Nachricht bekam, war das Kind allerdings schon in den Brunnen gefallen, aber eine gewisse moralische Genugtuung ist ja auch etwas wert.

10. AHIT® und Asthma bronchiale

Asthma bronchiale und Neurodermitis haben wenigstens teilweise einen gemeinsamen Ursprung in der Krankheitsentstehung. Dies wird allein dadurch deutlich, dass man bei Neurodermitis in einem sehr hohen Prozentsatz der Fälle auch Heuschnupfen und Asthma vorfindet. Der Fachmann spricht bei der Besserung der Neurodermitis und gleichzeitiger Verschlechterung des Asthmas oder umgekehrt von einem Etagenwechsel. Allein diese Verlagerung des Erkrankungsgeschehens weist auf den gemeinsamen Ursprung beider Erkrankungen hin.

Der funktionelle Zusammenhang beider Erkrankungen forderte also geradezu zur Anwendung der AHIT® auch beim Asthma bronchiale heraus. Die Ergebnisse der Behandlung dieses Patientenguts sind 1990 in einer Fachzeitschrift veröffentlicht worden. Schon 1987 konnten bei über 70 Prozent von Asthma-Patienten gute bis sehr gute Ergebnisse mit der AHIT® erzielt werden.

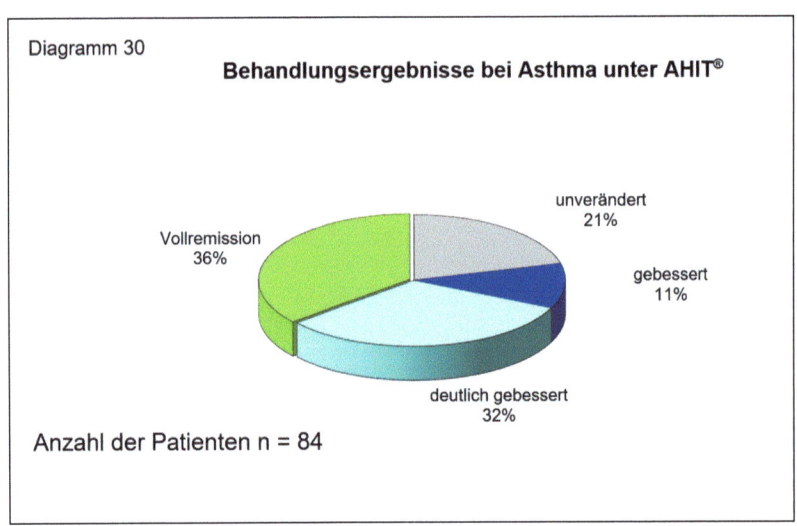

Diagramm 30
Behandlungsergebnisse bei Asthma unter AHIT®

unverändert 21%
gebessert 11%
deutlich gebessert 32%
Vollremission 36%

Anzahl der Patienten n = 84

Nun wurde die Wirksamkeit der AHIT® bei diesen Patienten objektiviert durch Vergleich einschlägiger Medikamente vor und nach Behandlung mit AHIT®. Das erfreulichste Ergebnis dabei war die Einsparung von annähernd 90 Prozent Cortison, das entweder inhalativ oder oral eingenommen worden war.

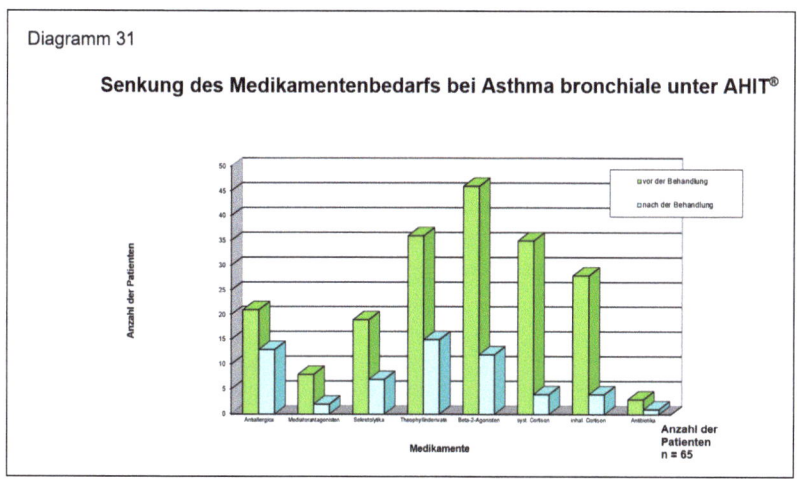

Die Behandlung von Asthma bronchiale mit AHIT® erfordert wesentlich mehr Aufmerksamkeit durch den Therapeuten. Erstverschlimmerungen, ein gängiges Merkmal bei den meisten naturheilkundlichen Behandlungen, gibt es auch bei Asthma bronchiale. Obgleich die Neurodermitis ein sehr quälendes Leiden ist, ist sie doch nie mit einer Lebensgefährdung verbunden. (Ausgenommen jene Fälle, die den Juckreiz nicht mehr ausgehalten und sich von einer Brücke oder einem Hochhaus gestürzt haben. Solche Fälle sind tatsächlich vorgekommen...)

Die Zunahme der Atemnot bei Asthma bronchiale kann jedoch gefährlich werden. Derartige Fälle von Erstverschlimmerungen bei Asthma bronchiale sind abhängig von der Aufmerksamkeit des Therapeuten und leicht zu beherrschen durch vorübergehendes Aussetzen der Medikation oder Dosisreduktion und Einsatz entsprechender Sprays. Falls erforderlich, kann auch vorübergehend Cortison in inhalativer oder systemischer Form eingesetzt werden.

Die vorliegende Statistik wurde erarbeitet in der Zeit, als mir der Kulturtransformationstest noch nicht zur Verfügung stand. Die Pulmologen unterscheiden mehrere Arten von Asthma bronchiale, darunter das „allergische Asthma" – es wird durch

Allergene ausgelöst, die von außen auf den Organismus (die Bronchialschleimhaut) treffen und damit die typische Atemnot auslösen – wie auch das „Intrinsic Asthma", bei dem sich diese Faktoren nicht nachweisen lassen, das Asthma also „von innen" kommt, daher „intrinsic".

Eine Sonderform nimmt die COPD ein (chronic obstructive pulmonary disease, zu Deutsch: chronische verengende Lungenkrankheit). Wie man sieht, gebraucht die neue Wissenschaftssprache „Englisch" verblüffend einfache Worte zur Umschreibung einer bestimmten Art von Asthma. Man ist als Arzt gut beraten, diese Begriffe zu übernehmen, weil sie doch ziemlich Eindruck schinden vor dem Patienten. Faktisch gesehen ist die COPD ein infektiös bedingtes Asthma. Daraus lässt sich folgern, dass man mit dem Kulturtransformationstest auf verblüffend einfache Weise die Ursachen der COPD feststellen kann. Gemäß dem Motto „Gefahr erkannt, Gefahr gebannt" kann man sie dadurch gezielt bekämpfen.

Sobald der/die infektiöse(n) Auslöser der COPD ermittelt ist/ sind, lässt sich die Eigenblutkultur der AHIT® viel exakter ausrichten. So kann der chronische Infekt bekämpft werden, womit die Ursache der COPD beseitigt wird, und dadurch die Krankheit selbst. Sind es bakterielle Auslöser (es können auch Pilze oder Viren sein), reagiert der Patient nach meiner Erfahrung deutlich rascher und günstiger auf eine derartige Behandlung als der Patient mit dem klassisch allergischen Asthma, hinter dem häufig Pilze als primäre Auslöser stecken.

Über den Kulturtransformationstest wurden wiederholt Milben beziehungsweise deren Ausscheidungen als asthmaauslösender Faktor entdeckt, was ich erst in jüngerer Zeit der medizinischen Fachliteratur entnehmen konnte. Der Gewinn an Lebensqualität unter der AHIT® scheint bei COPD-Patienten deutlich höher und nachhaltiger zu sein als bei den sonstigen Asthmaformen.

11. AHIT® und Psoriasis

Ein bis zwei Prozent unserer Bevölkerung leiden an Schuppen-flechte. Die Psoriasis ist damit eine der häufigsten und bedeut-samsten Hauterkrankungen. Sechs bis acht Prozent der Patienten in dermatologischen Kliniken sind Psoriasis-Patienten. Interessant ist, dass Menschen mit weißer Haut am häufigsten an Psoriasis er-kranken, Menschen mit gelber Haut seltener, Menschen schwar-zer Hautfarbe kaum und Menschen mit roter Hautfarbe (Indigene, Inuit) praktisch nie davon heimgesucht werden. Möglicherweise ist also die Neigung zu dieser Erkrankung genetisch bedingt.

Die Hauterscheinungen bei Psoriasis vulgaris zu beschreiben erscheint überflüssig, da der davon Betroffene sie per se kennt und die Krankheit in aller Regel schnell und klar vom Hautarzt diagnostiziert wird. Hingegen wichtig zu erwähnen ist, dass die Psoriasis auch Gelenke befallen kann. In solchen Fällen kommt es zu rheumaähnlichen Erkrankungsbildern wie Schwellung der Gelenke, Einsteifung, Schmerzen und Bewegungshemmung. Sicherlich spielt bei der Psoriasis eine genetische Komponen-te eine Rolle: Wenn ein Elternteil betroffen ist, erkranken zehn bis zwanzig Prozent der Kinder. Sind beide Elternteile betroffen, erkranken 5o Prozent der Kinder. Allgemein gilt: Eine Heilung der Psoriasis ist nicht möglich, man kann lediglich eine Erschei-nungsfreiheit erzielen.

Die Psoriasis ist eine klassisch multifaktorielle Erkrankung, das heißt, mehrere Auslöser sind in der Lage, einen Psoriasis-Schub zu initiieren. Oder mehrere Faktoren summieren sich und lassen damit die Schuppenflechte manifest werden. Zu diesen Faktoren gehören insbesondere Halsentzündungen, Gewichtszunahme, seelische Belastungen, Alkohol und Verletzungen. Diesen gegen-über stehen Sonne, Salzwasser und Schwangerschaft, die in der Lage sind, das Erscheinungsbild der Psoriasis wieder zu bessern. Man kennt darüber hinaus Faktoren aus dem Arzneimittelschatz, die Psoriasis-Schübe auszulösen vermögen, beispielsweise Beta-blocker, Lithium und Interferone. Entbindung, Calciummangel, Stress, psychogene Faktoren, Infektionserkrankungen, insbe-sondere Streptokokken-Infektionen und HIV-Infektionen, wir-ken ebenso. Auch das Absetzen von Arzneimitteln, beispielsweise Cortisonpräparaten, löst häufig heftige Schübe aus.

11.1 Ursachen der Erkrankung

Über die Ursache von Psoriasis wird viel diskutiert. Man vermutet, dass bestimmte Virusinfektionen (Slow Virus) hierfür in Frage kommen, jedoch ist dies noch nicht nachgewiesen. Auch Störungen des Immunsystems gehen häufig mit einer Psoriasis-Erkrankung einher. Unter anderem ist der Werte des Immunglobulin A (ein schleimhautspezifisches Immunglobulin) häufig erhöht. Dies kann auch für das Immunglobulin G gelten, das besonders für chronische Infekte zuständig ist. Antinukleäre Antikörper (gegen den Zellkern gerichtete Antikörper) können ebenfalls vermehrt vorhanden sein, desgleichen Komple-ment- und Rheuma-Faktoren. In den entzündlichen Infiltraten akuter Psoriasis-Herde in der Haut liegen aktivierte T-Lymphozyten vor (eine Unterfamilie weißer Blutkörperchen), die für ein lokal krankhaftes Immungeschehen sprechen. Daher sind auch Immunstimulanzien wie Interferone in der Lage, einen psoriatrischen Schub auszulösen, da die T-Lymphozyten damit stimuliert und aktiviert werden können.

In den Anfangszeiten der AHIT® stellte die Psoriasis eine fast unüberwindbare Hürde für den Einsatz dieser Therapie dar. Während sie bei der Neurodermitis einen geradezu un-aufhaltsamen Siegeszug erlebte, war bei der Psoriasis über Jahre nicht einmal der An-schein einer Heilung zu erkennen. Andererseits erforderte die überschwängliche Begeisterung, die die Erfolge bei Neurodermitis weckten, fast zwingend den Einsatz bei Psoriasis, der Schwester der Neurodermitis. Natürlich war ich mir bewusst, dass es sich bei der Psoriasis um eine vom immunologischen Ablauf sowie von der Ursache her gänzlich andere Erkrankung handelte, wenn auch Hautbild und sonstige Symptomatik sich zum Teil ähneln.

Das Ergebnis meiner Bemühungen war ein Flop. Das Geschehen bei der Schuppenflechte mit der AHIT® zu beeinflussen, war offensichtlich sinnlos. Nach Jahren kam eine Patientin mit Asthma zu mir, um sich bei mir für die Befreiung von ihrem Asthma-Leiden zu bedanken und bemerkte ganz nebenbei: „Ach, schauen Sie mal, meine Psoriasis ist auch weg." Wie von der Tarantel gestochen war ich sofort hellwach, begutachtete die Hautstellen und ließ mir den Ablauf des Heilungsprozesses schildern. Sodann verglich ich die damaligen Fertigungsprozesse, die aufgrund der andersartigen klinischen Erfahrung bei den beiden Erkrankungsbildern Neurodermitis und Asthma unterschiedlich verliefen.

Die Seren der AHIT® werden bekanntlich individuell nach Erkrankungsart und Alter des Patienten gefertigt; das Serum zur Behandlung des Asthmas war demgemäß ein anderes als das bei Neurodermitis, wenn auch die frappanten Phänomene wie sie etwa bei Neurodermitis mit dieser Therapie zu erzielen sind, nicht zu beobachten waren.

Die für Asthma produzierten Seren waren in den zugrunde liegenden Basiskulturen deutlich stärker mit einem aus dem Patienten-Urin gewonnenen Eiweißgemisch stimuliert. Darüber hinaus waren die Patienten angehalten, immer wieder einmal nicht die zellfreie Phase der Präparate zu spritzen, sondern zwischendurch auch die zelluläre Phase, um eine Provokation des entzündlichen Geschehens in der Bronchialschleimhaut beim Asthmatiker zu provozieren. Ich hatte nämlich festgestellt, dass in vielen Fällen durch die Präparate eine erhebliche Schleimproduktion ausgelöst wurde, die dem Patienten, je mehr sie abgehustet wurde, umso mehr Erleichterung brachte. Also her mit den Psoriasis-Patienten, um sie mit dem zellhaltigen Asthmapräparat zu behandeln! Tatsächlich waren die Ergebnisse wesentlich besser als vorher, erstmalig konnten wir zumindest Teilrückgänge der befallenen Hautoberfläche feststellen. Auch die Intensität der Schuppung und des Entzündungsprozesses ließen nach. Zusammen mit einem Kollegen aus Bisingen verglichen wir Patienten, die mit dem Asthma-Serum behandelt wurden mit den nur mit Fumarsäure behandelten, da Fumarsäure zum damaligen Zeitpunkt ein ungewöhnlich probates Mittel bei Psoriasis war (und noch heute ist).

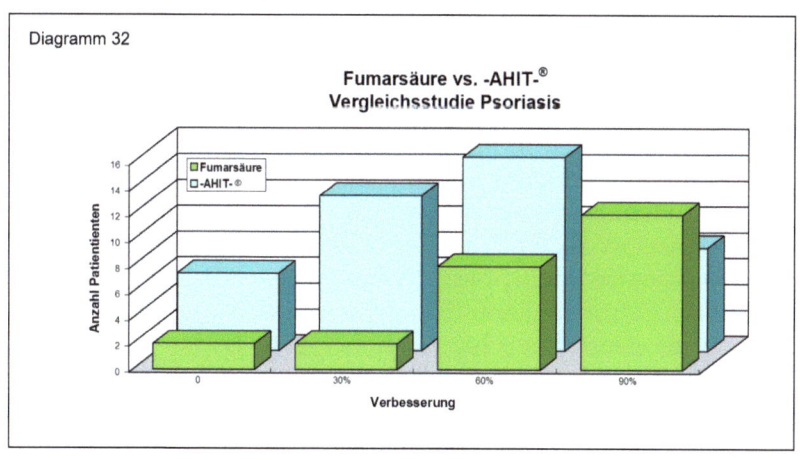

Diagramm 32

Der Einsatz der Fumarsäure bei Psoriasis wurde übrigens auch von einem Ludwigshafener entdeckt, von Dr. Schweckendiek, einem Chemiker aus der BASF. Ihm hatte kein Dermatologe helfen können, daher begab er sich selbst auf die Suche nach Heilung und wurde fündig. Dr. Schweckendiek legte seine Heilpraktikerprüfung ab und war bald darauf ein gesuchter „Wunderheiler" bei Schuppenflechte. Merke: Auch die Fumarsäuretherapie wurde von einem Außenseiter „erfunden".

Das Patientengut war absolut einheitlich, d.h. es handelte sich nahezu ausschließlich um Patienten, die im Rahmen üblicher Behandlungsmethoden als austherapiert galten. Die AHIT® wurde ambulant durchgeführt. Mitarbeit und Compliance der Patienten waren in gleicher Weise hoch. Die diätetischen Maßnahmen, die bei der Fumarsäuretherapie üblich waren, ließen sich ebenfalls beim AHIT®-Patienten durchführen. Einziger Unterschied zwischen beiden Patientengruppen war die Art der Verabreichung: die orale Gabe von Fumarsäure gegenüber der subcutanen und oralen Gabe bei der AHIT®.

Behandelt wurden 69 Patienten, davon 28 mit Fumarsäure und 41 mit AHIT® über einen mittleren Zeitraum von neun Wochen. Der Fumarsäure-Patient erhielt täglich Fumarsäure-Präparate gemäß der zitierten Literatur, gleichzeitig Fumarsäure-Externa und Bäder. Der AHIT®-Patient erhielt zweimal wöchentlich eine Injektion (jeweils ein Milliliter) des „Psoriasis-Serums" in steigender Dosierung bis zu einer Maximaldosis von zweimal zwei Milliliter. Beim AHIT®-Patienten wurden nur hautpflegerische Maßnahmen mit Linola-Fett durchgeführt.

11.2 Ergebnisse

Die Kurzzeitergebnisse beider Therapiearten über den Zeitraum von neun Wochen wurden in Prozent festgehalten, wobei die psoriatrischen Läsionen in ihrer gesamten Ausdehnung vermessen, fotografisch festgehalten und der Rückgang unter der Therapie in Prozentzahlen ausgedrückt wurde. Die Fumarsäure-Therapie der Psoriasis ist als eine äußerst effektive Therapie bekannt. Es überrascht daher nicht, dass der Anteil jener Patienten, die im genannten Zeitraum einen Rückgang ihrer Läsionen von über 90 Prozent zu verzeichnen hatten, höher liegt als bei der AHIT®. Andererseits ist der Anteil jener Patienten mit über 60-prozentiger Abheilung der Läsionen höher als bei der Fumarsäure. Somit erweist sich die Fumarsäure-Therapie insgesamt als wirksamer.

Bei der Beurteilung der Ergebnisse ist allerdings zu berücksichtigen, dass die Zeit zur Behandlung der AHIT® gemessen an den Erfahrungen mit anderem Patientengut (Neurodermitis, Asthma) relativ kurz ist. Weitere Aufschlüsse müssen hier Langzeitbeobachtungen bringen.

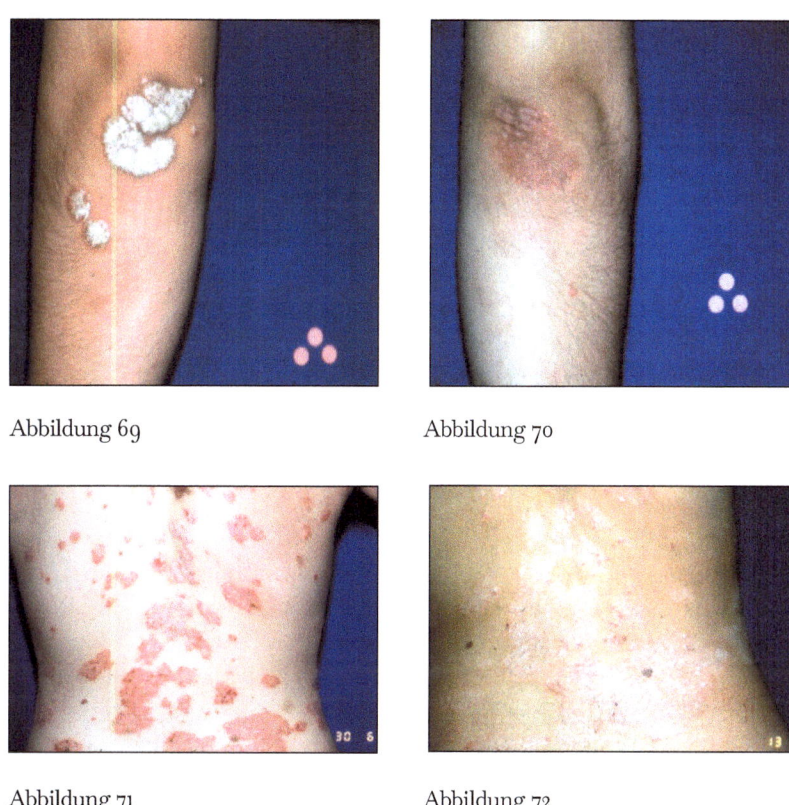

Abbildung 69   Abbildung 70

Abbildung 71   Abbildung 72

(Bilddokumentation von Dr. Helmut Christ † aus Bisingen)

Wie man sieht, gab es bei dieser Untersuchung keinen einzigen Patienten, der von der Psoriasis vollständig befreit werden konnte. Dies sollte sich erst ändern, als ich ein Verfahren gefunden hatte, das Krankheitserreger mit einen besonderen nachhaltigen Eindruck im zellulären Blutbild ermittelte. Das Verfahren hatte ich entwickelt, um bei Krebs einen Angriffspunkt zu finden.

Bei Psoriasis werden immer wieder verschiedene Auslöser diskutiert. Eine der letzten Theorien der vergangenen Jahre besagte, dass die Psoriasis ein Autoimmunleiden sei (dies galt als gesichert). Es werde durch einen fäkalen Streptococcus, also einen krankmachenden Keim aus unserem Darm ausgelöst (zwar galt das nicht als gesichert, es fanden sich aber einige Hinweise, die plausibel waren). Seit dieser Zeit häufen sich die Remissionen bei Psoriasis, aber noch ist die Zeit nicht reif, um die bislang erzielten Ergebnisse auch statistisch zu erfassen, zumal meiner Ansicht nach die Therapie erst bei zahlreichen Patienten beweisen muss, dass sie auch dauerhafte Ergebnisse erzielt. Auf jeden Fall scheine ich auf dem besten Weg zu sein, auch dieses Problem einkreisen und mit etwas Glück vollständig lösen zu können.

Diese Studie wurde 1993 veröffentlicht. Inzwischen ist die Entwicklung der AHIT® wesentlich weiter fortgeschritten, dazu seien zwei besonders prägnante Fälle zitiert:

Ein Patient, 45 Jahre alt, hatte unter der AHIT® eine Vollremission seiner Psoriasis erlebt. Danach, in der Euphorie dieses Erfolgserlebnisses, hatte er einen Urlaub in Spanien gemacht (er war über ein Jahrzehnt von seiner sehr quälenden Hautkrankheit geplagt worden). Das Urlaubsgebiet lag in der Nähe der Ebromündung. Dem Patienten war der üble Geruch der Flussmündung aufgefallen. Offensichtlich war zumindest zum damaligen Zeitpunkt das Wasser des Ebro noch mit Fäkalien erheblich verseucht beziehungsweise weitgehend ungeklärt. Der Patient wurde dort von einem Insekt gestochen, erlitt noch in derselben Nacht einen sehr hohen Fieberanfall von annähernd 42 Grad Celsius, was eine stationäre Betreuung erforderlich machte. Unter reichlich Antibiotikagaben entfieberte der Patient, erlitt jedoch gleichzeitig eine akute Exarzerbation seiner Psoriasis, die danach auch nicht mehr zu therapieren war. Der Fall wird von mir demonstriert, da man immer wieder fäkale Streptokokken als primären Auslöser eines fehlerhaften Immunprozesses anschuldigt, der letztendlich zur Psoriasis führt.

Beim zweiten Fall handelt es sich um einen Patienten, der im Laufe eines Jahrzehnts insgesamt fünf Mal die AHIT® durchführte, da er unter dieser Therapie immer weitgehend er-scheinungsfrei blieb, wenngleich er nicht ganz geheilt werden konnte. Bei ihm wurde zuletzt eine Version der Therapie durchgeführt, die üblicherweise Krebspatienten vorbehalten bleibt. Die verwendeten Seren zeichnen sich durch einen extrem hohen Gehalt an weißen Blutkörperchen in der Fertigungsphase aus, im Schnitt 300 000 bis 600 000 Leukozyten pro Mikroliter. Der Fertigungsprozess erlaubt die Konfrontation der weißen Blutkörperchen mit verschiedenen Antigenen, hier eine Auswahl von Erregern (in ungefährlichen Teilfraktionen), die man für Triggerfaktoren

zur Auslösung der Psoriasis hält. Unter dieser Therapie wurde
der Patient erstmalig in seinem Leben vollständig erscheinungsfrei und blieb es auch ohne weitere Therapien bis zur Veröffentlichung des Buches.

Es gibt deutliche Hinweise darauf, dass die Psoriasis durch
bakterielle Infekte ausgelöst wird, häufig durch pathologische
Darmbakterien. Man kann beispielsweise in psoriatrischen Herden sogenannte antimikrobielle Peptide (AMP) nachweisen, die
eine antimikrobielle Aktivität gegenüber verschiedenen Erregern
entwickeln.[2] Hier gibt es eine teilweise überraschende Übereinstimmung mit dem KT-Test.

Inzwischen häufen sich die Fälle vollständiger Erscheinungsfreiheit bei Schuppenflechte. Dabei fand ich heraus, dass sich
die neuen AHIT®-Präparate für Psoriasis, obwohl deutlich wir-
kungsstärker, wesentlich einfacher in der Dosierung handhaben
ließen. Ich konnte sie deutlich höher dosieren, was manchmal zu
schlagartigen Heileffekten führte, das heißt, die klassischen Her-
de an Ellbogen und Schienbeinen verschwanden innerhalb von
zwei bis drei Tagen.

Es folgt der fotografisch dokumentierte Heilungsverlauf einer
generalisierten Psoriasis vulgaris bei einem 47-jährigen Mann,
dessen Schuppenflechte seit sieben Jahren bestand. Hier sind zunächst die Hände zu sehen.

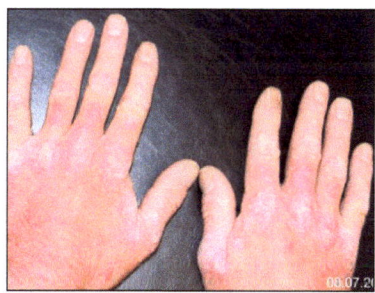 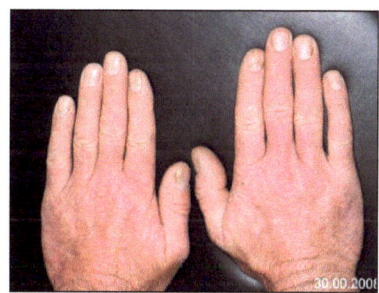

Abbildung 73   Abbildung 74

Die nachfolgenden Bilder dokumentieren die Vorder- und Rück-
seite des Rumpfes zu verschiedenen Zeitpunkten sowie den Heilungsprozesses an den Beinen.

[2]   Harder, J., Schroeder, J.-M.: Psoriatic scales: a promising source for the iso-
      lation of human skin-derived antimicrobial proteins, Journal of Leukocyte
      Biology 77, 476-486.

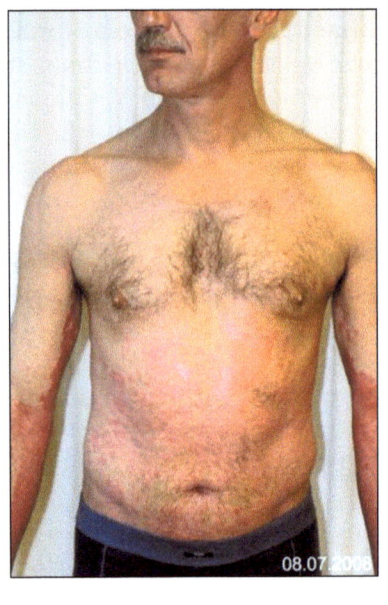

Abbildung 75

Abbildung 76

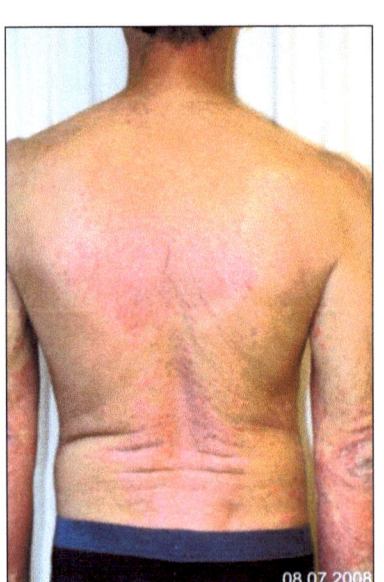
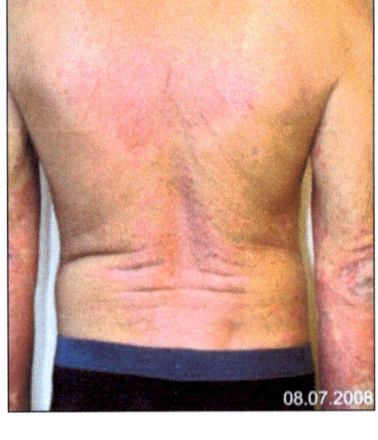

Abbildung 77

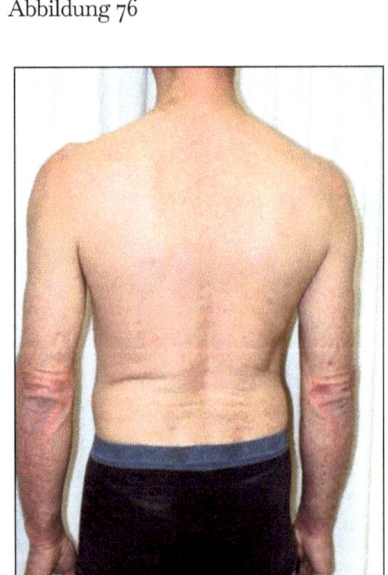

Abbildung 78

Die fleckförmige Ausheilung bei diesem Verfahren dürfte von besonderem Interesse sein im Gegensatz zur allmählichen flächigen

Ausheilung beispielsweise unter Anwendung von Cortison. Auch das Verschwinden der Unterschenkelödeme verdient Beachtung.

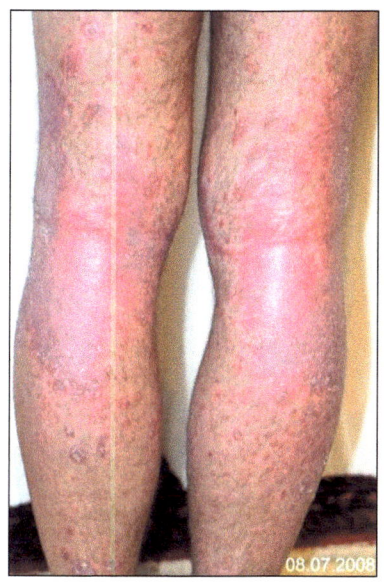

Abbildung 79

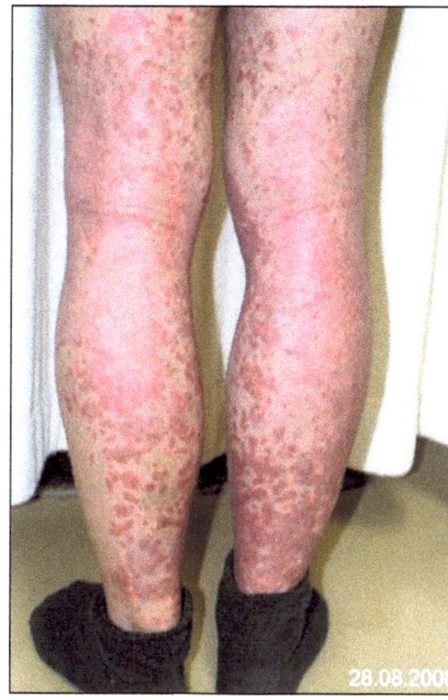

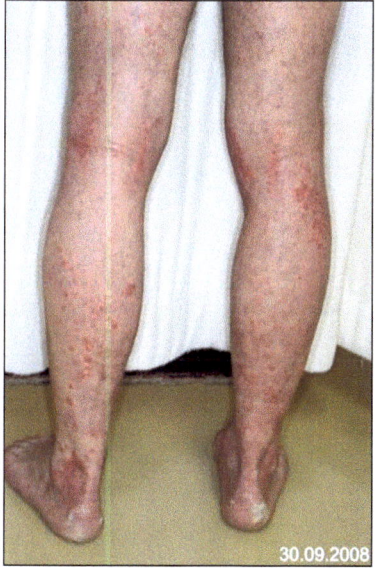

Abbildung 81

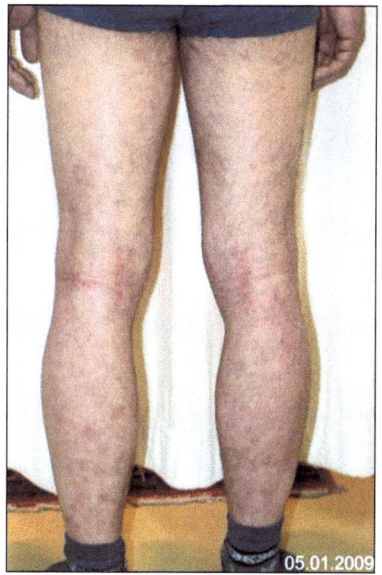

Abbildung 80

Abbildung 82

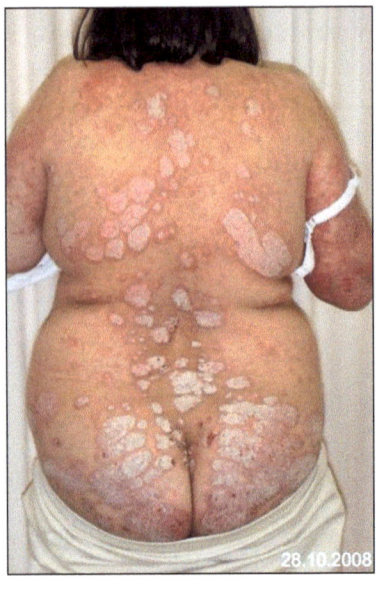

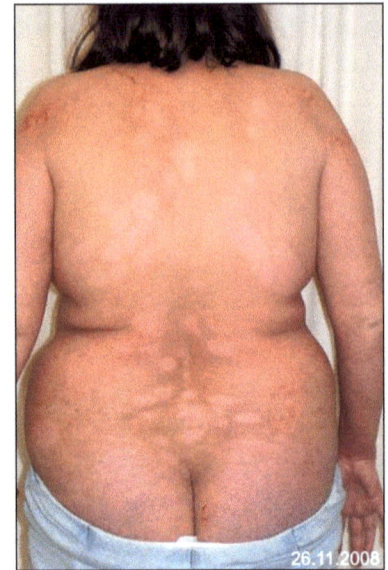

Abbildung 83   Abbildung 84

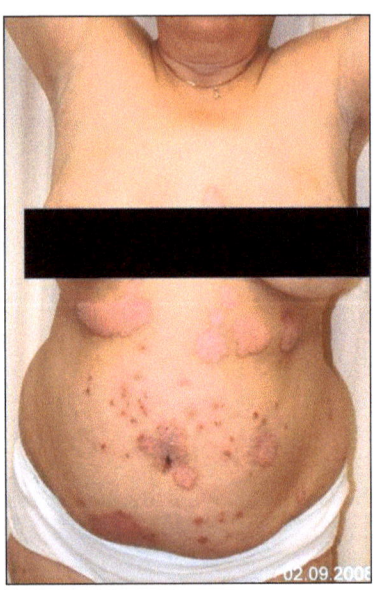

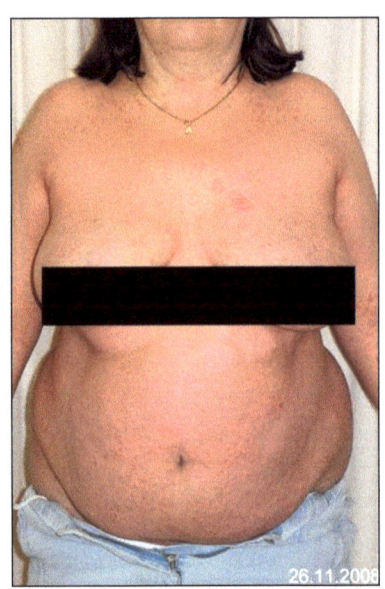

Abbildung 85   Abbildung 86

Obenstehend die Bilder einer 50-jährigen Frau, deren Psoriasis seit zehn Jahren bestand. Zunächst die Dokumentation des Heilungsprozesses im Bereich des Rumpfes, danach an den Beinen, Beuge- und Streckseite.

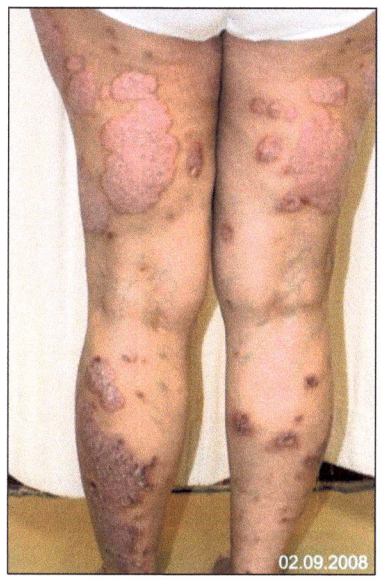

Abbildung 87

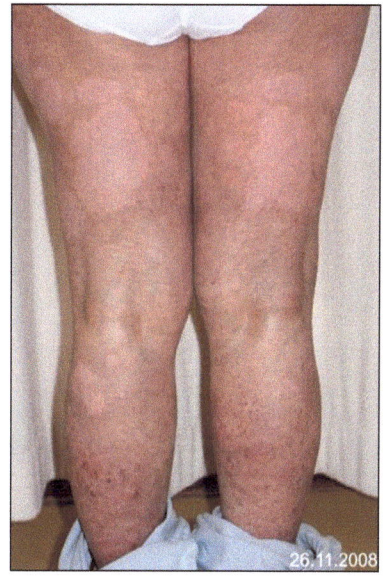

Abbildung 88

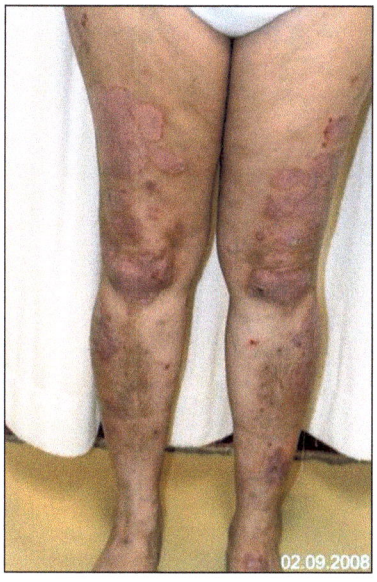

Abbildung 89

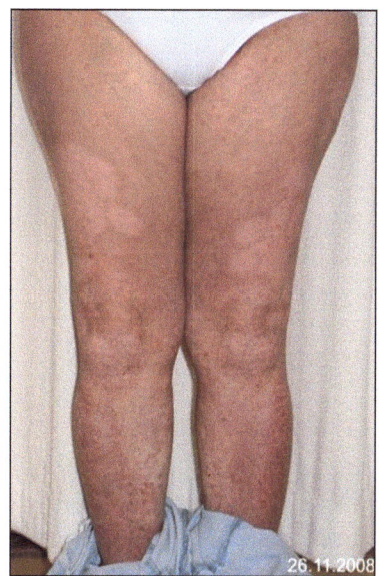

Abbildung 90

Der Heilungsprozess mit der Ausprägung vorläufiger Pigmentationsnarben ist typisch für das Verfahren. Die Pigmentflecke werden in der Regel nach vier bis sechs Wochen weiterer Therapie ebenfalls beseitigt. Erwähnenswert ist das weitere Fortschreiten des Heilungsprozesses, obwohl die Patientin in den letzten vier Wochen des von der Dokumentation erfassten Zeitraums die autologen Präparate nur noch oral zu sich nahm, da sie eine Aversion gegen die Subkutan-Injektionen entwickelt hatte.

Die beiden nachstehenden Bilder dokumentieren die Abheilung einer Psoriasis plantaris an den Füßen eines 50-jährigen Mannes, dessen Erkrankungsdauer insgesamt drei Jahre betrug.

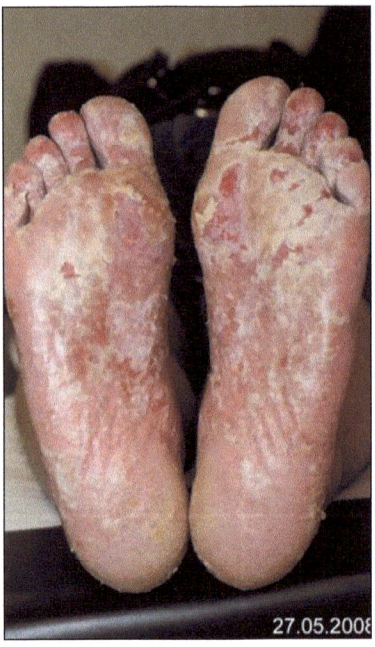 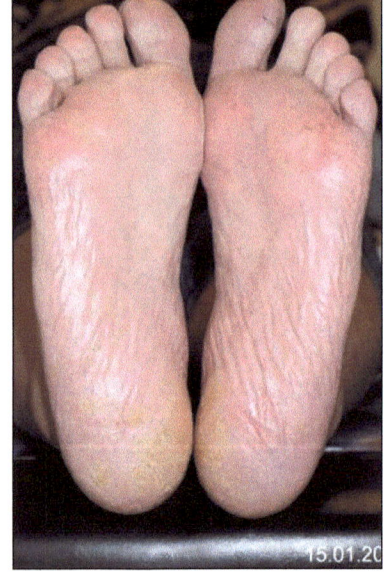

Abbildung 91   Abbildung 92

Die beiden Abbildungen 93 und 94 auf Seite 115 oben dokumentieren die typische Teilremission der Plaques in der Abheilungsphase bei einem 40-jährigen Patienten. Er war zum Zeitpunkt der Behandlung bereits seit 15 Jahren therapieresistent erkrankt. Die Therapie wurde nicht konsequent durchgeführt, der Patient war von beruf Fernfahrer.

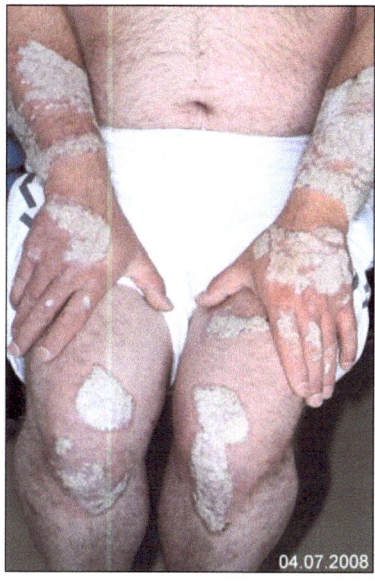 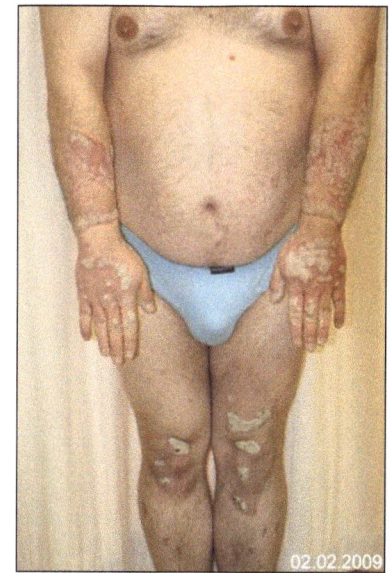

Abbildung 93   Abbildung 94

Die nachstehenden Abbildungen 95 bis 103 dokumentieren den Abheilungsprozess einer Psoriasis vulgaris bei einer 48-jährigen Frau, die seit dem 16. Lebensjahr an einer Schuppenflechte litt.

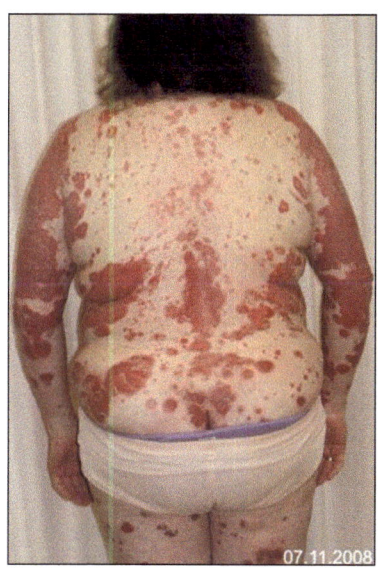 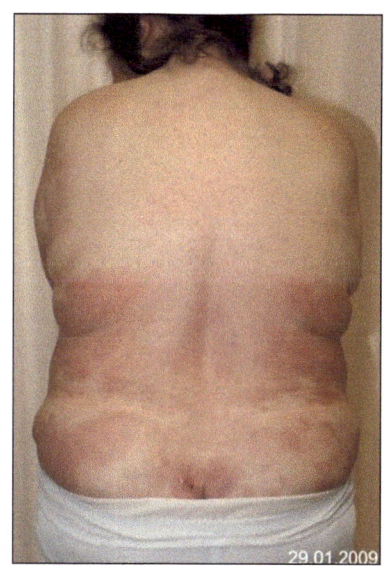

Abbildung 95   Abbildung 96

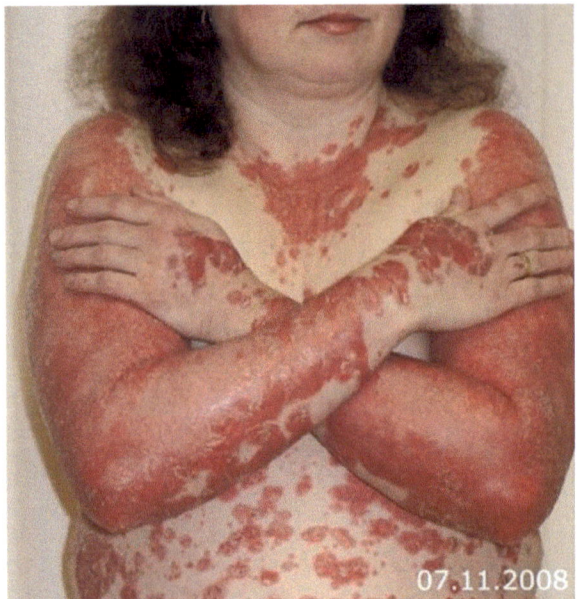

Abbildung 97

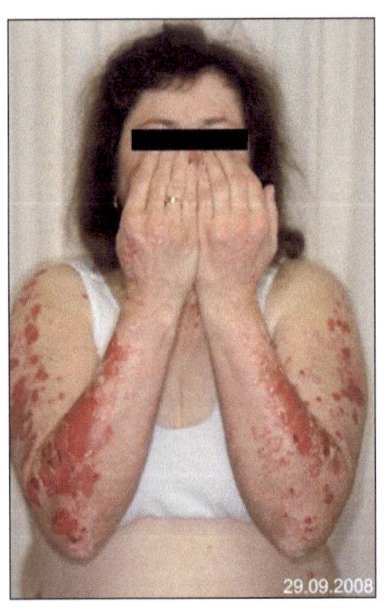

Abbildung 98

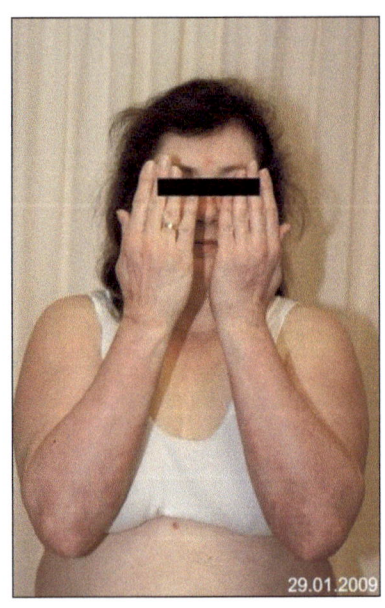

Abbildung 99

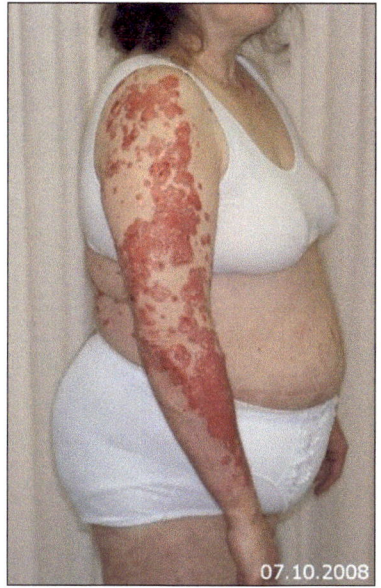

Abbildung 100

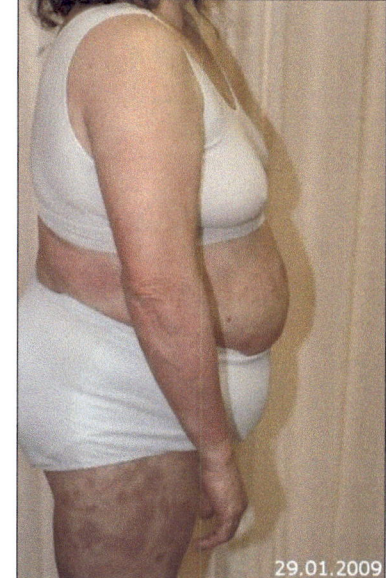

Abbildung 101

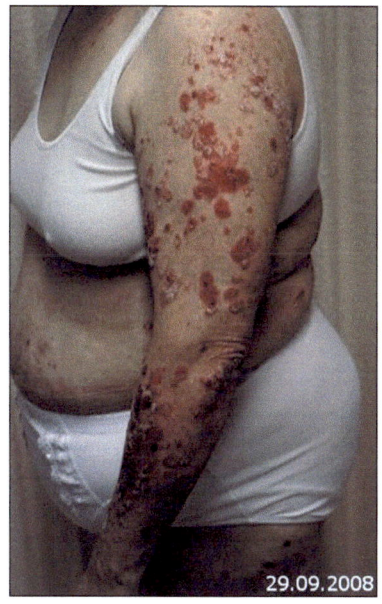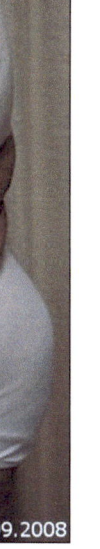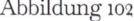

Abbildung 102

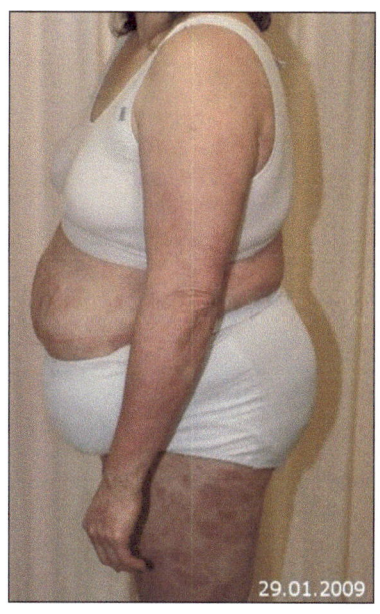

Abbildung 103

Bei dieser 41-jährigen Patientin (Abb. 104 bis 107) wurde in vier Monaten diese eindrucksvolle Remission unter AHIT® erzielt – nach vorheriger absoluter Therapieresistenz. Nach Aussetzen der Therapie kam es zu einem Rückfall. Unter erneuter Therapie dann zu langsam einsetzender Remission.

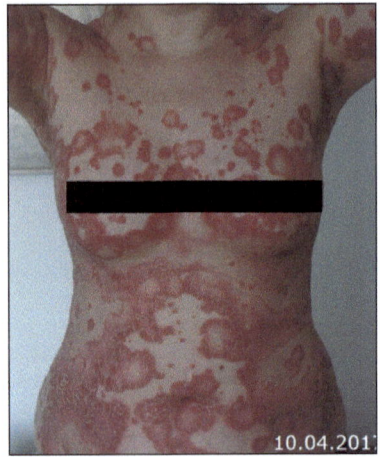

Abbildung 104

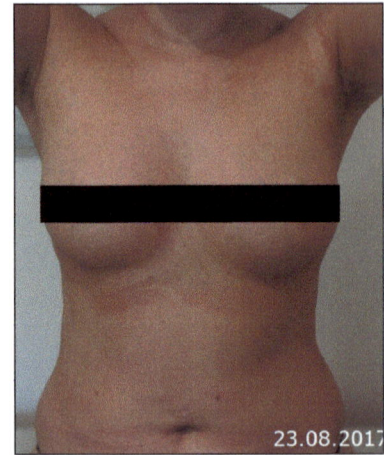

Abbildung 105

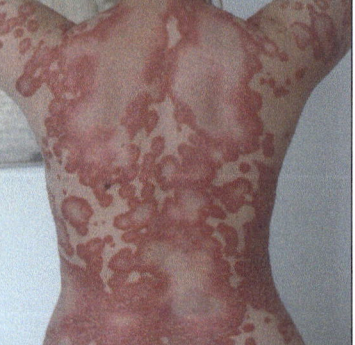

Abbildung 106

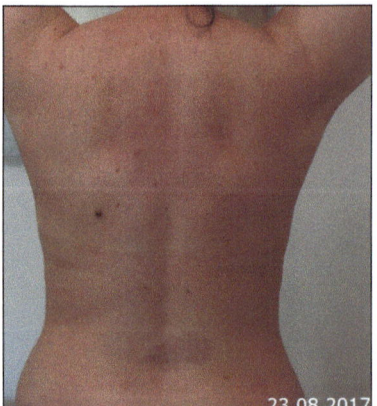

Abbildung 107

12. Morbus Crohn und Colitis ulcerosa

Bei Morbus Crohn und Colitis ulcerosa handelt es sich um chronisch-entzündliche Darmerkrankungen, hinter denen ein Autoimmunprozess steckt. Sie unterscheiden sich geringfügig in der Symptomatik, deutlicher in den durch die Erkrankung erfassten Darmbereichen.

Der Morbus Crohn erfasst mehr Darmanteile in Richtung Dünndarm, während die Colitis ulcerosa mehr in den nachfolgenden Darmabschnitten zu finden ist. Typisch für Patienten mit therapeutisch so undankbaren Erkrankungen wie Morbus Crohn und Colitis ulcerosa ist, dass diese meist in sogenannten Selbsthilfegruppen aktiv sind. Sie hegen die Hoffnung, dass durch Erfahrungsaustausch und Einladung kompetenter Referenten vielleicht doch ein Lichtblick auftaucht in ihrem Dauerleiden, das in der Regel nur von kurzen Phasen der Erleichterung durchbrochen ist.

Die nachfolgenden grafischen Darstellungen dokumentieren die statistische Erfassung von 15 Patienten mit Morbus Crohn und 20 Patienten mit Colitis ulcerosa. Um sie verstehen zu können, ist anhängend (Seite 120 bis 122) der Aktivitätsindex der Erkrankung aufgelistet, wie er in gängigen Krankheitsstadien- und Intensitätseinteilungen bei diesen Erkrankungen üblich ist. Von mir wurden sie summarisch zusammengefasst und nur geringfügig ergänzt.

Auch bei diesen Patienten finden wir wieder das Phänomen, das bereits bei der Neurodermitis für den Heilungseffekt der AHIT® so typisch war: Es kommt zu Dauerheilungen, wobei die zeitliche Begrenzung auch hier – wie immer – durch den Zeitpunkt der statistischen Erhebung vorgegeben ist. Was die nachstehend gezeigten statistischen Aussagen vielleicht noch wertvoller macht, ist allerdings die Tatsache, dass es sich bei allen 15 Menschen um Patienten handelt, die die einschlägigen Therapien der klassischen Medizin (einschließlich Operationen) allesamt bereits hinter sich hatten.

Die angegebenen Remissionsdauern sind durch den Zeitpunkt der Untersuchung (1997) begrenzt. Sie liegen bei vielen Patienten allerdings deutlich länger.

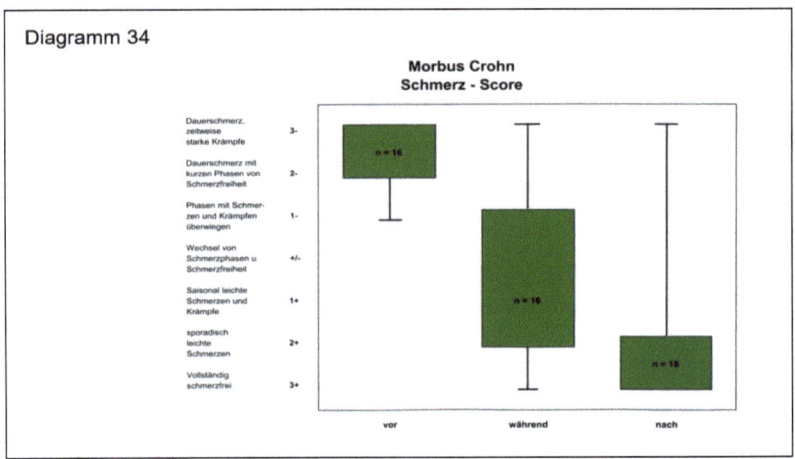

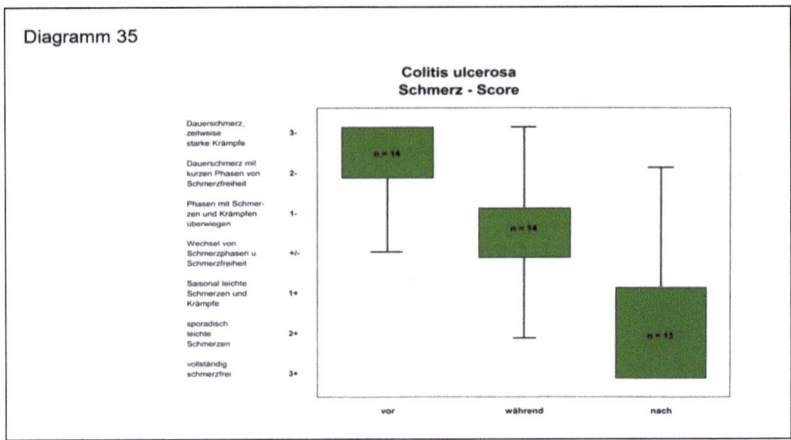

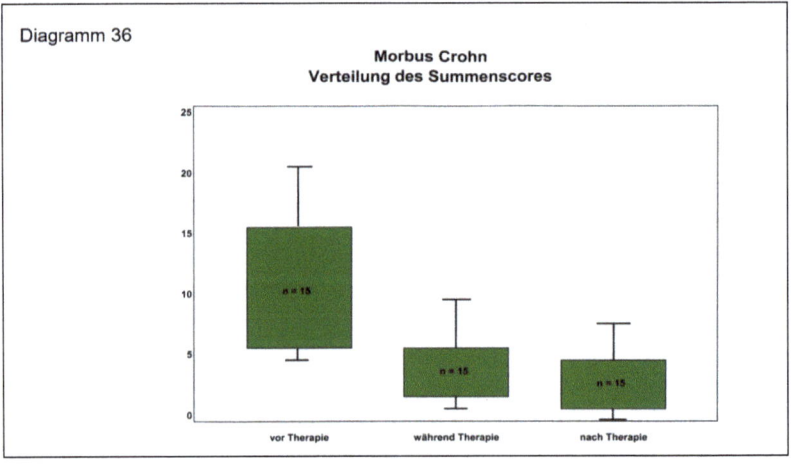

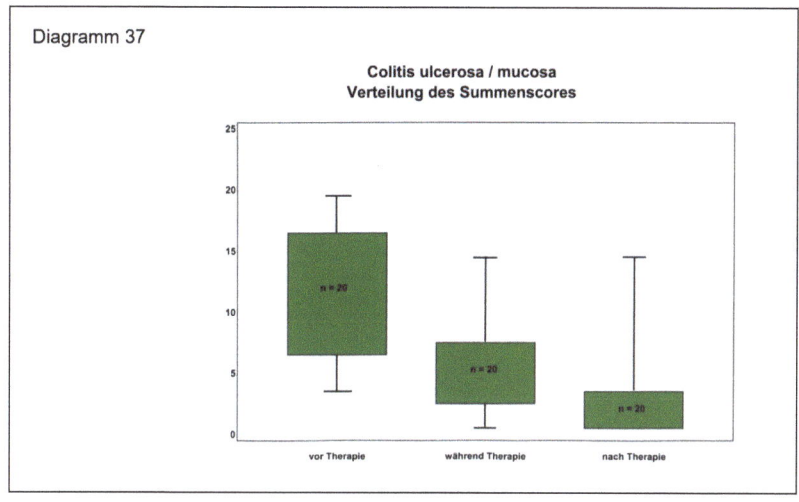

Auch hier sei auf einen Einzelfall verwiesen, den ich in Form eines Röntgenbildes belegen kann. Es zeigt die Abheilung eines Morbus Crohn unter AHIT®, kenntlich an der Normalisierung der Fältelung der erkrankten Darmabschnitte. Sie belegt, dass hier tatsächlich eine Regeneration der Darmschleimhaut stattgefunden hat.

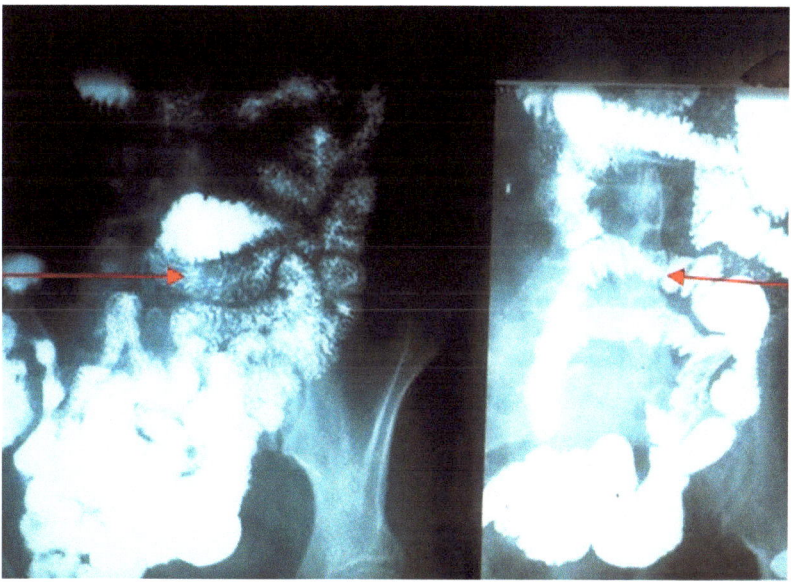

Abbildung 108

Ein weiterer Fall, dokumentiert durch Fremdkontrollen, sei hier noch demonstriert. Ein Patient aus dem Libanon, seit vielen Jahre an Colitis ulcerosa erkrankt, erlebte eine Remission seines Leidens innerhalb von 3 Monaten nach Beginn der Behandlung, wie die auch für Laien eindrucksvollen Befunde bestätigen.

Das Ergebnis (Befundbericht vom 27. August 2018) ist statistisch in die Gruppe „während der Therapie" einzuordnen. Wie diese Kontrolle belegt, sind die durchblutungsgestörten Areale in der Darmschleimhaut verschwunden, Geschwüre nicht mehr nachweisbar, lediglich ein paar Erosionen. Der Befund vom 2. August 2019 nach der Therapie demonstriert die vollständige Abheilung der Colitis; ein Ergebnis, das sich mit vielen weiteren Fällen deckt. Hier wird es jedoch durch die endoskopische Kontrolle ungewöhnlich eindrucksvoll belegt. Das Ergebnis wurde durch AHIT®-Monotherapie erzielt. Der Patient hat mir die Befunde unaufgefordert zugesendet.

Dieses ernste Kapitel über Morbus Crohn und Colitis ulcerosa sei durch eine Anekdote abgeschlossen, die zwar nicht ganz exakt jene Darmerkrankungen betrifft, doch auch hier geht es um eine chronische Dickdarmentzündung, wenngleich unspezifischer Art: Überraschender Besuch in der Arztpraxis an einem Dienstag: „Herr Doktor, Sie müssen mir ganz schnell helfen, ich hab fürchterliche Durchfälle, alle zehn Minuten muss ich aufs Klo!" Ich verordnete Perenterol. Anruf am Mittwoch um die Mittagszeit: „Herr Doktor, es ist schon etwas besser, aber noch nicht gut. Das war ja fürchterlich gestern, Durchfall wie Sauerkraut!" Nachfrage meinerseits: „Wenn es jetzt etwas besser ist... Ist es mehr wie Kartoffelbrei?" – „Ja, tatsächlich, mehr wie Kartoffelbrei. Wie lange soll ich denn das Perenterol noch nehmen?" Meine Antwort: „So lange, bis sie eine Bratwurst dazu schaffen."

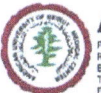

American University of Beirut Medical Center

P.O. Box 11-0236
RIAD EL SOLH 1107 2020
BEIRUT, LEBANON
TEL: +961(1)374374
FAX: +961(1)366098

COLONOSCOPY REPORT
Endoscopy Unit – Division of Gastroenterology

Name :
Patient ID# :
Date of Birth : 18/09/1990, Age: 24
Sex : M
Exam Date/Time : 07/02/2014, 09:52
Endoscopists: Dr. Ala' Sharara
                 Dr. Mahmoud Othman

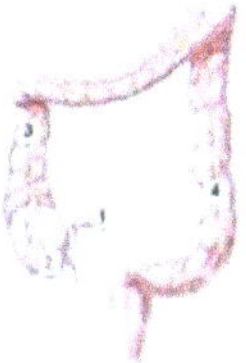

INDICATIONS
Chronic diarrhea

ALLERGIES
No known drug allergies

PREPARATION AND PROCEDURE
The patient was placed on clear liquid diet for at least fourteen hours prior to the procedure, and instructed to take at least 3L of oral PEG-Electrolyte solution (split into 2L the night before and 2L the day of the procedure). An intravenous line was inserted, and oxygen was supplied through nasal prongs. While monitoring pulse, oxygen saturation, the Pentax Colonoscope (EC-3840 TL) was introduced under direct vision reaching the terminal ileum.

ANESTHESIA
Dormicum 5mg IV
Meperidine 62.5mg IV

OTHER MEDICATIONS USED DURING THE PROCEDURE
No other medications were administered during the procedure.

FINDINGS
Examination revealed erythema, edema, loss of vascular pattern, and few ulcerations involving the whole colon, random biopsies taken. The terminal ileum appeared normal

THERAPEUTIC INTERVENTIONS
None

QUALITY OF THE COLONOSCOPY PREPARATION
Good

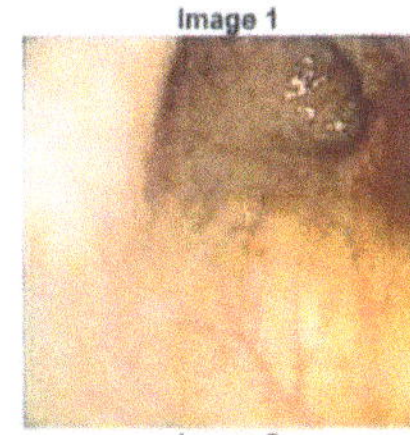

IMMEDIATE COMPLICATIONS
No immediate complications

PROCEDURE CODES
Colonoscopy (6351)
Diagnostic colonoscopy (45378)

DIAGNOSIS
R/O Ulcerative colitis

Signature(s):
Dr. Ala' Sharara / Dr. Mahmoud Othman

Image 1

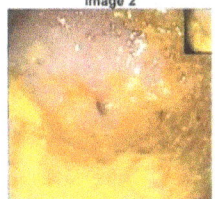

Image 2

Image 3

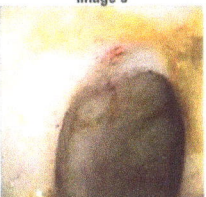

Image 4

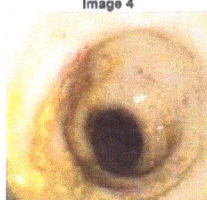

Dokument 1

American University of Beirut Medical Center

P.O.Box 11-0236
RIAD EL SOLH 1107 2020
BEIRUT, LEBANON
TEL: +961(1)374374
FAX: +961(1)366098

COLONOSCOPY REPORT
Endoscopy Unit – Division of Gastroenterology

Image 1

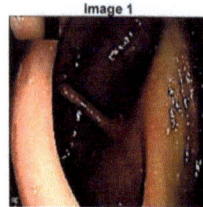

Name :
Patient ID# :
Date of Birth : 18/09/1990, **Age:** 28
Sex : M
Exam Date/Time : 27/08/2018, 08:42
Endoscopists: Dr. Ala' Sharara
                            Dr. Lara Hassoun

INDICATIONS
Evaluation of Ulcerative colitis off treatment for
3 months

ALLERGIES
No known drug allergies

PREPARATION AND PROCEDURE
The patient was placed on clear liquid diet for at least fourteen hours prior to the procedure, and
instructed to take at least 3L of oral PEG-Electrolyte solution (split into 2L the night before and 2L
the day of the procedure). An intravenous line was inserted, and oxygen was supplied through nasal
prongs. While monitoring pulse, oxygen saturation, the FUJIFILM colonoscope was introduced
under direct vision reaching the terminal ileum.

ANESTHESIA
Fentanyl 50 micro IV
Dormicum 4mg IV

OTHER MEDICATIONS USED DURING THE PROCEDURE
No other medications were administered during the procedure.

FINDINGS
TERMINAL ILEUM: Normal
CECUM: Punctate erosions were seen with some exudates.
ASCENDING COLON: Patchy areas of punctate erosions were seen with some exudates.
RECTO-SIGMOID: Patchy areas of erythema and exudates were seen.

THERAPEUTIC INTERVENTIONS
None

QUALITY OF THE COLONOSCOPY PREPARATION
Boston score 2/1/2

IMMEDIATE COMPLICATIONS
No immediate complications

PROCEDURE CODES
Colonoscopy (6351)
Diagnostic colonoscopy (45378)

DIAGNOSIS
Ulcerative colitis Mayo score 1

RECOMMENDATIONS
Re-initiate remicade

Signature(s):

Dr. Ala' Sharara / Dr. Lara Hassoun

Image 2

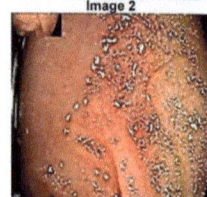

Image 3

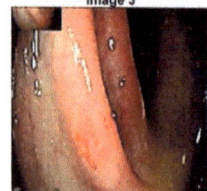

Image 4

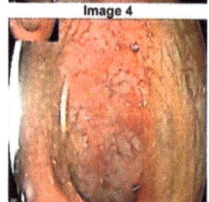

Patient Name: Shahrour Ali – Patient ID#: 00694297 – Examination Date: 27/08/2018
The risks, benefits and alternatives to the procedure were discussed, including conscious sedation. Informed consent was then obtained from the patient.

Dokument 2

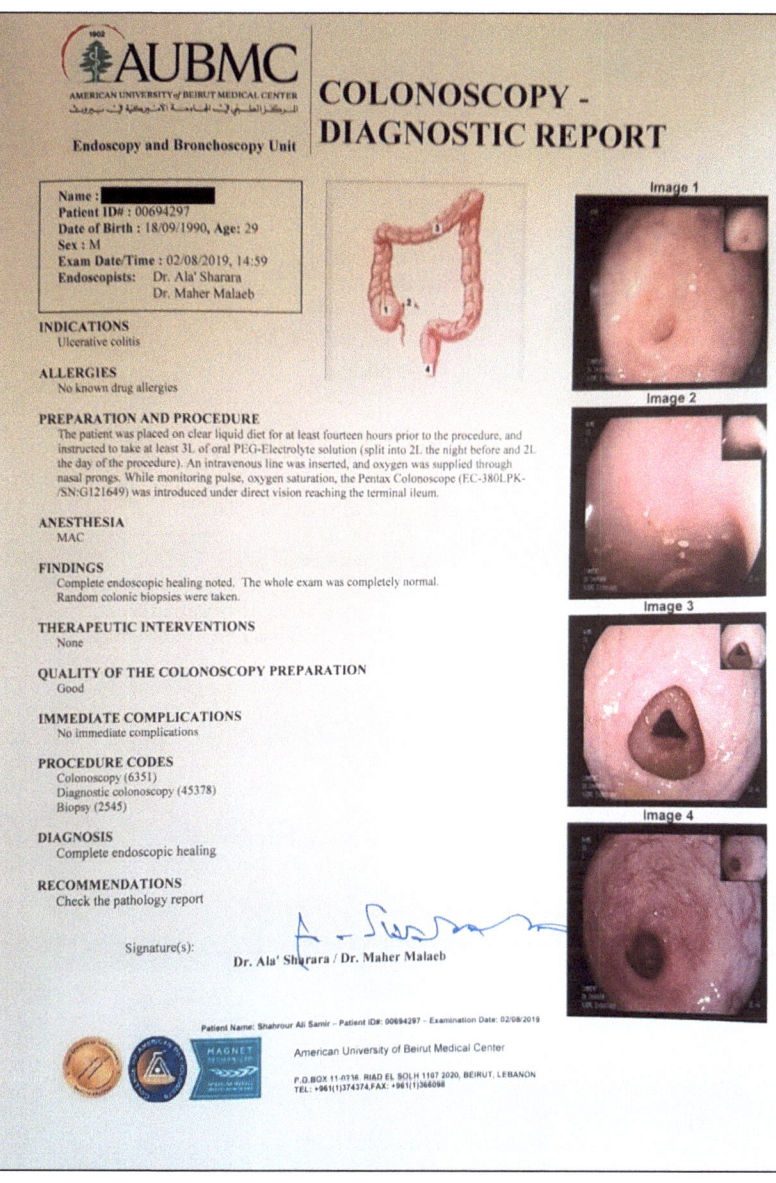

AUBMC

AMERICAN UNIVERSITY *of* BEIRUT MEDICAL CENTER

Endoscopy and Bronchoscopy Unit

COLONOSCOPY –
DIAGNOSTIC REPORT

Image 1

Name :
Patient ID# : 00694297
Date of Birth : 18/09/1990, **Age:** 29
Sex : M
Exam Date/Time : 02/08/2019, 14:59
Endoscopists: Dr. Ala' Sharara
                     Dr. Maher Malaeb

INDICATIONS
Ulcerative colitis

ALLERGIES
No known drug allergies

Image 2

PREPARATION AND PROCEDURE
The patient was placed on clear liquid diet for at least fourteen hours prior to the procedure, and instructed to take at least 3L of oral PEG-Electrolyte solution (split into 2L the night before and 2L the day of the procedure). An intravenous line was inserted, and oxygen was supplied through nasal prongs. While monitoring pulse, oxygen saturation, the Pentax Colonoscope (EC-380LPK-/SN:G121649) was introduced under direct vision reaching the terminal ileum.

ANESTHESIA
MAC

FINDINGS
Complete endoscopic healing noted. The whole exam was completely normal.
Random colonic biopsies were taken.

Image 3

THERAPEUTIC INTERVENTIONS
None

QUALITY OF THE COLONOSCOPY PREPARATION
Good

IMMEDIATE COMPLICATIONS
No immediate complications

PROCEDURE CODES
Colonoscopy (6351)
Diagnostic colonoscopy (45378)
Biopsy (2545)

Image 4

DIAGNOSIS
Complete endoscopic healing

RECOMMENDATIONS
Check the pathology report

Signature(s):

Dr. Ala' Sharara / Dr. Maher Malaeb

Patient Name: Shahrour Ali Samir – Patient ID#: 00694297 – Examination Date: 02/08/2019

American University of Beirut Medical Center

P.O.BOX 11-0236, RIAD EL SOLH 1107 2020, BEIRUT, LEBANON
TEL: +961(1)374374,FAX: +961(1)368098

MAGNET

Dokument 3

AKTIVITÄTSINDEX (VOR. WÄHREND UND NACH AHIT®)

subjektiver AZ: 0 gut   ☐
                       1 mäßig   ☐
                       2 schlecht   ☐
                       3 sehr schlecht   ☐
                       4 unerträglich   ☐

Stuhlfrequenz: 0 normaler Stuhl   ☐
                       1 2-3 Stuhlentleerungen   ☐
                       2 3-6 Stuhlentleerungen   ☐
                       3 6-10 Stuhlentleerungen   ☐
                       4 mehr als 10 Stuhlentleerungen   ☐

Stuhlkonsistenz: 1 gut geformt   ☐
                       2 weich oder variabel   ☐
                       3 wässrig   ☐

Rektale Blutung: 0 kein Blut im Stuhl   ☐
                       1 Blutspuren im Stuhl oder am Papier   ☐
                       2 sichtbares Blut im Stuhl   ☐
                       3 Blut und Schleim im Stuhl   ☐

Endoskopie: 0 keine pathologischen Veränderungen erkennbar   ☐
                       1 Hyperämie, Fehlen der typischen Gefäßzeichnung   ☐
                       2 Kontaktblutungen   ☐
                       3 Schleim, Fibrinbeläge, Blutungen, Ulzera   ☐

Histologie: 0 Deckepithel intakt, diskrete Zellvermehrung   ☐
                          der Lamina propria   ☐
                       1 Lockeres Infiltrat aus Granulozyten   ☐
                       2 Kryptenabszesse   ☐
                       3 ausgeprägte entzündliche Infiltration   ☐
                       4 Epitheldestruktion, Erosionen, Ulzera   ☐

Ausdehnung der
Entzündung: 0 Proctitis haemorrhagica   ☐
                       1 Proktosigmoiditis   ☐
                       2 Linksseitige Kolitis   ☐
                       3 Subtotale Kolitis   ☐
                       4 Totale Kolitis   ☐

SUMME DER EXTRAINTESTINALEN KOMPLIKATIONEN IN EINER WOCHE

Als Symptome werden gezählt:
                          Gelenkbeschwerden   ☐
                          Augenerscheinungen   ☐
                          Hauterscheinungen   ☐
                          anale Läsionen   ☐
                          Fistelbildung   ☐

Abdominaler Tastbefund einer Walze:
                       0 nein   ☐
                       1 fraglich   ☐
                       2 ja, Durchmesser < 6 cm   ☐
                       3 ja, Durchmesser 6-12 cm   ☐
                       4 ja, Durchmesser > 12 cm   ☐

13. Das „heisse Eisen" Krebs

Ich hatte mit hyperbarer O_3-Therapie und Vitamin C in Verbindung mit einigen anderen Anwendungen, darunter Neuraltherapie, immer wieder glückliche Wendungen in Krebsgeschehen erzielen können. Das Besondere bei diesen Fällen war, dass im Gewebe, in dem der Krebs oder die Metastase gewachsen war, nicht etwa ein Loch oder eine Narbe zurück blieb, sondern wieder normales Gewebe zum Vorschein kam, beispielsweise in der Lunge. Ein Umstand, den ich auf Fachvorträgen meiner Zuhörerschaft immer wieder vor Augen führte, und der in einer Fachzeitschrift als „neuartiges Phänomen" präsentiert wurde. Ich bin überzeugt, dass die „Rückverwandlung" der malignen Zelle in eine normale Körperzelle über den oxidativen Stoffwechsel erfolgt.

Ein anderes Phänomen konnte ich bei der damaligen Therapie beobachten, für das ich zumindest teilweise eine Erklärung fand: Diese Therapie aus hyperbarer O_3-Therapie und Vitamin C wirkte lange, intensiv und nebenwirkungsfrei bis zu einem gewissen Punkt, dann jedoch brach die Wirkung ab, der Krebs wuchs, gleichgültig welche Anstrengungen man unternahm.

Dafür gibt es zwei mögliche Erklärungen: Entweder hat sich im Krebs eine neue Generation maligner Zellen entwickelt, der man mit der oben beschriebenen „sanften" Therapie nicht mehr beikommen kann, oder aber das regionale Depot an Radikale vernichtenden Enzymen ist erschöpft. Diese Enzyme wirken wie Katalysatoren, sind aber keineswegs in ihrer Menge unerschöpflich. Das Vermögen, Radikale zu vernichten, wird in der sogenannten Michaelis-Konstante erfasst, die beschreibt, wie viele freie Radikale durch ein Molekül eines derartigen Enzyms vernichtet werden. Einerseits vernichten diese freien Radikale Krebszellen relativ selektiv, da die gesunde Körperzelle aufgrund ihres andersartigen Stoffwechsels eine Zeit lang gegen den Angriff dieser Radikale gewappnet ist, anderseits kommen die gesunden Zellen auf lange Sicht auch nicht ungeschoren davon: Sie werden alt und entgehen dem Tode durch Teilung. Das können sie etwa 60 Mal, dann ist dieses Vermögen erschöpft, und der Mensch stirbt an Altersschwäche. Übrigens wirken viele Chemotherapeutika bei Krebs über diese freien Radikale, deren gefähr-

lichstes das Hydroxylanion ist. Dieses erzeugte ich z. B. in jenem
Fall mit dem Hypernephrom, das von 35 Zentimetern Länge und
12 Zentimetern Durchmesser auf Faustgröße schrumpfte, dadurch, dass ich der Patientin Nitrofurantioin gab. Dies ist ein
Mittel gegen Harnwegsinfekte, das die Eigenschaft hat, dieses
Hydroxylanion zu erzeugen. Gibt man dann Ozon dazu, werden diese Hydroxylanionen in einem vielfach höheren Ausmaß
erzeugt, und so schrumpfte der Krebs innerhalb weniger Monate. Im Vergleich zur Anwendung vieler Chemotherapeutika mit
deutlich geringeren, wenn auch nicht ohne Nebenwirkungen
(Bei der Patientin kam es später zu Sensibilitätsstörungen, genau wie man es häufig nach Chemotherapien beobachtet).

Um nun gleich dem Aberglauben entgegenzutreten, der Kief
sei ein furchtbar gescheiter Kerl, der bewusst Harnwegs-Desin-
fizienzien und Ozon einsetzt, um freie Radikale gegen Krebs zu
erzeugen, muss ich einiges richtigstellen.

Die Patientin bekam einen Harnwegsinfekt, und ich verordnete ihr Nitrofurantoin, ohne zu ahnen, dass dieses Medikament
Hydroxylanionen erzeugen kann. Erst, als ich den frappanten Effekt auf den Krebs sah, fing ich an, Literatur zu wälzen und nach
der Ursache zu fahnden. Bei dieser Recherche stieß ich dann
auch auf das Selen, denn der Hauptgegner des Hydroxylanions
ist ein Enzym, das Selen enthält. Daraus ergibt sich wiederum der
sinnvolle Einsatz von Selen, um das Depot dieses Enzyms durch
„Rohstoffzufuhr“ am Leben zu erhalten.

Und noch eine Weisheit sei unter das Volk gestreut: Ein amerikanischer Wissenschaftler hatte entdeckt, dass die Krebszelle kein
Mangan duldet und die Mangan-Superoxid-Dismutase, so heißt
das Enzym, quasi „rausschmeißt“. Sind Mangan-Superoxid-Dismutase und Selen verbraucht, entwickelt sich plötzlich eine zunehmende Resistenz des Krebses gegen Chemotherapeutika.

Oft klagen Patienten nach einer Chemotherapie über eine
nahezu unüberwindliche Herzschwäche und nicht selten gibt
es Sekundenherztode. Das habe ich selbst mehrfach beobachtet, ich kann mich aber nicht erinnern, dass diese Nebenwirkung
der Chemotherapie jemals in einer Veröffentlichung beschrieben
wurde, vermutlich, weil sie „außerklinisch“ stattfindet, wenn der
Patient zu Hause langsam vor sich hinsiecht. Die Sekundenherztode wurden erstmals in China beobachtet, in einer Gegend, wo
es selenfreie Böden gab, sogar bei zehnjährigen Kindern.

Zurück zum Mangan: Einerseits duldet die Krebszelle kein
Mangan, andererseits gibt es in unserem Körper ein Organ, das

durch seinen ungewöhnlichen Manganreichtum ausgezeichnet ist: unser Herz. Wenn Sie nun erfahren, dass unser Herz dasjenige Organ ist, das am wenigsten Krebs entwickelt oder Metastasen duldet, nämlich nur vier Promille, nicht Prozent, gemessen an der Krebshäufigkeit anderer Organe, dann geht dem aufmerksamen Leser ein Licht auf, und er ruft erfreut aus: „Nachtigall, ik hör di trapsen!" Das macht aber nur der wache Leser, hingegen der geduldige, von der pharmazeutischen Industrie bezahlte Wissenschaftler tut es nicht. Er legt diesen kleinen Hinweis ohne Kommentar beiseite, denn mit so simplen Dingen wie Manganascorbat oder ähnlichem lässt sich nicht viel Geld verdienen.

Nach diesem Rückblick auf die Kombination hyperbare O_3-Therapie und Vitamin C nun zur AHIT® und ihrer Wirkung auf Krebs. Wie ich eingangs schilderte, braucht der Neurodermitis-Patient Suppressorzellen und der AIDS-Patient Helferzellen. Krebs-Patienten bewegen sich mit ihrem zellulären Immunsystem irgendwo in der Mitte. Sie haben einen Mangel an T-Zellen, der häufig auf Kosten der Helferzellen geht, jedoch ist dies kein absolutes Gesetz.

Ich hatte aber in Erfahrung gebracht, dass man mit bestimmten zellulären Anteilen des eigenen Blutes, die getrennt ozonisiert wurden, den T-Zell-Anteil des Organismus stimulie-ren kann. Übrigens endet ja die AIDS-Erkrankung sehr häufig nicht nur in sogenannten opportunistischen Infektionen, das heißt, mit Infekten, die uns Normalsterblichen nicht zu Leibe rücken, den geschwächten AIDS-Organismus hingegen meist tödlich treffen, andererseits leiden AIDS-Patienten an malignen Erkrankungen, unter anderem dem berüchtigten Kaposi-Sarkom im Endstadium. Dieses hat eine gewisse, zumindest äußerliche Ähnlichkeit mit dem malignen Melanom. Manche AIDS-Patienten leiden auch an verschiedene Arten von Lymphdrüsenkrebs. Diese Krebsarten sind bei diesem Patientengut auffallend häufig. Man kann sich also eine kleine „mathematische" Formel zurechtlegen:

AIDS-Patient ⇨ zelluläre Immunschwäche ⇨ entwickelt gehäuft Infekte und Krebs

Eine Krebsart weist geradezu auf eine Infektion als Schlüsselfaktor hin: Das Kaposi-Sarkom tritt zu 90 Prozent nur bei jenen Patienten auf, die auch gleichzeitig „Wassermann positiv" sind, das heißt, eine Syphilis durchgemacht haben.

Auch hierzu wieder zwei Geschichten aus eigenem Erleben:
Als ich auf meine ersten Erfolge bei AIDS-Patienten oder besser
gesagt bei AIDS-/ARC-Patienten zurückblicken konnte, hatte
ein Dr. D. aus Augsburg, der über die seltene Facharztkombina-
tion von Anästhesie und Proktologie verfügte, eine Entdeckung
gemacht: Er hatte in den Kaposi-Sarkomen der Darmschleimhaut eines AIDS-Patienten Spirochäten (Erreger der Syphilis)
entdeckt. Er hatte dem armen Kerl und den Spirochäten mit
hohen Dosen Penicillin eingeheizt, bis zu 15 Gramm am Tag,
und siehe da, der Patient hatte sich trefflich erholt. Dr. D. bekam
zwar seine Tracht Prügel von der Ärztekammer, weil er das Ganze an eine Laienzeitschrift gegeben hatte, wurde aber anschließend von der pharmazeutischen Industrie belohnt, denn die
AIDS-Therapie nach Dr. D. wurde ein fester Begriff. Sie brachte
ja nicht nur dem Patienten etwas, sondern auch den Penicillin-
Herstellern.
   Wenn man nicht das Glück hat, so kräftige Sponsoren im Rücken zu haben, bekommt man vom pharmazeutischen Konzern
nicht nur kein Geld in Form von gut bezahlten Vorträgen und
spesengefütterten Rundreisen, sondern er hetzt einem Leute mit
Buster-Keaton-Gesichtern auf den Hals. Davon habe ich bereits
erzählt. Bevor ich mich also an das „heiße Eisen Krebs" heran-
wagte, hatte ich schon einen gewissen Ruf, bei dieser Erkrankung
zumindest in Einzelfällen überraschende Ergebnisse zu erzielen.
   Eines Morgens fand sich ein 65-jähriger Mann bei mir ein,
groß und kräftig, der ungeachtet seiner nach außen strahlender körperlichen Robustheit den ganzen Bauch voller Krebs
hatte. Er hatte ein Sigma-Ca (Dickdarm-Krebs am S-förmigen
Dickdarm, dem Übergang zwischen Rektum, Enddarm und ab-
steigendem Dickdarm). Außerdem hatte er Metastasen in der
Leber, am großen Netz (eine Fettschürze in Form eines Vor-
hangs in die Bauchhöhle, die dank ihres Reichtums nicht nur
an Fett, sondern auch an lymphozytärem Gewebe eine gewisse Abwehrfunktion erfüllt), weitere Metastasen am Peritoneum
(Bauchfell), überdies zwischen den Darmschlingen und im
Douglas („Sickergrube" bzw. „Auffangbecken" für alle mögli-
chen Infekt-Abraum-Produkte am unteren Ende des Bauchfells
zwischen Mastdarm und Blase). Ich ließ für ihn also ein Präparat nach damaligem Fertigungsmodus herstellen. Er spritzte
brav und nahm die Tropfen ein. Nach acht Wochen ließ er sich
wieder sehen mit einem Befund vom Röntgenologen, der im
CT keinerlei Krebs mehr feststellen konnte. Gleichzeitig hatte

er eine enorme Eosinophilie entwickelt (eosinophiler Leukozyt: eine Unterfamilie der weißen Blutkörperchen, nicht zur Lymphozytenreihe gehörend, der mit einer bestimmten Färbetechnik rot wie Eos (Göttin der Morgenröte) gefärbt werden kann (siehe Anhang). Die Eosinophilen sind Zellen, die eine prominente Rolle bei Allergien spielen. Hier bestanden Ähnlichkeiten mit den Zelldefekten bei Neurodermitikern und ihren Gegenspielern, den Krebs-Patienten. In der ersten Euphorie glaubte ich, das Ei des Kolumbus gegen Krebs entdeckt zu haben. Eosinophilen sind nämlich außerordentlich gut ausgestattet mit zellzerstörenden Enzymen, speziell auch mit tumorzellzerstörenden Proteinen. Sie hauen also nicht gleich alles kaputt, sondern nur die kranken und die „bösen" Zellen.

Sie werden stimuliert durch bestimmt Botenstoffe des Immunsystems (Zytokine). Das verführt natürlich zu dem Gedanken, mit Hilfe von Zytokinen das Immunsystem gegen Krebs anregen zu wollen. Verschiedene Ärzte versuchen dies, bis jetzt gleichwohl mit mageren Ergebnissen. Die Forschung auf diesem Gebiet ist jedoch noch nicht abgeschlossen.

Ich konnte diesen Anstieg der Eosinophilen wiederholt bei günstigen Verläufen unter AHIT® feststellen, doch wie überall gab es auch hier kein Gesetz ohne Ausnahmen. Und die, das sei hier gleich vorweggenommen, waren doch ziemlich zahlreich. Eines traf aber immer zu: Traten Eosinophile auf, ging es den Patienten schlagartig besser. Die Lebensqualität stieg dramatisch, in der Regel wurden Teilremissionen erzielt. Die Therapie wurde nicht nur gut vertragen, sondern entpuppte sich mit der Zeit als eine wertvolle Ergänzung zur Chemotherapie.

Dazu ein besonders eklatanter Fall über den Einsatz von Zytokinen: Eine Patientin mit Brustkrebs wurde von einer der umliegenden Unikliniken mit Erythropoetin behandelt, um der Begleitanämie bei Chemotherapie zu begegnen (Erythropoetin ist ein Zytokin, ein Botenstoff des Immunsystems, der in der Regel eine sehr rasche Erholung des roten Blutbildes bewirkt). Sie hatte aber von anderen Patienten vernommen, dass zumindest die in dieser Studie verwendete Dosierung das Zeug nicht unbedingt verträglicher machte. Also ließ sie es weg und spritze dafür die AHIT®-Präparate. Eines Tages wurde sie vom Studienleiter angesprochen: „Frau B., Sie sind der Star der gesamten Patientengruppe. Sie scheinen die einzige zu sein, die sich das Erythropoetin exakt nach Studienprogramm spritzt. Sie haben mit Abstand die besten Werte der gesamten Patientengruppe."

Ich hätte Mäuschen sein mögen, um sein Gesicht zu sehen, als sie ihm sagte: „Lieber Herr Professor, ich spritze überhaupt kein einziges Milligramm Ihres Erythropoetins, ich mach' die AHIT® beim Dr. Kief."

Ich erhielt keinen Anruf aus der Uni, wie ich ihn eigentlich erwartete, zumindest hätte ich als Studienleiter so gehandelt. Mich würde erstens interessiert haben, wieso ein fremder Kollege die Studie stört (ich war unschuldig, ich wusste überhaupt nichts von der Erythropoetin-Studie), zweitens hätte ich gern in Erfahrung gebracht, was denn der fremde Kollege macht; dass er ein Präparat zusammenzaubert, das (zumindest damals) im ganzen Jahr so viel kostete wie eine einzige Ampulle des Erythropoetins und noch dazu den gesamten Rest der Studienteilnehmer ins Abseits stellte. Wir stoßen hier wieder auf einige Grundsatzfragen der ärztlichen Mentalität: Was ist wichtiger: Die Studie oder der Patient?

Nun zurück zu unserem Patienten mit dem Dickdarm-Krebs.

Ein Vierteljahr nach der Behandlung ging es ihm plötzlich wieder schlecht. Eine Kontrolle belegte, dass der Krebs in vollem Umfang zurückgekehrt war. Die Ursache war unbekannt. Eine mögliche Ursache wird zwar häufig in der Fachliteratur diskutiert, nichtsdestotrotz wird sie nach meiner Erfahrung eigentlich nur von anthroposophischen Ärzten ernst genommen und umgesetzt: die Psychoimmunologie. In seinem Fall war es so: Die Frau des Patienten soff wie ein Loch, damit wurde er nicht fertig. Ich habe das wiederholt erlebt und komme mit anderen Beispielen auf diese Zusammenhänge noch zurück. Wer weiß, welches Element in den Tiefen unserer Seele entscheidet: „So, jetzt ist es genug mit dem Ärger. Du hast Dein Soll erfüllt, tritt ab!" Neben der menschlichen und menschenwürdigen Betreuung in anthroposophischen Kliniken wird das Gebot der Nächstenliebe – die wichtigste Form der Psychoimmunologie – noch am ehesten erfüllt in von Nonnen geführten Häusern. Wenn es dort nicht klappt, kann es meiner Erfahrung nur am Personalmangel liegen, denn die Nonnen werden in unserer Zeit eben auch immer rarer.

Für einen Mann möchte ich in diesem Sinne posthum noch eine Lanze brechen: Den streitbaren Professor Julius Hacketal. Er hatte sich, wie bekannt, mit der etablierten Medizinhierarchie angelegt und eine eigene Klinik aufgemacht, in der er vorwiegend Krebspatienten betreute. Wir hatten einige gemeinsame Patienten, sie berichteten unisono von der liebevollen Betreuung in seiner Klinik.

Als die ersten Zytokine Mitte der Achtziger auf den Markt kamen, nahm die Euphorie der Onkologen kein Ende. Es passierte,
was für eine Supernova typisch ist: Sie blühte auf, leuchtete und
wurde wieder dunkler.

Von all den vielen „Zauberspritzen" sind bis jetzt nur wenige von erheblicher Bedeutung übrig geblieben. Hierunter sind
das Interferon, das bei der Haarzell-Leukämie tatsächlich gute
Dienste leistet, das bereits oben erwähnte Erythropoetin sowie
das Interleukin 2, das zur Erholung des weißen Blutbildes nach
einer Chemotherapie beiträgt (Interferone in unterschiedlicher
molekularer Konfiguration können bei anderen Indikationen als
Krebs durchaus eine segensreiche Rolle spielen). Im nachfolgenden Fall spielen nun Hormone eine gewisse Rolle.

Bei meinem Schwiegervater wurde Mitte der Achtziger Jahre ein Prostatakarzinom festgestellt. Er wurde operiert, nachbestrahlt, erhielt auch eine sogenannte Kobaltbestrahlung und
wurde als geheilt, jedoch mit einer gewissen Hinfälligkeit ent-
lassen. Nach zwei Jahren wurde er zunehmend schwächer, so
dass ich ihn ins Krankenhaus einliefern musste. Der aufnehmende Oberarzt dort, ein persönlicher Freund von ihm und ein
guter Bekannter von mir, führte mich ins Röntgenzimmer und
zeigte mir die Lunge des Patienten. Sie war voll mit Metastasen.
Sein Kommentar: „Herr Kief, da hätten sie aber auch zwischendurch mal eine Röntgenaufnahme machen können." Das stille
Bedauern um seinen Freund aus seinen dunklen Augen, er war
Iraner, sowie der leise Vorwurf aus seinen Worten waren ein
unvergessliches Lehrstück für mich: Lieber eine Kontrolle zu
viel als eine zu wenig.

Eine Chance bestand bei diesem Befund nach damaligem
Wissen nicht – nach heutigem übrigens auch nicht! Also gaben wir ihm wenigstens Honvan, eine Nachbildung weiblicher
Geschlechtshormone, die die Wachstumstendenz des hormon-
empfindlichen Prostatakrebses bremst. Und ich machte mit ihm
eine AHIT®. Darüber hinaus behandelte ich ihn zwei Mal wöchentlich mit Ozon und Vitamin C. Das Verfahren ist unter Kapitel „Ozon" beschrieben. Die Kombination des Ozons, eines
sehr starken Oxidans', mit Vitamin C, einem Reduktionsmittel,
ist nur scheinbar widersprüchlich. Das Vitamin C von den gerade beim Krebspatienten vorgeschädigten Erythrozyten nämlich
regelrecht aufgesogen. Allein die Steigerung der Lebensqualität
durch die Kombination dieser beiden Verfahren wäre als Indikation gerechtfertigt. Wenn darüber hinaus sogar noch Remissio-

nen mit diesem Verfahren erzielt werden können, würde ich es sogar als therapeutische Verpflichtung ansehen. Noch dazu lässt es sich trefflich mit der klassischen Methode kombinieren.

Der Krebs war innerhalb von sechs Wochen verschwunden. Bereits nach 14 Tagen ging es ihm unter der Therapie zunehmend besser. Seine Schwäche war wie weggeblasen. Auch Nachkontrollen belegten: Der Krebs war vollständig verschwunden. Er blieb es sieben Jahre lang. Dies war die Lunge des Schwiegervaters vor und während AHIT®:

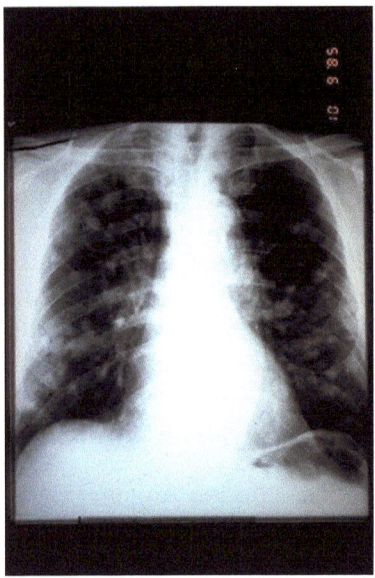 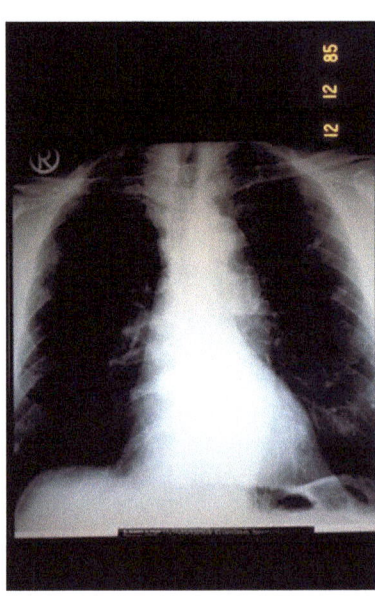

Abbildung 109   Abbildung 110

Selbst Laien können beim Vergleich dieser beiden Röntgenaufnahmen unschwer das Verschwinden des „Kartoffelfeldes" in beiden Lungenfeldern feststellen. Dasselbe erkennt man auf den nebenstehenden Abbildungen 111 und 112 auf Seite 135, die die Lunge vor AHIT® und nach AHIT® von der Seite zeigen.

Für den Schwiegervater war vor allen Dingen eines wichtig: Seine Lebensqualität war wiederhergestellt, er genoss wieder seine Zigarre und seinen Rotwein. Nach sieben Jahren war der Krebs an der selben Stelle (!) wieder da, gleichzeitig Hirnmetastasen. Auch jetzt sprach er wieder auf die AHIT® an, jedoch war das Lebensflämmlein mit 82 Jahren insgesamt schon so schwach, dass er verstarb.

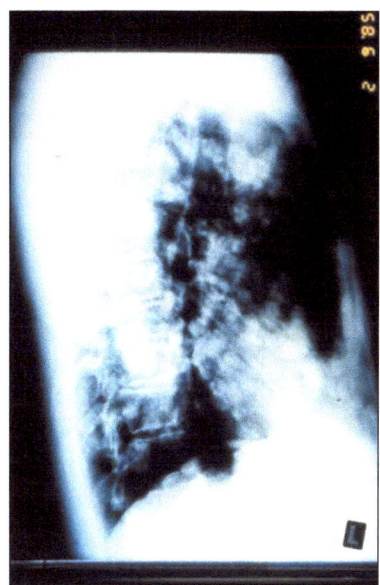   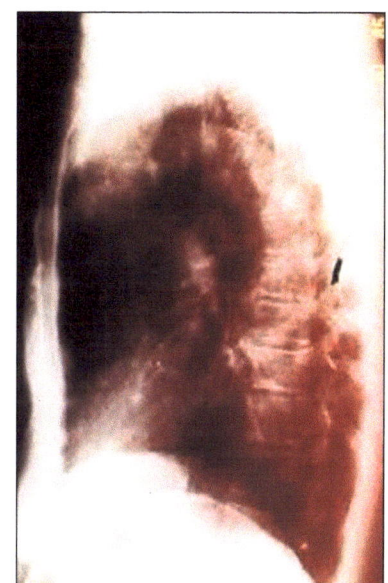

Abbildung 111   Abbildung 112

Die Kombination „Hormonantagonisten oder Hormonstopper mit AHIT®" war je nach Sensibilität des Prostatakrebses mit einer Erfolgsquote behaftet, die über die übliche Erfahrung von Einzel-Kasuistiken hinausging. Ich habe dies in einer kleinen Statistik zusammengefasst.

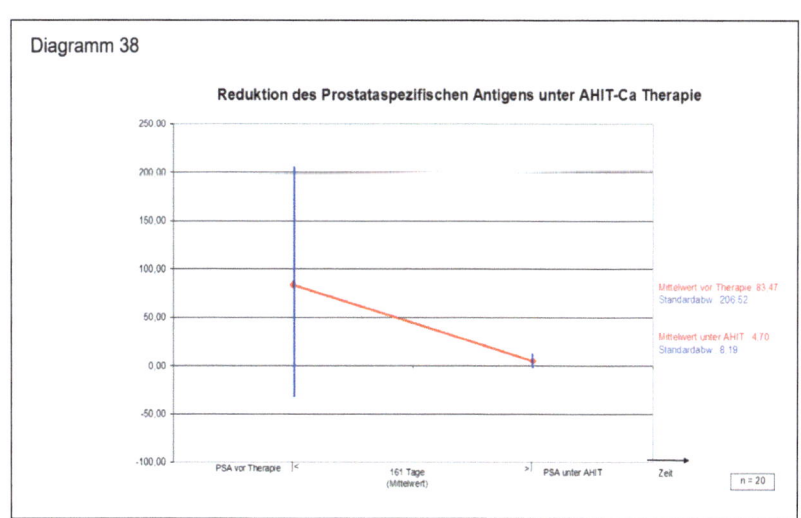

Zum Abraumeffekt der Eosinophilen ist noch ein Nachtrag zu
bringen: Zu Beginn der AHIT®-Aera suchte mich ein 55-jähriger
Patient mit einem Non-Hodgkin-Lymphom auf. Bei ihm wurden
im Dezember 1986 zervikale Lymphknoten festgestellt. Im November 1987 wurde die Diagnose eines Immunozytoms gestellt,
das sich als zunehmend progredient erwies. Gemäß Befund des
Klinikums Großhadern: Stadium IV A.

Der sehr kritische Patient konnte sich, nachdem er die anderen Patienten mit gleicher Diagnose und Chemotherapie auf der
Station „herumhängen“ sah, mit einer konventionellen Therapie
nicht anfreunden und begann im März 1988 mit der autologen
Immuntherapie AHIT®. Es kam bis Oktober 1988 zu einem weiteren Anstieg pathologischer Lymphozytenformen, die bis Juni
1989 wieder deutlich in Normnähe fielen.

Bei dem Patienten wurde ein typisches Phänomen bei der Behandlung maligner Erkrankungen mit AHIT® festgestellt: Gleichzeitig mit der Besserung des Blutbildes kam es zu einem Anstieg
der eosinophilen Granulozyten, in geringerem Maße auch der Basophilen. Der Patient, der sich regelmäßig in einem regionalen
Labor in München untersuchen ließ, führte selbst Buch über die
klinische Entwicklung (zum Beispiel Halsweite) unter der AHIT®
sowie über die Laborkontrollen. Er hatte sich darüber hinaus von
einem Hämatologen ausbilden lassen und sich ein Mikroskop ge-
kauft, um seine eigenen Blutbilder regelmäßig zu kontrollieren.
Die Entwicklungen im Einzelnen sind der nachfolgenden Grafik
zu entnehmen. Sie wurde vom Patienten selbst erstellt.

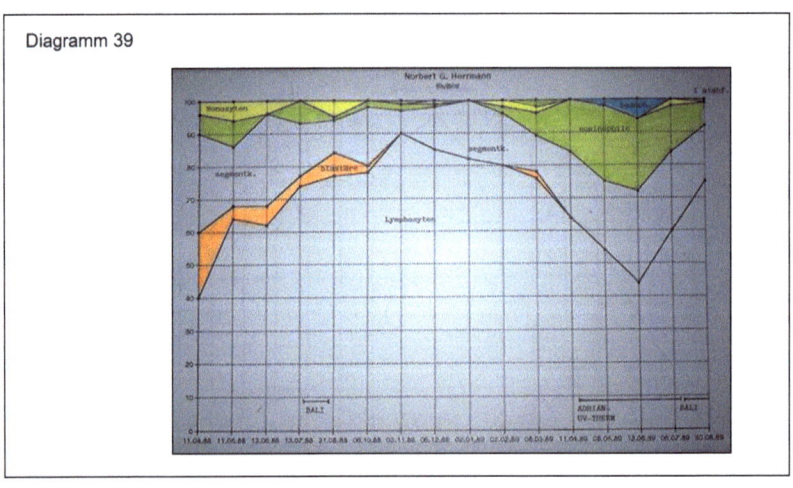

Diagramm 39

Auffallend ist die Zunahme der eosinophilen Granulozyten in der Heilphase. Ein wohlbekanntes Phänomen, nicht nur unter AHIT®. Der eosinophile Granulozyt ist exzellent ausgestattet mit Enzymen, die den Krebs bekämpfen können. Wie das Zusammenspiel mit den anderen immunkompetenten Zellen funktioniert, ist mir nicht restlos geläufig und bleibt hämatologischen Fachlaboren überlassen. Bei den Produktionskontrollen der AHIT® jedenfalls habe ich schon Kulturen beobachtet, deren Kontingent an weißen Blutkörperchen ausschließlich aus eosinophilen Granulozyten bestand (zu 100 Prozent): Der eosinophile Leukozyt ist benannt nach der griechischen Göttin der Morgenröte, Eos, weil sich seine Granula mit dem Farbstoff Eosin so schön rot anfärben lassen. Der Name ist also durchaus bezeichnend.

In der Remissionsphase kam es unter der Therapie zu Müdigkeit, Schwitzen und Abhusten grünen Schleims. Der grüngelbe Auswurf verstärkte sich mit weiterer Remission. Bis 1991 ließ sich auch eine zunehmende Remission der pathologischen B-Zellen erkennen (B-Zellen: antikörperproduzierende und -tragende Zellen). Im April 1993 erfolgte eine erneute AHIT®-Behandlung. Es kam wieder zu einem mäßigen Anstieg der pathologischen Lymphozytenformen, auch die Halsweite nahm allmählich zu. Daher wurde im Februar 1994 erneut eine Therapie vorgenommen. Diesmal bewirkte sie eine zunehmende Remission der Halslymphknoten.

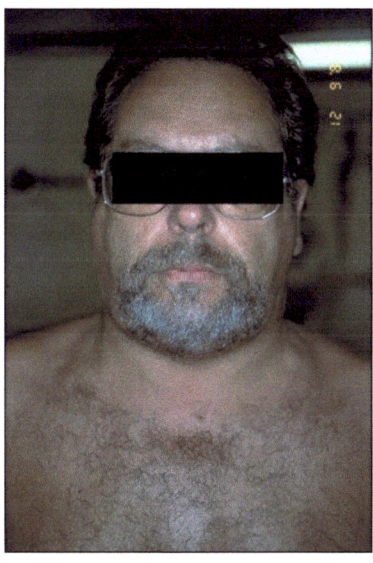
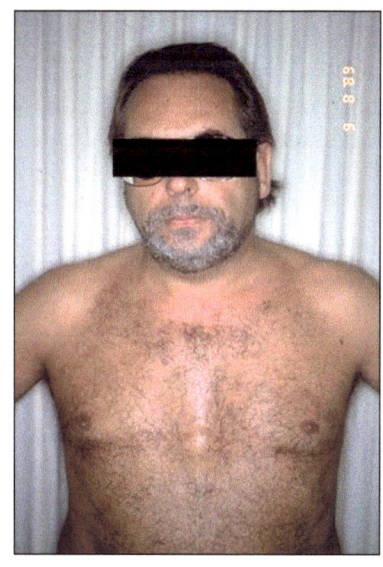

Abbildung 113   Abbildung 114

Während das körperliche Allgemeinbefinden des Patienten unter der Therapie als sehr gut zu bezeichnen war, kam es jedoch diesmal nicht zu jener drastischen Remission im Blutbild. Die Lymphozyten blieben konstant bei 70 bis 80 Prozent. Die erhöhte B-Zellen-Anzahl sank jedoch von fast 22 000 auf 17 000 von März bis Mai 1995 (siehe Diagramm 39 auf Seite 136). Über 15 Jahre hinweg waren keine Lymphtumoren mehr nachweisbar, erst im Jahr 2004 kam es zu einem Rückfall.

Eine elegante Möglichkeit biochemischer Kontrolle der AHIT®-Wirkung ist die Bestimmung des Redoxaequivalents vor und nach Applikation der Hämolysate oder Autolysate. Ich konnte beobachten, dass die subkutane Verabreichung von einem Milliliter einer Dilution bis zu 1:1 Milliarde (D9) eines nach dem AHIT®-Verfahren aufgearbeiteten autologen Krebsgewebes das Redox-Äquivalent im Venenblut innerhalb von zehn Minuten um ein ganzes Millival nach der reduktiven Seite verschiebt. Ein Lysat aus autologem Krebsgewebe erweist sich in diesem Sinn wesentlich stärker als etwa ozonisiertes Eigenblut.

Ein weiteres Phänomen bei der Verabreichung eines AHIT®-Präparats dieser Herkunft verdient Beachtung: Nicht selten schlug die depressive Grundstimmung nach Verabreichung eines Krebsautolysats schlagartig in eine optimistische, bejahende Grundhaltung um, die manchmal sogar euphorische Ausmaße annahm.

Die Bestimmung des Redoxäquivalents ist technisch einfach durchzuführen und dabei ausgesprochen billig. Sie kann als Verlaufskontrolle maligner Erkrankungen unter der AHIT® in jedem ärztlichen Labor mit dem Photometer nachvollzogen werden. Die Methode beruht auf Reaktionsmechanismen des Pischinger'schen Grundsystems. Üblicherweise zeigt der Krebspatient ein oxydatives Reaktionsmuster, das bei wirksamer Therapie in obigem Sinn in eine reduktive Reaktion umschlägt (siehe Anhang). Beobachtet wurden unter AHIT®:

- Appetitsteigerung und Gewichtszunahme innerhalb weniger Tage;
- verblüffende Erholung des Kräftehaushaltes;
- Reduktion der Tumorschmerzen: Häufig konnten Morphine innerhalb weniger Tage wesentlich reduziert oder ganz abgesetzt werden;
- Radiatio und Chemotherapie wurden viel besser toleriert;

- durch Radiatio oder Zytostatika induzierte Alopezie trat entweder nur vermindert auf oder verschwand rasch;
- begleitende Tumoranämien gingen oft überraschend schnell zurück.

Klinisch gesehen ergab sich die Indikation für eine AHIT® bei malignen Erkrankungen aus dem Umstand, dass bei sehr vielen dieser Patienten eine verminderte T Helfersuppressorratio von etwa durchschnittlich 70 bis 80Prozent vorlag. Durch Auswahl ge-eigneter Eigenblutfraktionen im Rahmen des AHIT®-Verfahrens gelang bei HIV-positiven Patienten eine deutliche Vermehrung der Helferzellpopulationen. Der Einsatz dieser Lysate war hier häufig mit einem erfreulich roborierenden Effekt verbunden, so dass auch vonseiten der häufig anzutreffende Kachexie (Auszehrung, Schwäche) bei Krebspatienten eine Indikation vorlag. Im Laufe der Jahre wurde das Verfahren speziell für diesen Indikationsbereich so weit verfeinert, dass wir heute ausschließlich mit einer Zucht aktivierter immunkompetenter Zellen (AHIT®-Ca) arbeiten, die sodann durch eine ganze Kaskade zellzerstörender, gleichwohl schonender Verfahren vernichtet werden. Endprodukt ist ein zellfreies Substrat, das gleichwohl durch seinen Reichtum an Zellorganellen, Enzymen und Zell-Bruchstücken als Steuerimpuls für das Knochenmark des Patienten wirksam ist. Diese Maßnahme ist eigentlich überflüssig, doch wird sie den in ähnlicher Weise arbeitenden Betrieben durch die Überwachungsbehörde auferlegt. Ich kenne durchaus kompetente Immunologen, die darin eine Schikane der Behörde sehen, die wohl den Einflüsterungen der „Gegenseite" erlegen ist.

13.1 Ergebnisse

Die nachfolgende Statistik über Patienten mit malignen Erkrankungen hat daher zum gegenwärtigen Zeitpunkt nur orientierenden Charakter (das war 1993). In aller Bescheidenheit sei betont, dass es sich bei der vorliegenden Statistik um eine erste Sichtung mit den oben erwähnten zwangsläufigen Schwächen handelt. Es sei aber auch hervorgehoben, dass allein die beobachteten dauerhaften Vollremissionen meiner Ansicht nach ausreichend Berechtigung für den Einsatz der AHIT® bei diesem sensiblen Patientengut sind, ganz abgesehen von den zum Teil drastischen Änderungen des Karnovsky-Index' während der Therapie.

Es bleibt noch zu erwähnen, dass die AHIT® häufig als Monotherapie erfolgte. Meist galt der Patient als „austherapiert". Dies können Sie allein schon am außerordentlich hohen Anteil an Patienten im Stadium IV erkennen. Abgesehen von Östrogenantagonisten beim rezeptorpositiven Mamma-Ca sowie Östrogenen oder Testosteronblockern beim Prostata-Ca wurde in der Regel keine konventionell medizinische Therapie bei diesen Patienten eingesetzt (wo dies der Fall war, wird es erwähnt). An naturheilkundlichen Begleittherapien wurde eine leichte Diät eingehalten, mit verminderter Zufuhr tierischen Eiweißes. Auf eine strenge Diät, die tierische Eiweiße und beispielsweise auch Zucker vollständig verbietet, wurde von meiner Seite verzichtet. Es wurde in den häufigsten Fällen von Patienten, die entsprechend vorbehandelt waren, dankbar aufgenommen. Ansonsten nahmen einige Patienten Vitamine, in größerem Maße Vitamin C. Als weitere Begleittherapie wurde auch gern auf die Neuraltherapie zurückgegriffen, womit tumorbedingte Schmerzzustände häufig ohne Morphine gut beherrscht werden konnten.

Untersucht wurden 100 Patienten, von denen 73 im Stadium IV waren, 12 im Stadium III, 4 im Stadium II und 8 im Stadium I. Das Staging haben wir in der Regel aus KH-Berichten, Verlaufskontrollen usw. der vorbehandelnden Kliniken übernommen, und wo nicht vorhanden, haben wir es ergänzt. Von den in einem mittleren Zeitraum von 557 Tagen beobachteten Patienten verstarben 39, 61 überlebten. 40 Patienten waren männlich, 60 weiblich. Die Art der Karzinome geht aus der nachfolgenden Tabelle hervor. Die prozentuale Verteilung des Karnovsky-Index' vor, während und nach Therapie gibt die nebenstehende Tabelle 1 wieder.

Bei der damaligen Studie wurde im Mittel ein Progressionsstopp von 14,35 Monaten erzielt. Bei Patienten ohne konventionelle Nachbehandlung war 22,8 Monate kein Rezidiv aufgetreten, die erzielten Teilremissionen hielten durchschnittlich 7,19 Monate an. Die Vollremission, der anschließend eine erneute Progression mit Exitus gefolgt war, dauerte durchschnittlich 8,17 Monate, eine Teilremission mit gleichem Ergebnis 4,67 Monate, eine Vollremission mit anschließendem Rezidiv und Todesfolge 21,6 Monate.

Die mittleren prozentualen Anteile an Eosinophilen wurden bei Teilremission mit 8,25 Prozent, bei Vollremission mit 10,33 Prozent im Gegensatz zur Progression mit Todesfolge bei 5,4 Prozent ermittelt. Bei Vollremission mit Rezidiv und Todesfol-

STAGE	Frequency	Percent	Cumulative Frequency	Cumulative Percent
1	8	8.2	8	8.2
2	4	4.1	12	12.4
3	12	12.4	24	24.7
4	73	75.3	97	100.0

Frequency Missing = 3

DIAGNOGR	Frequency	Percent	Cumulative Frequency	Cumulative Percent
ADENOCA	3	3.0	3	3.0
ASKINTU	1	1.0	4	4.0
ASTROCYTOM	2	2.0	6	6.1
B-CLL, Z.N. 4 X	1	1.0	7	7.1
BRONCHIALCA	3	3.0	10	10.1
CARDIACA	4	4.0	14	14.1
CHORIONCA	1	1.0	15	15.2
CLL	1	1.0	16	16.2
COLONCA	4	4.0	20	20.2
DÜNNDARMCA	2	2.0	22	22.2
GALLENBLASENCA	1	1.0	23	23.2
GLOMUSCA	1	1.0	24	24.2
HAARZELL LEUKäMI	1	1.0	25	25.3
HYPERNEPHROM	1	1.0	26	26.3
IMMUNOCYTOM	3	3.0	29	29.3
LUNGENCA	1	1.0	30	30.3
MAMMACA	21	21.2	51	51.5
MELANOM	2	2.0	53	53.5
MORBUSHODGKIN	2	2.0	55	55.6
NEBENNIERENRINDE	1	1.0	56	56.6
NONHODGKINLYMPHO	6	6.1	62	62.6
OVARIALCA	8	8.1	70	70.7
PANKREASCA	4	4.0	74	74.7
PAROTISCA	1	1.0	75	75.8
PLASMACYTOM	2	2.0	77	77.8
PLATTENEPITHELCA	1	1.0	78	78.8
PROSTATACA	2	2.0	80	80.8
RECTUMCA	4	4.0	84	84.8
SARKOM	7	7.1	91	91.9
SIGMACA	3	3.0	94	94.9
SIGMARECTUMCA	1	1.0	95	96.0
TU UNBEKANNTE GE	1	1.0	96	97.0
WILMSTU	1	1.0	97	98.0
ZUNGENCA	1	1.0	98	99.0
ÖSOPHAGUSCA	1	1.0	99	100.0

Frequency Missing = 1

Tabelle 1

ge beträgt der durchschnittliche Wert 10,24 Prozent. Es sollte hier
die Bedeutung des Eosinophilen keineswegs überbetont werden.
Dem Monozyten beispielsweise gebührt ähnliche Beachtung.
Auffallend ist jedoch, dass bei sehr rasch einsetzenden klinischen

Ergebnissen wie drastischen Remissionen innerhalb weniger Wochen eine hohe Eosinophilenzahl die Regel war.

Die Hinweise aus den Blutbildern der AHIT®-Patienten mit dem Anstieg von Eosinophilen und Basophilen, die bekannte Verschiebung im Blutbild schwer Krebserkrankter in Richtung der sogenannten Neutrophilen, das Überwiegen von Monozyten in der Endphase einer Krebserkrankung, was ein japanischer Wissenschaftler als Marker für eine allmählich tödlich endende Erkrankung ansah – all das wies darauf hin, dass der Schlüssel einer wirksamen Krebsbekämpfung in einer Kultur des Eigenbluts lag (siehe dazu Anhang: Erklärung der einzelnen Zellarten).

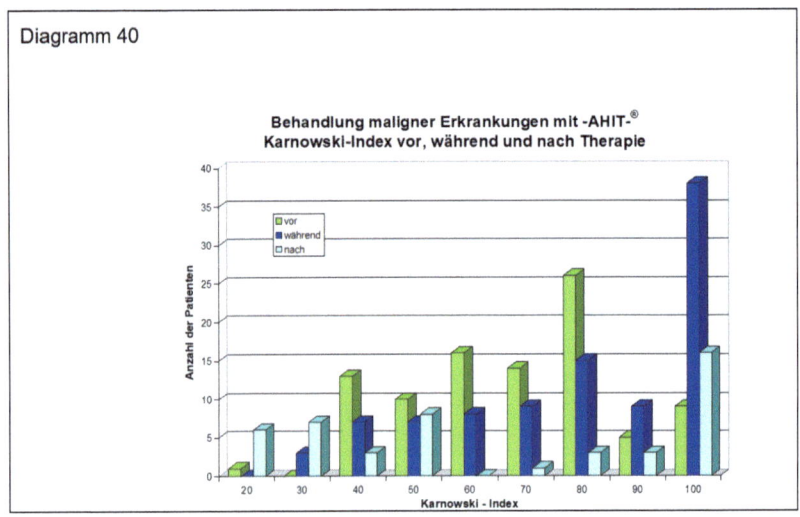

Diagramm 40

Behandlung maligner Erkrankungen mit -AHIT-®
Karnowski-Index vor, während und nach Therapie

Dazu muss der Laie wissen, dass bei der Entwicklung einer derartigen Eigenblutkultur keineswegs ein wahlloses Herumprobieren auf Kosten des Patienten möglich ist, vielmehr hat der Gesetzgeber zunächst einmal eine sehr sinnvolle Einschränkung an die Basis derartiger Entwicklungen gesetzt: Es dürfen nur Medikamente mit allgemeiner Zulassung verwendet werden, und es kommt noch eine zweite Überprüfung hinzu: Die Fertigung ei-nes derartigen „Rezeptur-Arzneimittels" unterliegt der Kontrolle von Herstellungs- und Kontroll-Leitern, die über die Einhaltung der Arzneimittelgesetze wachen und natürlich aufgrund ihrer langjährigen Vorbildung auch über Sinn und Zweck solcher Neuentwicklungen zu entscheiden haben. Darüber steht die Überwachungsbehörde. Bei Rezeptur-Arzneimitteln wie den AHIT®-Präparaten sind diese auf Länderebene in den jeweiligen Regierungspräsidien zuständig.

Dieser eben skizzierte Aufbau der Überwachung eines Arzneimittels beinhaltete, dass ich nur vorgefertigte und allgemein zugelassene Arzneimittel verwenden durfte, um eine so-genannte RPM-Lösung aufzubauen (RPM-Lösung ist eine gängige Bezeichnung für eine Nährlösung bei Zellkulturen). Sie war notwendig, damit die Zellen sich in einer derartigen Suppe auch ernähren und vermehren konnten. Wenn man so will, war die Arbeit damals eine Mischung aus Kochrezept und Mathematik: Ein Quäntchen von jener Infusionslösung, ein paar Milliliter von injizierbaren Vitaminpräparaten, als Basis ein Glas Ringerlösung, gerade so viel, dass das Verhältnis der Elektrolyte nicht gestört wurde und so fort.

Wir kamen jedoch in der ersten Phase unserer Zellkulturen nicht über 20 000 bis 30 000 Zellen pro Kubikmillimeter innerhalb der ersten zwei bis drei Tage. Wir gingen der Ursache nach und fanden heraus, dass am zweiten Tag eine Hyperkaliämie in der Kultur begann. Das Kalium trat offenbar aus den geschädigten Erythrozyten aus, denn die waren in ihrem Volumen so geschrumpft, dass sie wie Stechäpfel aussahen („Stechapfelform" ist übrigens ein fester Begriff bei der mikroskopischen Beurteilung eines Blutbildes).

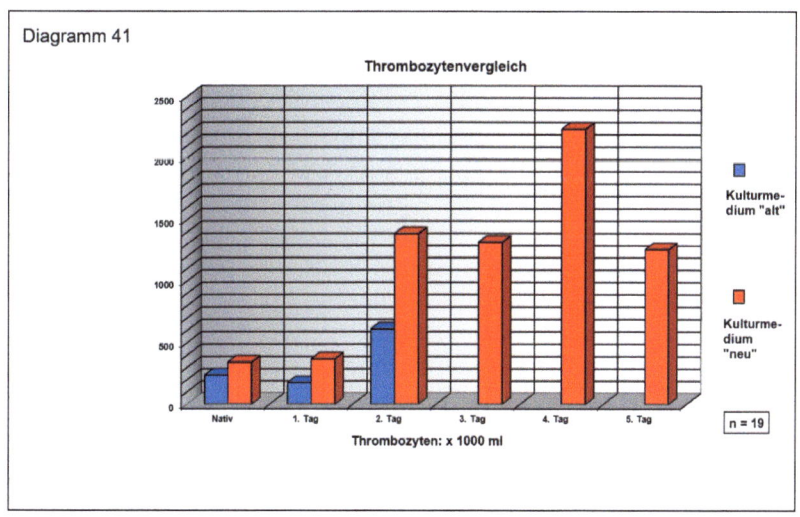

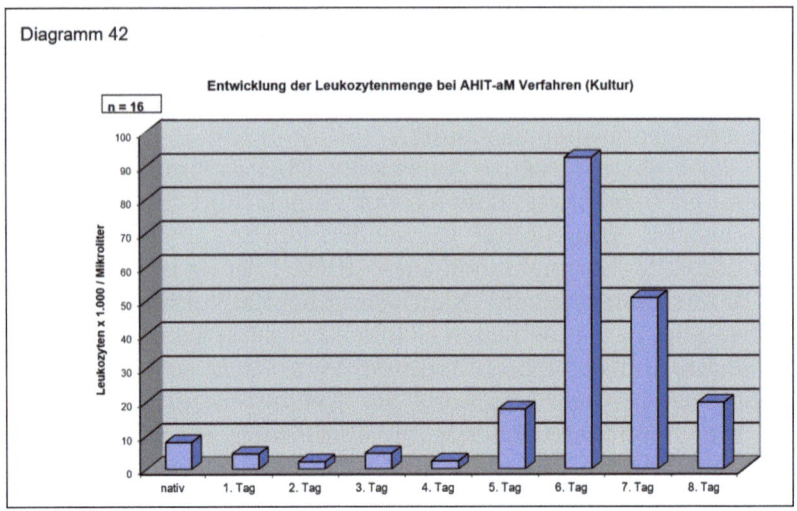

Diagramm 42

Entwicklung der Leukozytenmenge bei AHIT-aM Verfahren (Kultur)

n = 16

Leukozyten x 1.000 / Mikroliter

nativ   1. Tag   2. Tag   3. Tag   4. Tag   5. Tag   6. Tag   7. Tag   8. Tag

Das ausgetretene Kalium wiederum erhöhte den Druck der jetzt übersättigten Salzlösung (die Osmolarität), so dass die weißen Blutkörperchen, die sich vermehren sollten, schrumpften und in ihrem Salzhaushalt gestört waren. Wie war hier Abhilfe zu schaffen, ohne die eigene Weltanschauung auf den Kopf zu stellen? Vitamin E war der Schlüssel. Vitamin E wurde in einer an Lecithin reichen Nährlösung den Kulturen zugegeben, und schon hatten wir die Anzahl der weißen Blutkörperchen in der Kultur mehr als verzehnfacht. Auch die Blutplättchen hatten dankbar das neue Bad genossen und ihre Anzahl war von 600 000 auf über 2,5 Millionen gestiegen.

Die Blutplättchen werden meiner Ansicht nach im Wirkungsgefüge des zellulären Gesamthaushaltes der zellulären Abwehr unterschätzt. Sie sind nicht nur einfach die Träger der Blutgerinnung, sondern erfüllen durchaus auch immunologische Funktionen. Sie können sich zum Beispiel zusammenballen und dann die Funktion von Fresszellen übernehmen. Nach einem schweren Asthmaanfall können sie vollständig aufgebraucht sein, so dass eine gefährliche Blutungsneigung droht.

Doch nun zurück zu ihren Brüdern von der weißen Fakultät: Derzeit sind zwei Krebsarten in den sogenannten reichen Ländern unseres Planeten auf dem Vormarsch. Die eine ist der Lungenkrebs, da sogar die Frauen zunehmend zum Glimmstängel greifen, die zweite ist der Dickdarmkrebs, bei dem ein unmittelbarer Zusammenhang mit dem Überschuss an tierischem Eiweiß in unserer Nahrung besteht. Anhand des oben demonstrierten Effekts auf das weiße Blutbild und die Thrombozyten könnte der Eindruck entstehen, dass ich ausschließlich um die Vermehrung der Zellen bemüht war. Dies ist richtig, soweit es sich um die Entwicklung dieser immunkompetenten Zellen handelte. Der Gesetzgeber (Luxemburg) hatte für derartige Fälle jedoch die Messlatte ein Stück höher gelegt, vermutlich nicht ohne Einfluss der Großindustrie. Nun oblag es der Firma FBM-PHARMA, aus den ungeheuer zellreichen Präparaten ein zellfreies zu zaubern. Dies war gar nicht so schwer, wie die nachfolgende Bildfolge belegt. Man kann diesen Effekt einerseits mit Ozon-Sauerstoffgemischen erreichen, wie demonstriert, andererseits aber auch mit Tiefgefrieren.

Die nachfolgende Bildserie zeigt den Einfluss eines Ozon-Sauerstoffgemischs auf eine AHIT®-Kultur und deren dosisabhängige Wirkung zur Gewinnung eines zellfreien Substrats. Zugegebenermaßen zeige ich diese Bildfolge mit Phasenkontrastaufnahmen unter anderem wegen der exzellenten optischen Qualität.

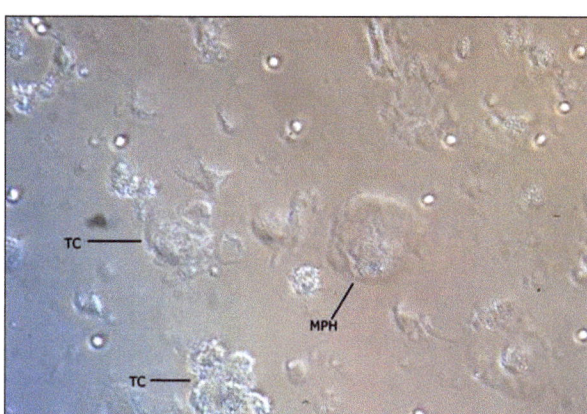

Abbildung 115
(Legende:
TC = Tumorzelle;
DZ = dendritische
Zelle; MPH =
Makrophage)

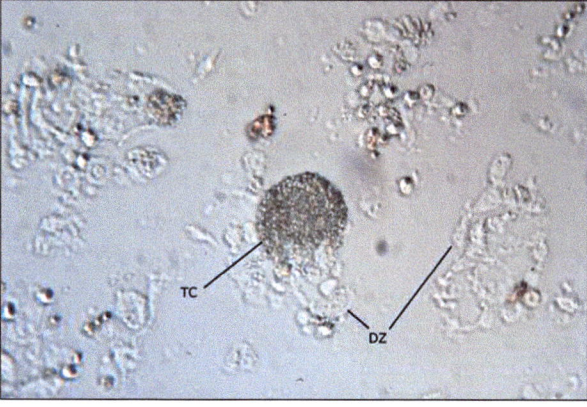

Abbildung 116
(Legende:
wie oben)

(Aufnahme
Horst Kief)

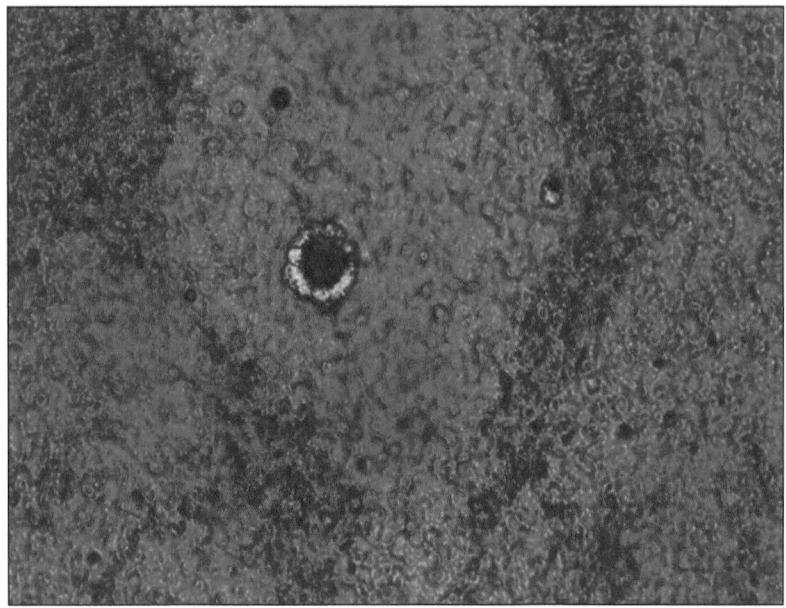

Abbildung 117: Killerzelle (Fotografische Dokumentation Horst Kief)

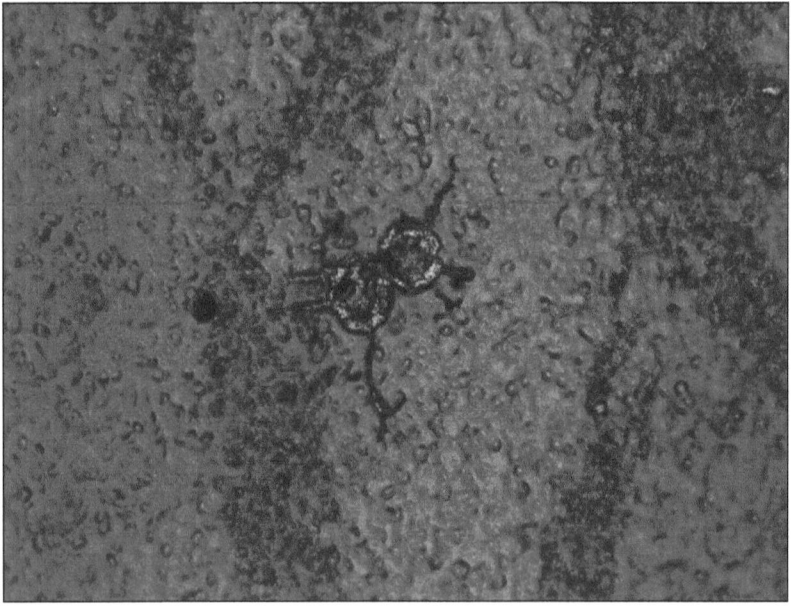

Abbildung 118: Dendritische Zelle (Fotografische Dokumentation Horst Kief)

Um die Qualität dieser Kulturen gegen maligne Erkrankungen zu untermauern, seien hier zwei fotografische Dokumentationen wiedergegeben: einerseits eine Killerzelle, andererseits eine dendritische Zelle. Beide Aufnahmen stammen aus Original-Kulturen gegen maligne Erkrankungen.

Wenn man in Fachblättern nach entsprechender Dokumentation sucht, stößt man auch auf Kulturen von Killerzellen, die mit einem enormen Aufwand hergestellt werden, zum Beispiel unter Einsatz gentechnologisch gewonnener Antikörper. Gleiches gilt für den Gewinn dendritischer Zellen. Entsprechend teuer sind derartige Kulturen. Die Kosten belaufen sich meist auf mehrere 10 000 Euro, doch sie sind keineswegs besser, wie der nachfolgende Vergleich der klinischen Ergebnisse zeigt. Die mit eigenen Kulturen erzielten Ergebnisse werden hierbei mit denen dendritischer Zellen verglichen, die ich aus der Fachliteratur entlehnt habe.[3] Ergänzend sei noch erwähnt, dass es sich bei diesen Zellen um sogenannte In-Prozess-Kontrollen handelt, Zellen also, die im Endprodukt aufgrund verschiedener Maßnahmen nicht mehr vorhanden sind. In der Tat sind lebende Zellen dieses Abwehrmechanismus' keineswegs erforderlich, da die Steuerungsorgane, etwa die DNA des Zellkerns und die RNA des Zytoplasmas, genügend Steuerimpulse entwickeln, um die körpereigene Abwehr zu aktivieren.

Wir haben immer neue Ansätze geprüft, bis wir letztlich sogar über 900 000 weiße Blutkörperchen pro Kubikmillimeter erreichten. Hierbei darf aber gleich vermerkt werden, dass die Erhöhung der Zellzahl keineswegs eine ebenso exzessive Verbesserung der Wirksamkeit dieser Kulturen gegen Krebs bedeutet. Dies sei am nachfolgenden Fall demonstriert: Bereits nach der ersten Ozonisierung ist ein Einfluss der Ozonzugabe auf die Zellmorphologie sichtbar – Erys noch intakt, zum Teil Stechapfelform (siehe die Abbildungen 119 bis 131 auf den nachfolgenden Seiten).

---

[3] Banchereau, J., R. M. Steinamn: Dendritic cells and the control of the immunity, Nature 392 (1998). Hart, D. N. J.: Dendritic cells: Unique Leucocyte Populations which control the Primary Immune Response, Blood 90 (1997). Hart, D. N. J.: Dendritic cells: Unique Leucocyte Populations which control the Primary Immune Response, Blood 90 (1997). Steinman, R. M.: Dendritic cells, in: Fundamental Immunology (Paul, W. E., Hrsg.), Philadelphia New York, Lippincott Raven (1999). Thurner, B., C. Roder, D. Dieckmann, M. Heuer, M. Kruse, A. Glaser, P. Keikavoussi, E. Kampgen, A. Bender, G. Schuler: Generation of large numbers of fully mature and stale dendritic cells from leukapheresis products for clinical application, J. Immunol. Methods 223 (1999).

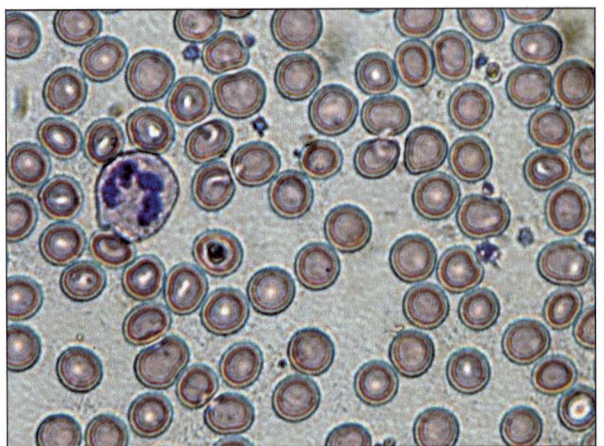

Abbildung 119
(Nativblut)

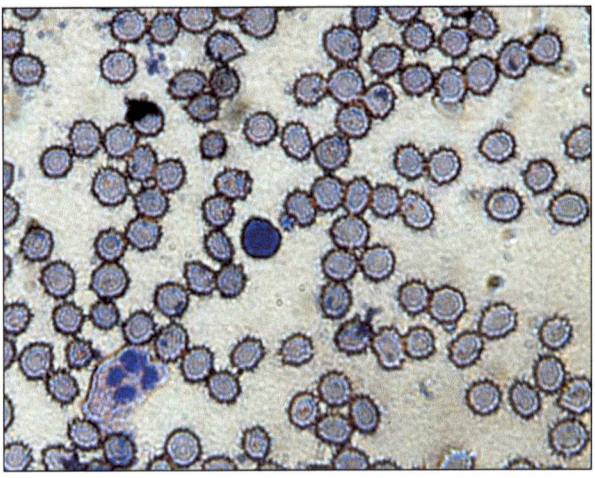

Abbildung 120
(Eingangstag
6000 Mikro-
gramm Ozon)

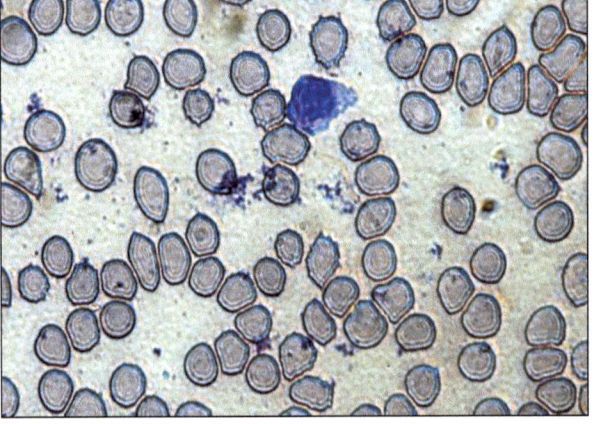

Abbildung 121
(Eingangstag
15 000 Mikro-
gramm Ozon)

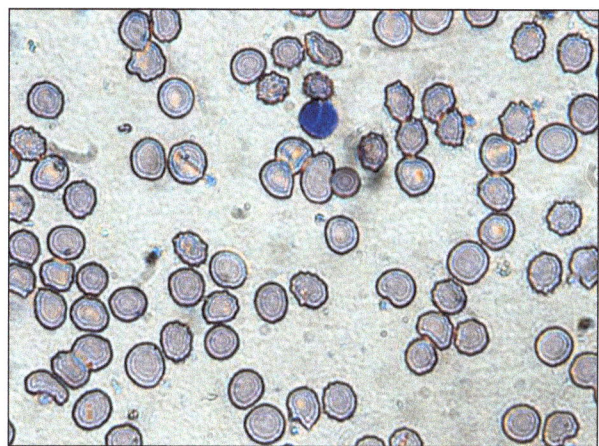

Abbildung 122
(Tag 3, 5000 Mi-
krogramm Ozon)

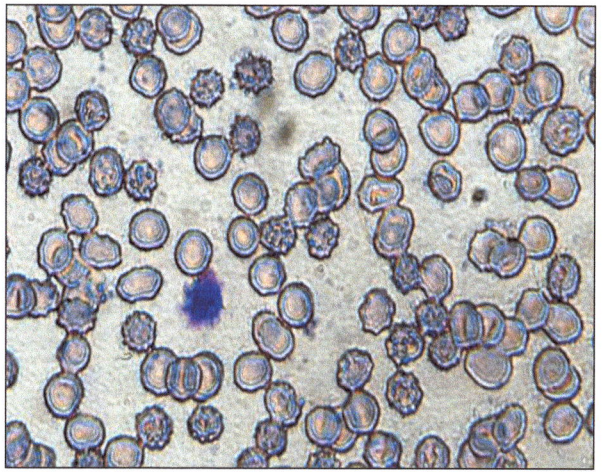

Abbildung 123
(Tag 3, 15 000 Mi-
krogramm Ozon)

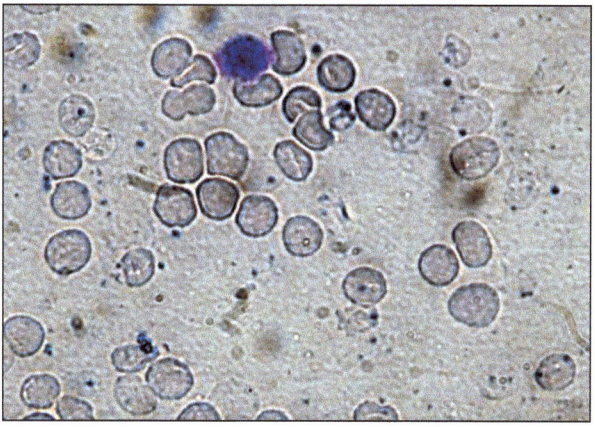

Abbildung 124
(Tag 7, 5000 Mi-
krogramm Ozon)

Nach drei Tagen Inkubation bei 35 bis 39 Grad Celsius: Die äu-
ßere Zellmembran der Granulozyten/Lymphozyten beginnt
sich aufzulösen. Nach sieben Tagen Inkubation bei 35 bis 39
Grad Celsius: Auslaufen des Plasmas, Erys verlieren ihre bikonkave Form, werden blass.

Nach elf Tagen Inkubation sind vereinzelt Zellkerne sichtbar, sehr blasse Erys, weder bikonkave Form noch intakte Zell-
membranen erkennbar; Schrumpfung der Erys, Ausbildung von
verdichteten Strukturen in den Erys (vermutlich sogenannte
Einschlusskörperchen).

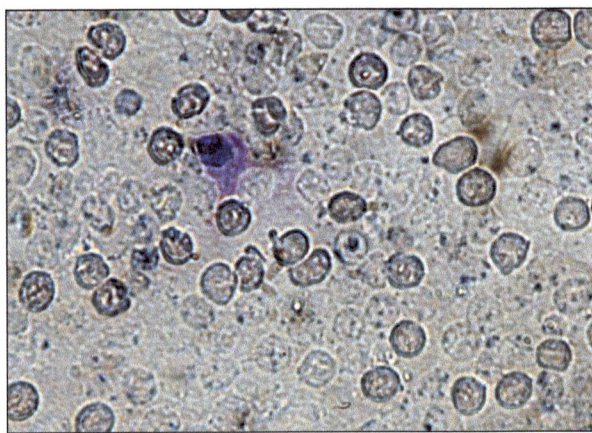

Abbildung 125
(Tag 7, 9000 Mi-
krogramm Ozon)

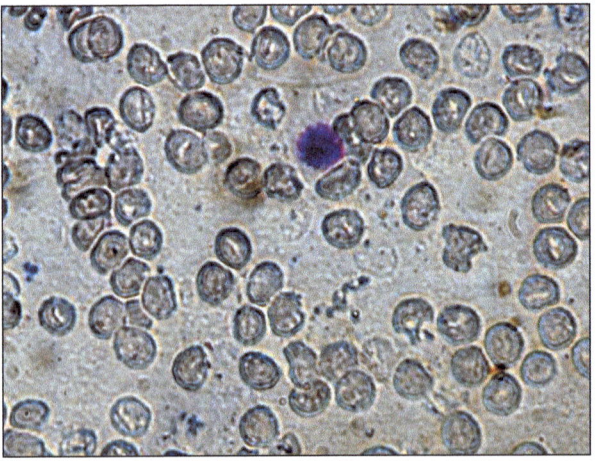

Abbildung 126
(Tag 7, 15 000 Mi-
krogramm Ozon)

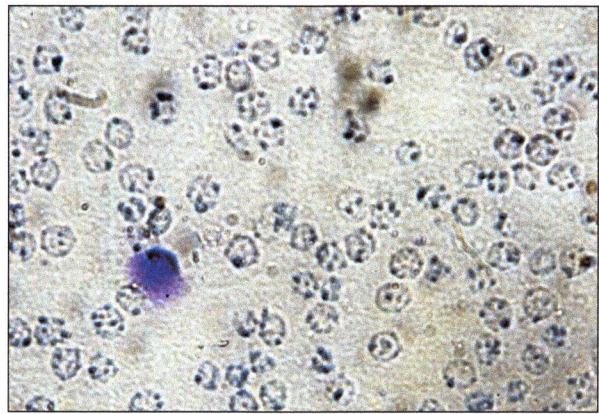

Abbildung 127
(Tag 11, 3000 Mi-
krogramm Ozon)

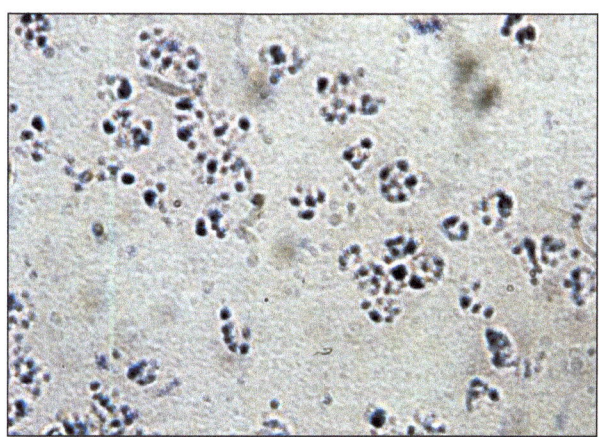

Abbildung 128
(Tag 11, 10 000 Mi-
krogramm Ozon)

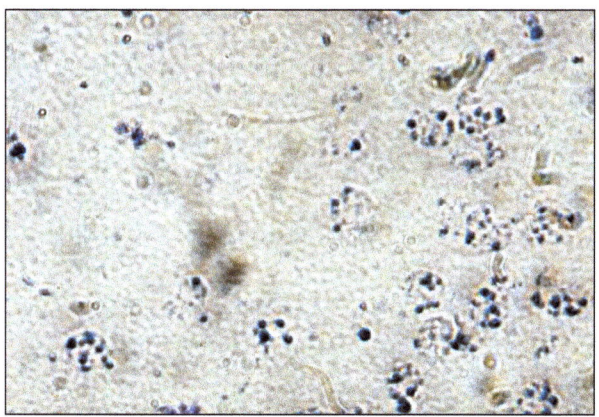

Abbildung 129
(Tag 11, 15 000 Mi-
krogramm Ozon)

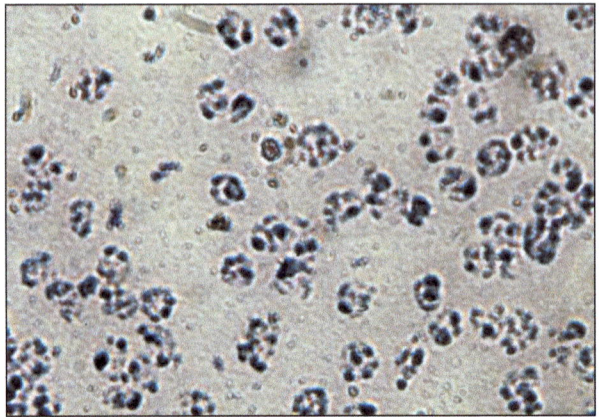

Abbildung 130
(Tag 15, 6000 Mi-
krogramm Ozon)

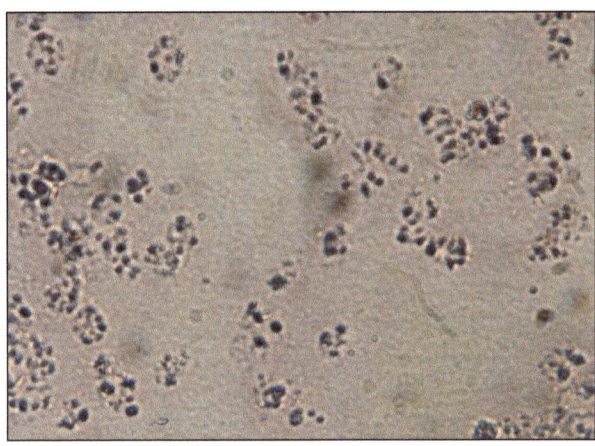

Abbildung 131
(Tag 15, 15 000
Mikrogramm
Ozon)

(Fotografische
Dokumenta-
tion von Do-
ris Vantanakul,
Herstellungslei-
terin der FBM-
PHARMA
GmbH)

Ich behandelte eine etwa 45-jährige Frau mit Eierstockkrebs.
Der Krebs reagierte in wünschenswerter Weise, d. h. er wurde
von Kontrolle zu Kontrolle kleiner, die Patientin blühte auf und
erholte sich zusehends von den Nebenwirkungen der Chemotherapie. Das Blutbild normalisierte sich, sie nahm an Gewicht
zu, auch der Kräftehaushalt verbesserte sich. Mit jeder neuen
Ultraschallkontrolle, die ich bei einem fremden Arzt machen
ließ, allein um auch andere Kollegen vom Wert dieser Therapie zu überzeugen, „schmolz" der Tumor zusammen. Unter der
Gabe von Vitamin E in lecithinreicher Lösung und insbesondere auch der Gabe von Vitamin D6 stieg die Gesamtzahl der Leukozyten in einer derartigen Eigenblutkultur plötzlich auf bis zu
926 000 pro Kubikmeter. Ich injizierte der Frau einen Milliliter

dieser neuen Eigenblutkultur, um den letzten Rest des Tumors zu beseitigen. Drei Tage danach kam sie mit zunehmenden Beschwerden im Unterbauch.

Was war passiert? Der Tumor, der von der Größe eines Kindskopfes bis auf die Größe einer knappen Faust zusammengeschmolzen war, hatte sich aufgebläht fast auf die ursprüngliche Größe. Doch er war von unzähligen Zysten und Zystchen, das heißt, mit „Wasser" gefüllten Höhlungen durchsetzt. Im Ultraschallbild sah der Tumor nun aus wie eine Art Badeschwamm, so zahlreich waren die Areale, in denen das „Superserum" den Krebszellen den Garaus gemacht hatte. Auch die Lebensqualität der Patientin litt unter diesem massenhaften Krebszellsterben. Die Patientin hatte Schmerzen im Unterbauch, war blasser geworden und fühlte sich unwohl. Das aufgeblähte Gebilde im Unterbauch war trotz allen vorsichtigen Taktierens, trotz Dosisreduktion und Vitamin C-Infusionen nicht mehr zu beherrschen. Auch eine erneute Chemotherapie kam nicht mehr in Betracht. Die Patientin gehörte zu jenen Fällen, die von der Klinik bereits aufgegeben waren. Aufgrund der zahlreichen Serien von Chemotherapie war eine erneute Behandlung nicht möglich. Die Patientin verfiel zusehends und starb.

Ich hatte monatelang an dieser Niederlage zu kauen, zumal ich den Sieg über diesen gefährlichen Eierstockkrebs bereits vor Augen hatte, bevor ich schlussendlich doch aufgeben musste.

An diesen Bericht möchte ich gleich einen zweiten Misserfolg anschließen, der ähnlich verlief, wenn auch das Therapieregime ein gänzlich anderes war. Ein etwa 40-jähriger Mann litt an einem Osteosarkom im linken Unterschenkel. Osteosarkome sind Tumoren, die von den bindegewebigen Anteilen unseres Körpers und wie die Bezeichnung „Osteo" (Knochen) sagt, vom Knochen ausgehen. Sie sind im wahrsten Sinne des Wortes knochenhart. Er war operiert, der Tumor aus dem Unterschenkel entfernt worden, jedoch hatte sich wenige Monate danach eine riesige Metastase im Oberschenkel entwickelt und einige weitere Metastasen am knöchernen Brustkorb, so dass er schließlich gehunfähig war und im Rollstuhl zu mir in die Praxis kam. Ich ließ ihm seine Blutkultur zusammenbrauen, er begann mit der Therapie.

Nach etwa einem Vierteljahr war klar, dass das Tumorgeschehen nicht zu beeinflussen war. Die Metastasen an der linken Brustkorbhälfte waren auf Tennisballgröße angewachsen. Der Tumor im linken Oberschenkel hatte diesen zu einem unförmigen Klumpen aufgetrieben. Der mit 40 Jahren noch relativ junge Patient war ein echter Mann. Den Tod praktisch vor Augen, sah er seine Situation trotzdem mit Gelassenheit, zumindest äußerlich. Nach einem klärenden Gespräch zwischen uns beiden entschloss er sich, mich nicht mehr regelmäßig in der Praxis aufzusuchen, sondern die Therapie für sich zu Hause durchzuführen, denn er hatte den Eindruck, dass sie ihm wohltue, auch wenn das Tumorgeschehen nicht zu beeinflussen war.

Nach etwa drei Wochen rief er mich an und bat um einen Hausbesuch. Bei ihm sei etwas passiert, ich solle mir das angucken. Ich besuchte ihn und fand die beiden tennisballgroßen Metastasen am linken Brustkorb nicht mehr knochenhart, wie es die übliche Beschaffenheit dieses Tumors war, sondern weich wie Tennisbälle, aus denen man die Luft herausgelassen hatte. Ich fuhr nach Hause, um meine Kamera zu holen und diesen Befund zu dokumentieren. Als ich zurückkam, hatte sich eine der Metastasen bereits über eine Öffnung nach außen vollständig entleert, und es war nur noch eine kleine Wunde zu sehen. Ich tastete die andere ab, drückte sie dabei mit meinem Finger etwas ein und fotografierte diesen Befund. Ich punktierte die Metastase, die sich daraufhin ebenfalls vollständig entleerte.

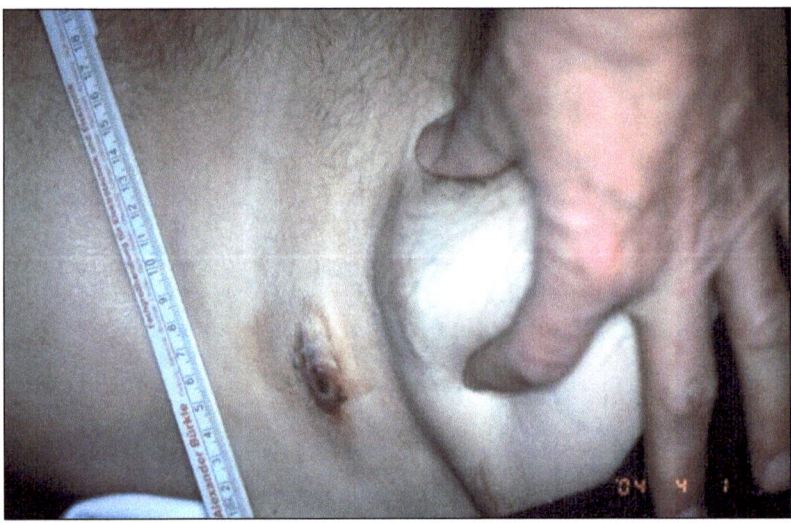

Abbildung 132 (die „knochenharte" Metastase des Osteosarkoms)

Das Punktat bestand aus einer Lösung mit dicht gepackten neutrophilen Granulozyten. Es war rotbräunlich, nicht etwa hell oder gelb wie Eiter, und roch auch nicht unangenehm. Der große Tumor im linken Oberschenkel zeigte sich ebenfalls an vielen Stellen weich und war offensichtlich in Auflösung begriffen.

Was war geschehen? Der Patient hatte, „da er ja sonst nichts zu tun hatte" (so sagte er wörtlich), sich täglich eine sogenannte Schnelldesensibilisierung verpasst. Dies war ein Verfahren, das ich aus dem Bereich der Hyposensibilisierung gegen Insektengift, beispielsweise von Bienen und Wespen, entlehnt hatte. Man spritzt dazu in immer mehr ansteigenden Dosen sechs bis acht Mal pro Tag das aus der Eigenblutkultur gewonnene Präparat.

Das Verfahren hatte sich sehr bewährt bei therapieresistenten Fällen von Neurodermitis oder anderen Allergien. Ich hatte es auch auf die Therapie bei Krebsleiden übertragen, mit zum Teil recht befriedigenden Ergebnissen. Nach meiner Erfahrung sollte dieses Therapieschema maximal zweimal pro Woche durchgeführt werden, in der Regel nur einmal pro Woche. Die Erfahrung hatte nämlich gezeigt, dass die Patienten nach einer derartigen Prozedur am nächsten Tag recht müde und schlapp waren und einfach die restliche Zeit der Woche benötigten, um sich zu erholen und die durch die AHIT® vermittelte Lebensqualität zu halten. Er aber hatte dieses Verfahren täglich durchgezogen.

Ich hatte keine gute Erfahrung gemacht, wenn Tumoren zu schnell verschwinden – siehe obigen Fall der Frau mit dem Eierstockkrebs – und befahl ihm, sofort mit der Schnelldesensibilisierung aufzuhören. Ich nahm ihm Blut ab und sah anhand der Laborwerte am nächste Tag, dass meine Befürchtungen leider genau eingetroffen waren: Sein Kreatinin, dessen Normwert normalerweise unter eins lag, war knapp über fünf. (Kreatinin ist ein Eiweißabbauprodukt, das aktiv von der Niere ausgeschieden wird. Der Kreatiningehalt unseres Serums stellt ein Maß für die Nierenleistung dar, das heißt, je höher er ist, desto schlechter ist die Nierenleistung. Ab etwa sieben Milligramm-Prozent spricht man von einer terminalen Niereninsuffizienz, das sind jene Fälle, die an die künstliche Niere müssen.)

Wie ist das zu erklären? Die zerfallenden Tumormassen beziehungsweise ein Abbauprodukt dieser Tumormassen hatte das feine Sieb des Filtrationsorgans Niere zugesetzt und buchstäblich „verstopft". Diese bildhafte Beschreibung in der Laiensprache sagt vermutlich mehr über das Geschehen aus als die exakte Beschreibung des pathobiologischen Prozesses in der Sprache eines Mediziners.

Man kann die beiden geschilderten Fälle nicht unmittelbar miteinander vergleichen. Der erste Fall war gekennzeichnet durch einen zunächst sehr günstigen Verlauf der Behandlung, um dann plötzlich in seinem Geschehen zu kippen, möglicherweise durch eine Überdosierung. Der zweite Fall nahm zunächst einen erfolglosen Verlauf, um dann durch eine drastische Intensivierung des Therapieregimes und eine damit verbunden Überdosierung zu einem derartigen Krebszerfall zu führen, dass die Nieren darunter versagten. Beiden Fällen gemeinsam ist jedoch ein plötzlich einsetzender Zerfall einzelner Krebsareale durch eine drastische Dosissteigerung. Folgende Schlüsse lassen sich daraus ableiten:

1. Wir haben in unserem Blut Faktoren, die auch den größten und gefährlichsten Krebs besiegen können.

2. Aufgabe der medizinischen Wissenschaft muss es sein, diese Faktoren so zu wecken und zu kultivieren, dass der Krebs auch besiegt werden kann.

3. Die Kräfte, die durch eine Kultivierung des Eigenbluts geweckt werden, gilt es mit Vorsicht zu handhaben. Im wahrsten Sinne des Wortes gilt: Ein Zuviel des Guten lässt das System kippen.

Bei den nachfolgenden retrospektiven Statistiken nach Krebsarten (Therapie mit AHIT®-Ca, 2000 bis 2005) sei darauf hingewiesen, dass die zusammengetragenen Fälle ausschließlich aus Praxen im niedergelassenen Bereich stammen. Nur so ist es zu erklären, dass beispielsweise der Passus „ungeklärt" als statistisches Kennzeichen mit aufgenommen werden musste, da in einer niedergelassenen Praxis – hier mit extrem großem Einzugsgebiet – nicht alle Fälle einer nachvollziehbaren, lückenlosen Dokumentation unterzogen werden können. Trotzdem glaube ich, dass die nachfolgenden Statistiken in einigen Bereichen, zum Beispiel Ovarial-Ca, durchaus aufschlussreich und eindrucksvoll sein können. Weiterhin sei darauf verwiesen, dass es sich hier (wie aus den Einzeldarstellungen zu entnehmen) um keine streng monotherapeutische Anwendung handelt, wie sie in einer klinischen Studie, etwa an einer Universität, durchgeführt werden kann. Die AHIT®-Ca kann von ihrer Konzeption her zwangsläufig im niedergelassenen Bereich nur als Komplementärverfahren angeboten werden, da sich ein experimenteller Ansatz mit Rücksicht auf den Patienten von vornherein verbietet. Vielfach beinhalten die Statistiken jedoch Fälle, die als austherapiert galten und anschließend die AHIT®-Ca als Monotherapie erhielten – mit bemerkenswertem Ergebnis.

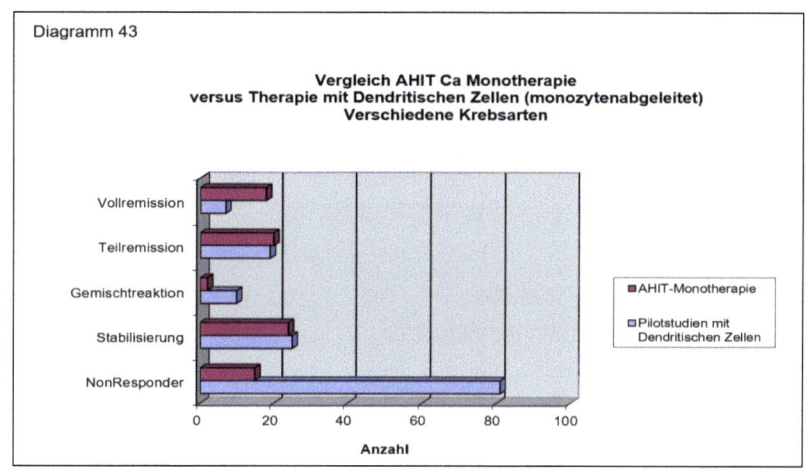

Diagramm 43

**Vergleich AHIT Ca Monotherapie
versus Therapie mit Dendritischen Zellen (monozytenabgeleitet)
Verschiedene Krebsarten**

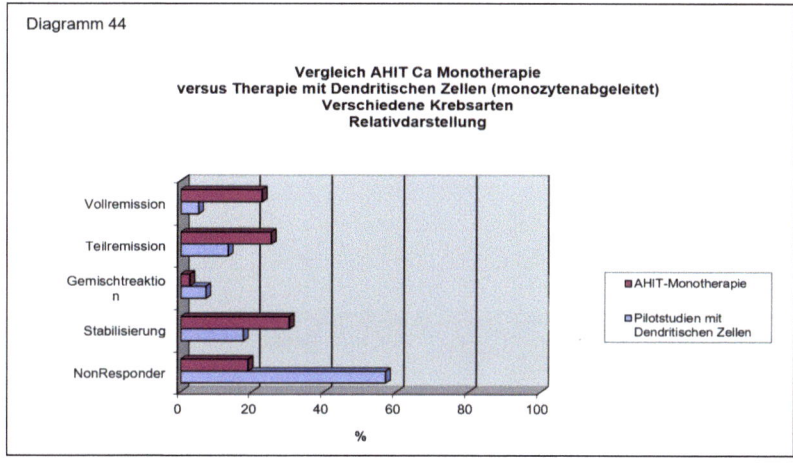

Diagramm 44

**Vergleich AHIT Ca Monotherapie
versus Therapie mit Dendritischen Zellen (monozytenabgeleitet)
Verschiedene Krebsarten
Relativdarstellung**

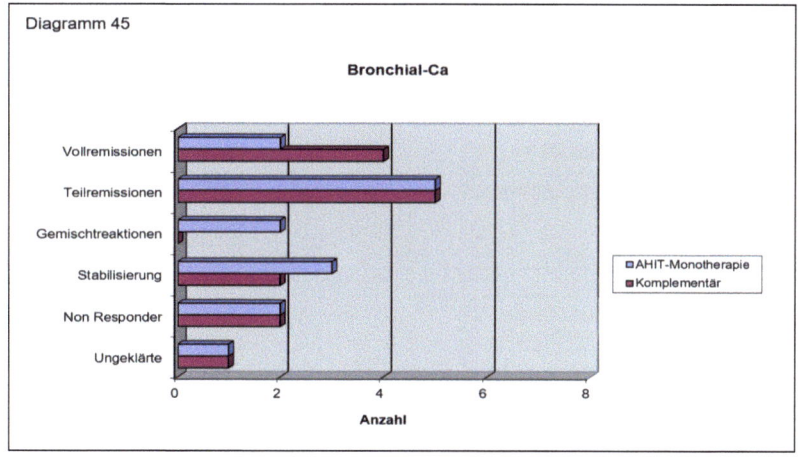

Diagramm 45

Bronchial-Ca

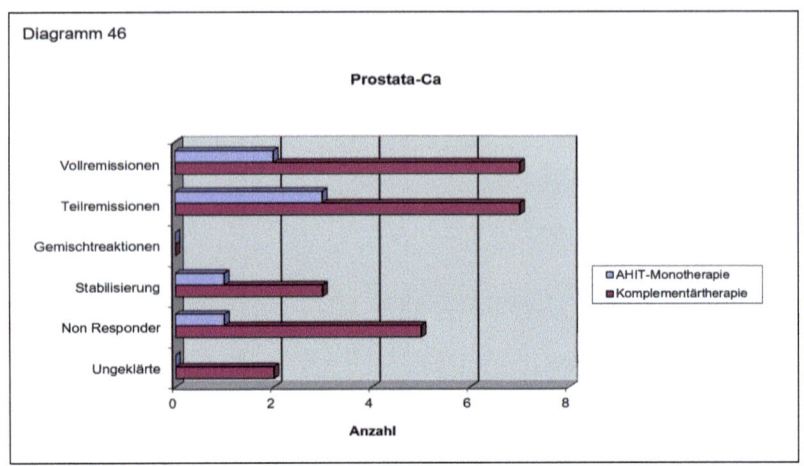

Diagramm 46

Prostata-Ca

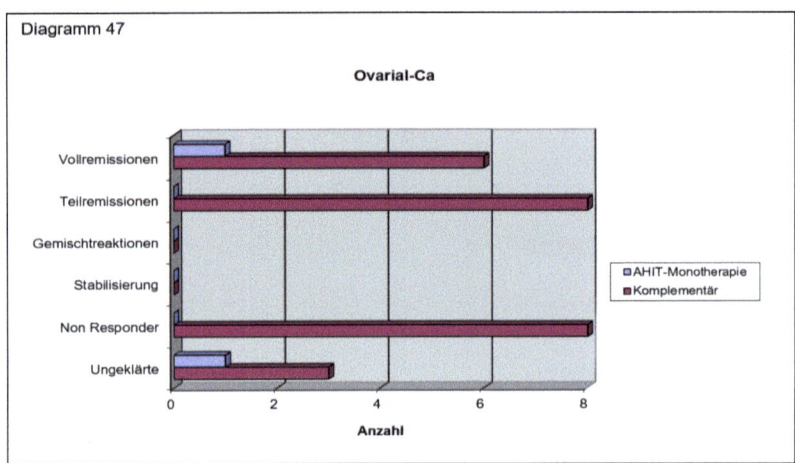

Diagramm 47

Ovarial-Ca

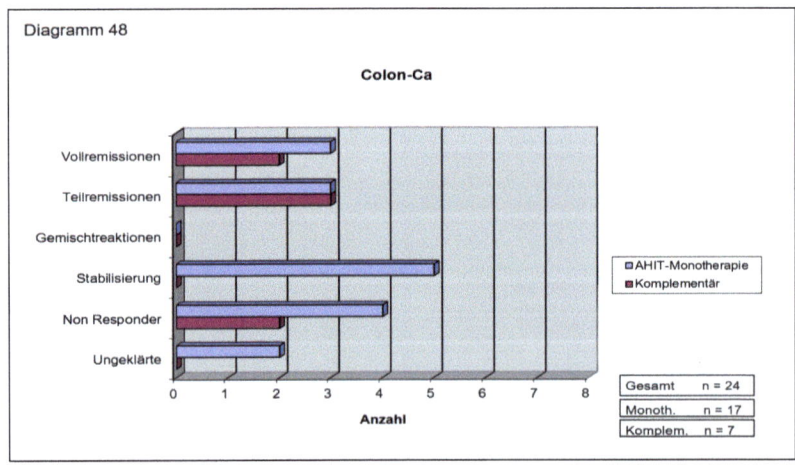

Diagramm 48

Colon-Ca

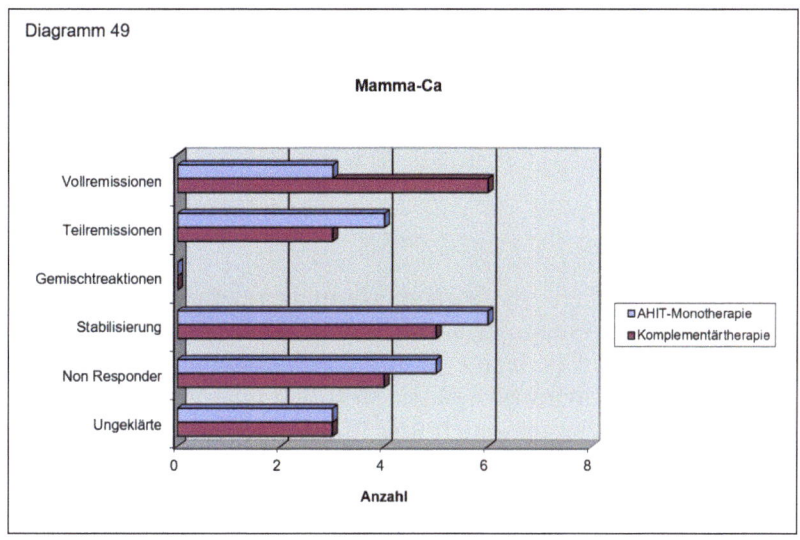

13.2 DISKUSSION UND SCHLUSSFOLGERUNG

Einige Phänomene, die unter der Behandlung auftraten, sind eine besondere Betrachtung wert: Da ist einerseits die Leukozytose in einem durch Bestrahlung und Chemotherapie malträtierten zellulären Immunsystem, und andererseits die Möglichkeit, auf diesem vorgeschädigten Terrain nochmals eine derart intensive Abwehrreaktion des Immunsystems hervorzurufen. Wie aus Dokument 4 hervorgeht, handelt es sich um „eine hoch palliative Situation", andererseits ist nach der zweiten Transfusion eine geradezu dramatische Erholung des Allgemeinzustandes zu beobachten. Auch die komplette Erholung des Blutbildes nach dieser Transfusion sollte ein Nachdenken wert sein. Besonders interessant ist, dass es dabei zu einer Eosinophilie kommt, wie dies bereits in einer meiner früheren Arbeiten beschrieben wurde.

Erwähnenswert dürfte sein, dass die Eosinophilie, wie sie hier beobachtet wird, auch „in vitro" nachzuvollziehen ist, obwohl es sich bei den Eosinophilen um adulte Zellen handelt. Ein besonderes Hindernis bei der Behandlung der Patientin war die räumliche Entfernung von anderthalb Autostunden, die eine intensivere Betreuung unmöglich machte.

Es dürfte in der bisherigen klinischen Erfahrung ein Novum darstellen, dass ein maligner Tumor in zwölf Tagen durch ein autologes Zellkulturgut in eine Kolliquationsphase überführt

werden kann und in 20 Minuten auf minimalinvasivem Wege
abgesaugt werden konnte (485 Milliliter, in einer zweiten Sitzung 265 Milliliter, zusammen 750 Milliliter). Zur vorliegenden
Krankengeschichte gab es einige Präzedenzfälle im vergangenen Jahrzehnt.

Fall 1

Der Patient war ein 49-jähriger Mann in relativ gutem Ernäh-
rungs- und Allgemeinzustand Er hatte ein malignes Melanom
extremen Ausmaßes. Der Tumor erfasste beinahe den gesamten
Rücken. Im Kulturtransformationstest fällt auf, dass sich auf den
ersten fünf Positionen gleich drei Mal Papillomaviren nachweisen lassen. Entsprechend diesem Ergebnis wird die Stimulation
der Eigenblutkultur mit Papillomaviren vorgenommen. Wenige
Wochen nach Beginn der Behandlung löste sich das maligne Melanom unter multiplen eitrigen Prozessen auf. Der Patient war
Bulgare ohne Fremdsprachenkenntnisse, daher keine Kommunikation möglich. Da er mit dieser Reaktion nicht vertraut war,
brach er die Behandlung ab.

Relevante Antigene, numerische Einzel- und Summenergebnisse

KT-Test Nr	1455	Patientenname	F , R			
Diagnose	Korpus-Ca				Geburtstag	03.05.1946
Nebendiagnosen	--					
Blutentnahmedatum		Stimulationsbeginn		Stimulationsende	Importdatum	
23.06.2014, 12:35:00		23.06.2014, 15:04:35		24.06.2014, 11:15:50	24.06.2014, 12:41:31	

relevante Antigene		
Kumulativwerte	Antigen Beschreibung	Antigen Nummer
25,3312	Papillomavirus II 1:10	84
23,0880	Pilze I	97
20,1320	Corynebakterien	24
17,5892	Proteus vulgaris	25
16,6831	Chlamydien	29
16,6745	Diphterie	14
16,3104	Herpes	9
16,2838	Pneumokokken	13
15,9007	Pilze II	70
15,2308	Mycobakterium	34
15,0735	Cholera	1
14,5535	Escherichia coli (Symbioflor2) unfiltriert	93
14,1680	Propionibakterien	23

Dokument 4 (Ermittlung der auslösenden Antigene durch den KTT)

Das Papillomavirus II, das im vorliegenden Kulturtransformationstest als wichtigstes Antigen ermittelt wurde, besteht aus den
rein krebsauslösenden Stämmen des Papillomavirus' (Präparat
„Cervarix"). Dieses Präparat ist, wenn man es in der Stimulation

der Kultur richtig anwendet, eindeutig wirksamer als etwa das Präparat des Mitbewerbers, das nicht nur aus den krebsauslösenden Stämmen besteht, sondern auch aus den Stämmen des Papillomavirus', die Feigwarzen hervorrufen (Präparat „Gardasil").

Fall 2

Die Patientin war eine 55-jährige Frau mit Colon-Ca mit multiplen Metastasen („Metastasenleber"); Vollremission innerhalb weniger Wochen. Die Patientin spritzt sich danach Überdosen (fünf Milliliter pro Tag), „um das teure Material zu verbrauchen". Sie stirbt zwei Wochen danach unter den Symptomen einer Sepsis. Ein Erreger wurde nie nachgewiesen.

Fall 3

Der Patient war ein 53-jähriger Mann in ausreichendem Allgemeinzustand, gemessen an der Grunderkrankung, mit einem T-Zell-Lymphom multiplen Ausmaßes. Es kommt unter der Behandlung zum geschwürigen Zerfall der subkutanen Läsionen. Auch hier war nur eine minimale Kommunikation möglich, da der Patient Serbe war. Die Therapie wurde mangels Kommunikation nicht unterbrochen, sondern eigenmächtig weitergeführt. Der Patient verstirbt, während die multiplen Tumore geschwürig zerfallen (siehe Abb. 133).

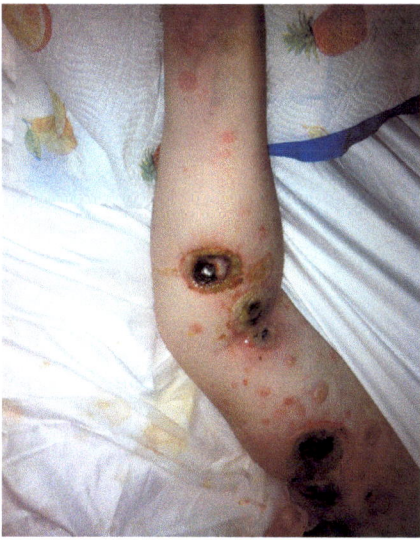

Abbildung 133
(Kolliquationsnekrosen eines T-Zell-Lymphoms)

Fall 4

Hier ging es um ein Osteosarkom. Nach drei Monaten eines Standard-Therapieregimes wird die AHIT® aufgegeben, da sie ohne Erfolg blieb. Der Patient hat in dieser Zeit zwei tennis-ballgroße Metastasen an der linken Thoraxseite entwickelt. Er setzt sich über die Empfehlungen des Arztes hinweg und spritzt sich täglich eine sogenannte Schnelldesensibilisierung (fünf- bis sechsmal am Tag wird die AHIT® in steigender Do-sierung gespritzt). Rückruf und erneute Untersuchung nach 14 Tagen: Bei Kontrolle der Metastasen stellt sich heraus, dass sich eine Metastase aufgelöst hat und spontan nach außen ent-leerte. Die andere Metastase wird von mir punktiert, es findet sich eine Kolliquationsnekrose mit überwiegendem Anteil von neutrophilen Granulozyten (vgl. die Abb. 134 bis 138). Auch der Primärtumor am Oberschenkel hat sich zum größten Teil auf-gelöst und tastet sich weich und wabbelig. Kontrolle der Kreati-ninwerte ergeben einen Wert von fast sechs Milligram-Prozent. Patient verstirbt nach acht Tagen unter den Anzeichen eines Nierenversagens.

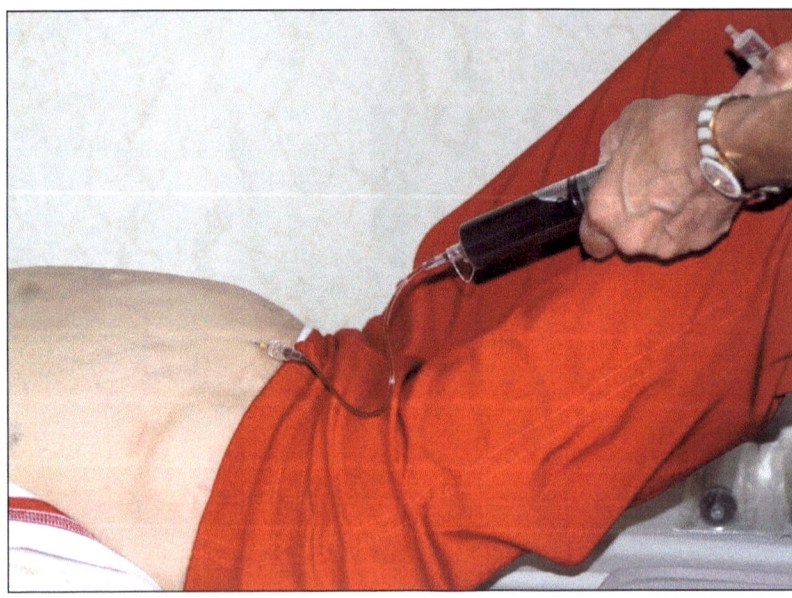

Abbildung 134 (Punktion der Kolliquationsnekrose)

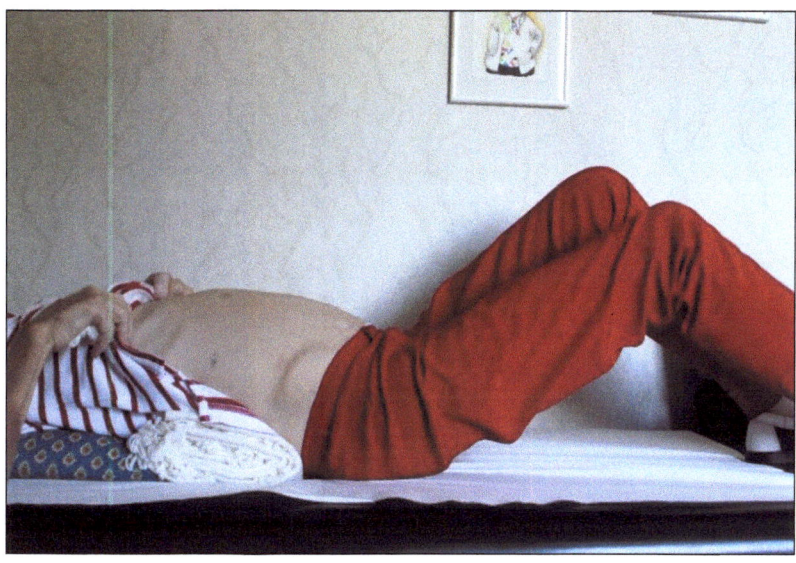

Abbildung 135

Die an der linken Thoraxseite verbliebene Metastase wird von mir fotografiert. Es ist deutlich zu erkennen, dass die normalerweise knochenharte Metastase eines Osteosarkoms von meiner Hand eingedrückt werden kann (siehe oben, Abb. 132).

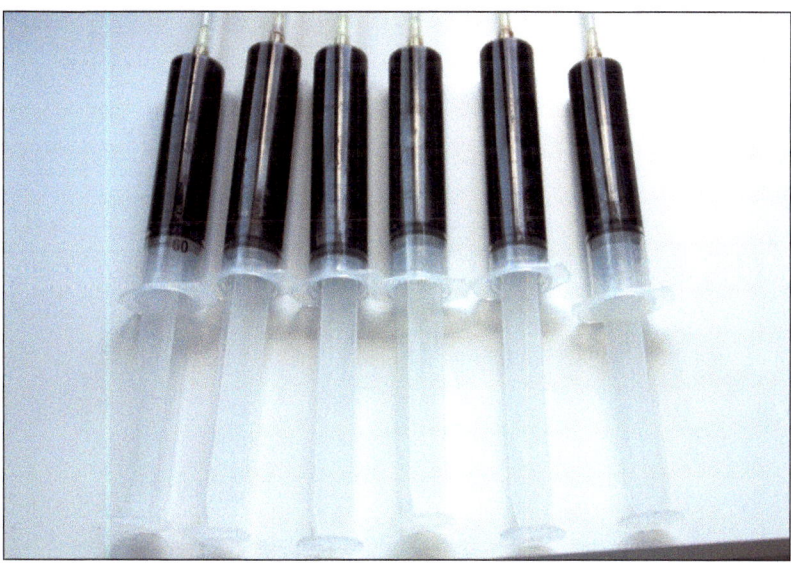

Abbildung 136 (Ein Teil der Exsudationsmenge: sechsmal 50 Milliliter)

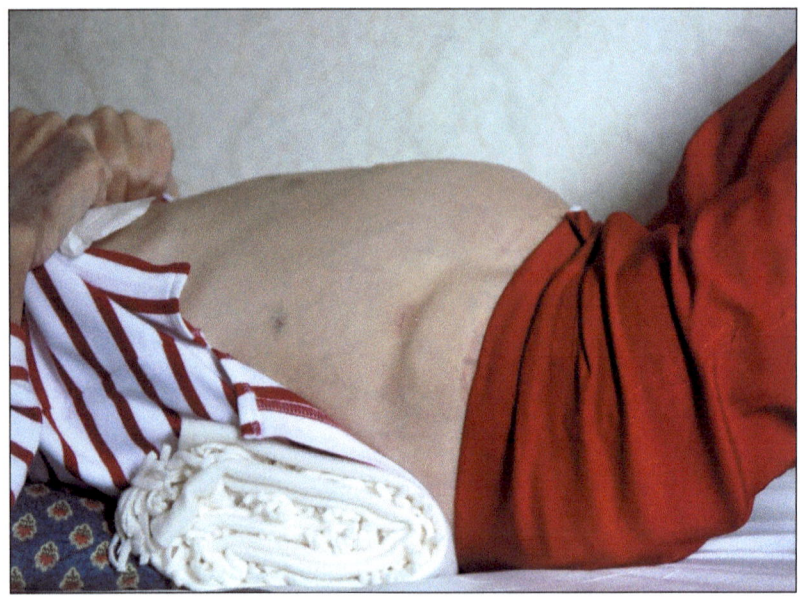

Abbildung 137 (Reduktion des Tumors im Vergleich: 11. August 2014, 14:47 Uhr)

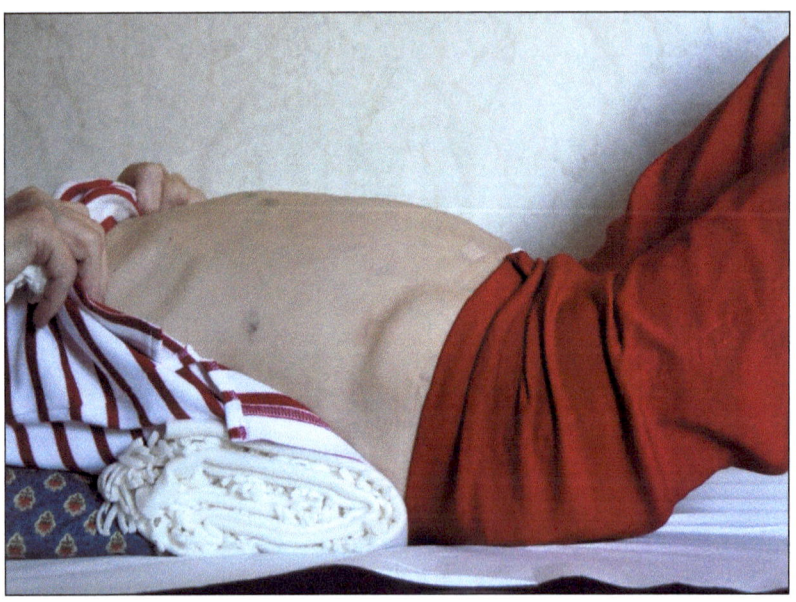

Abbildung 138 (Reduktion des Tumors im Vergleich: 11. August 2014, 15:07 Uhr)

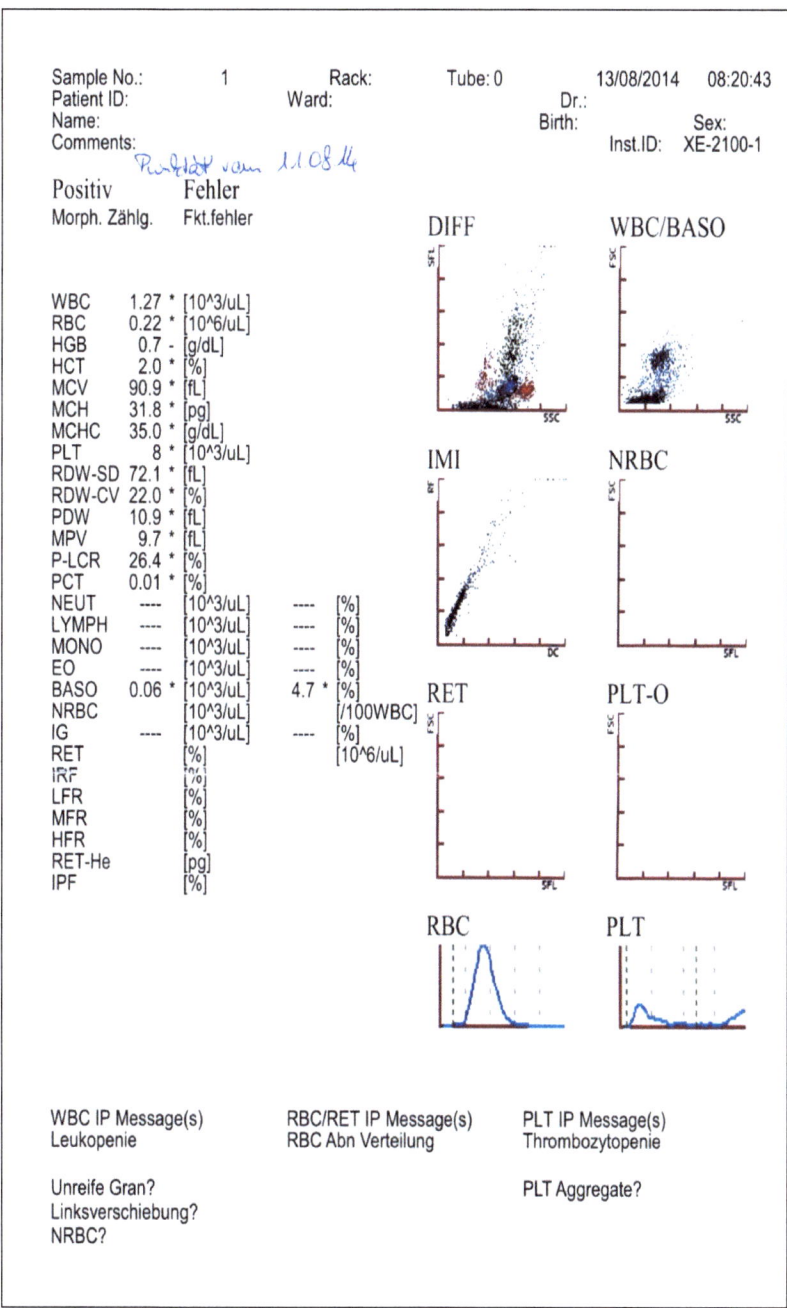

Dokument 5 (Kontrolle des Exsudats aus der Tumorhöhle)

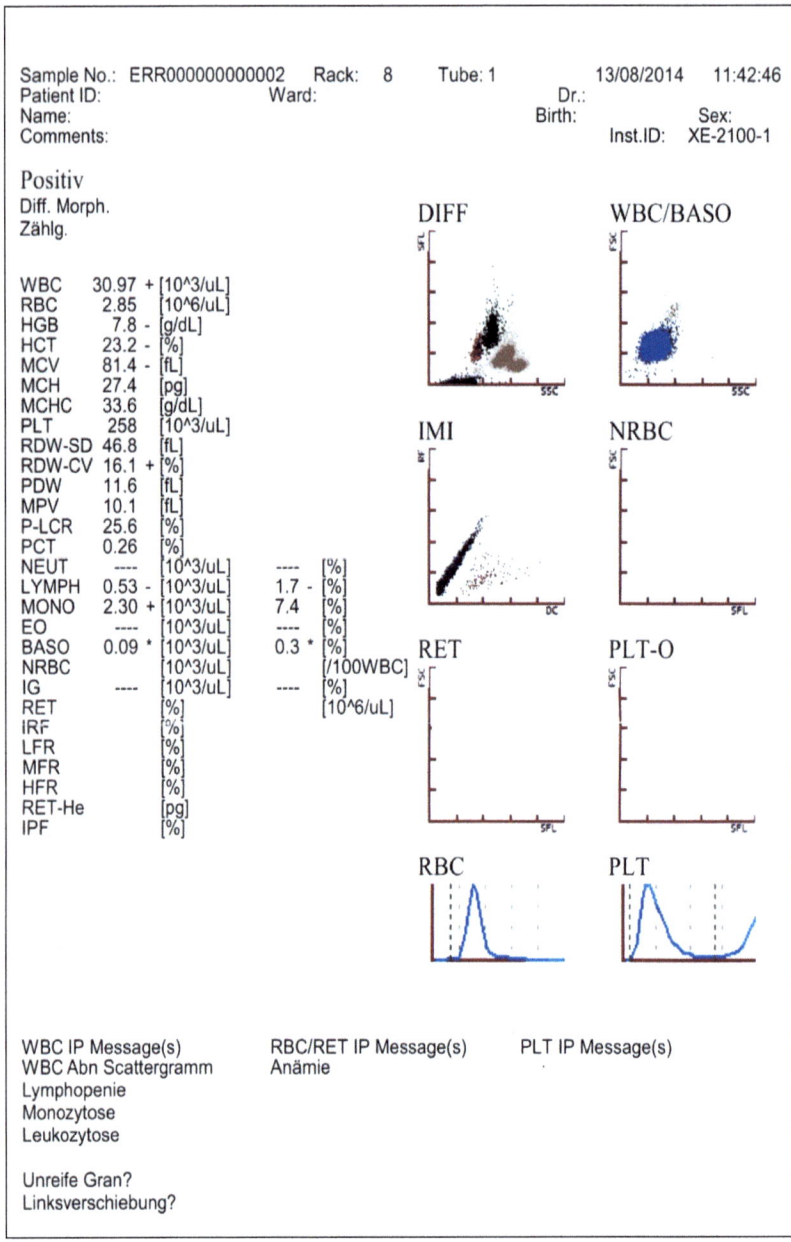

Sample No.: ERR000000000002   Rack: 8   Tube: 1   13/08/2014   11:42:46
Patient ID: Ward: Dr.:
Name: Birth: Sex:
Comments: Inst.ID: XE-2100-1

Positiv
Diff. Morph.
Zählg.

WBC	30.97	+	[10^3/uL]		
RBC	2.85		[10^6/uL]		
HGB	7.8	-	[g/dL]		
HCT	23.2	-	[%]		
MCV	81.4	-	[fL]		
MCH	27.4		[pg]		
MCHC	33.6		[g/dL]		
PLT	258		[10^3/uL]		
RDW-SD	46.8		[fL]		
RDW-CV	16.1	+	[%]		
PDW	11.6		[fL]		
MPV	10.1		[fL]		
P-LCR	25.6		[%]		
PCT	0.26		[%]		
NEUT	----		[10^3/uL]	----	[%]
LYMPH	0.53	-	[10^3/uL]	1.7 -	[%]
MONO	2.30	+	[10^3/uL]	7.4 -	[%]
EO	----		[10^3/uL]	----	[%]
BASO	0.09	*	[10^3/uL]	0.3 *	[%]
NRBC			[10^3/uL]		[/100WBC]
IG	----		[10^3/uL]	----	[%]
RET			[%]		[10^6/uL]
IRF			[%]		
LFR			[%]		
MFR			[%]		
HFR			[%]		
RET-He			[pg]		
IPF			[%]		

DIFF   WBC/BASO
IMI   NRBC
RET   PLT-O
RBC   PLT

WBC IP Message(s)   RBC/RET IP Message(s)   PLT IP Message(s)
WBC Abn Scattergramm   Anämie
Lymphopenie
Monozytose
Leukozytose

Unreife Gran?
Linksverschiebung?

Dokument 6 (Differentialblutbild vor Transfusion: Man beachte die Anzahl der WBC [weißen Blutkörperchen] in obigem Befund und vergleiche mit den mikroskopischen Blutbildern aus Abb. 141 und 142)

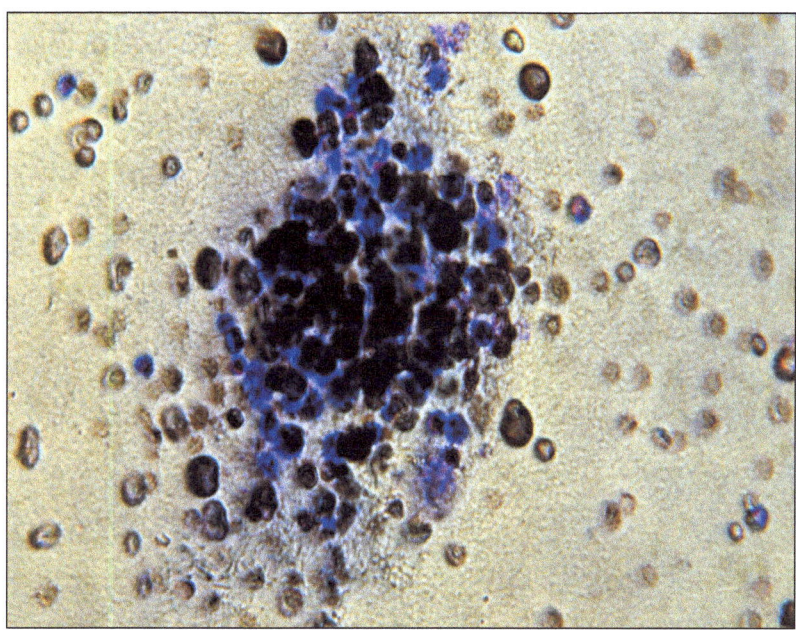

Abbildung 139 („Zellhaufen" in Pappenheimfärbung)

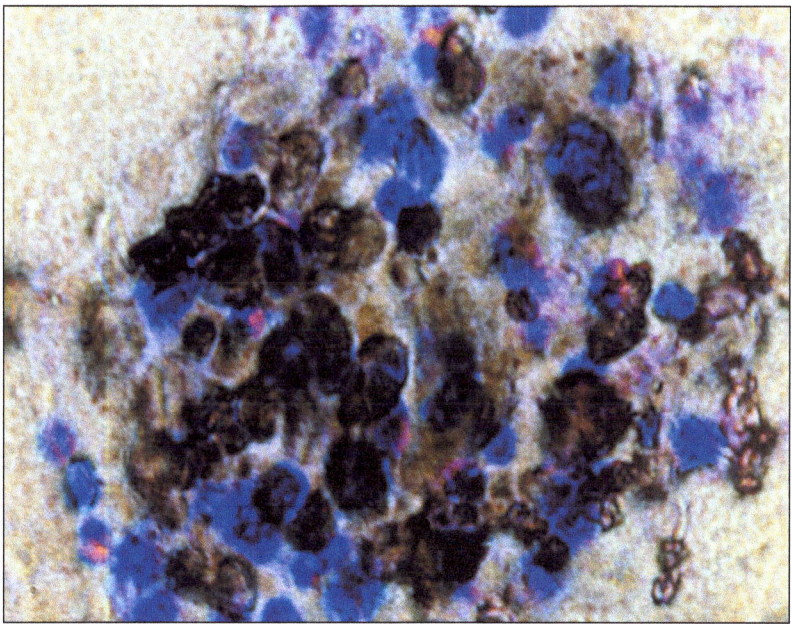

Abbildung 140 („Zellhaufen" in Pappenheimfärbung)

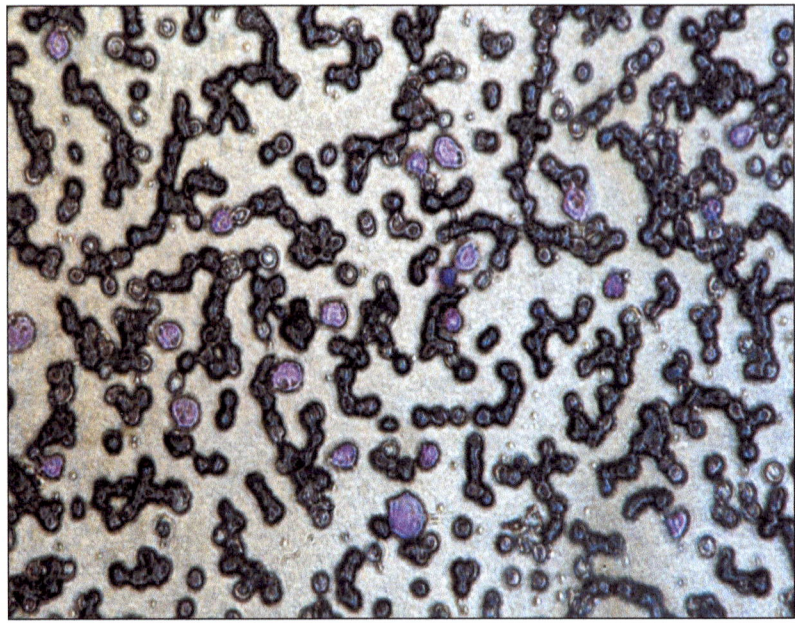

Abbildung 141 (Blutbild in May-Grünwaldfärbung, mit „monozytären" Zellen, in 150-facher Vergrößerung)

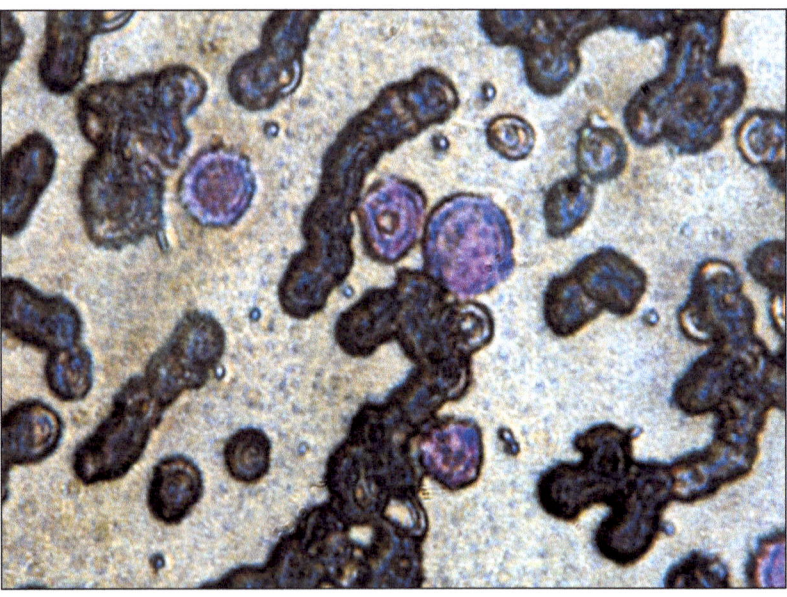

Abbildung 142 (Bei weiterer Vergrößerung entpuppen sich die „monozytären" Zellen optisch als Killerzellen)

Die vorliegenden „Erfahrungen ungewöhnlicher Verläufe von Krebsbehandlungen unter AHIT®" können wie folgt zusammengefasst werden: Die geschilderten Verläufe stellen eine Auswahl aus vielen Hundert Patienten im Verlauf eines Jahrzehnts dar. Es handelt sich ausnahmslos um Patienten im Finalstadium mit abgeschlossener klassischer Therapie (Operation, Bestrahlung und Chemotherapie).

Die AHIT®-CA hat den Vorzug, dass der Patient die Medikation selbst durchführen kann. Die Kommunikation mit dem Arzt muss jedoch unbedingt gewährleistet sein oder aber vor Ort durch Ärzte erfolgen, die mit dem Verfahren vertraut sind. Die stationäre Überwachung ist in derartigen Fällen die optimale Betreuungsform.

Die AHIT®-CA kann überdosiert werden, insbesondere in Fällen, in denen Patienten sich in einer Art Eigenregie über die Empfehlungen des Arztes hinwegsetzen. Diese explosiven Verläufe können korrigiert und beherrscht werden durch engmaschige Kontrollen von Blutbild und Nierenwerten und deren therapeutischer Korrektur.

Auffälligstes Merkmal dieser foudroyanten Verläufe ist die Kolliquationsnekrose von Primärtumor und Metastasen innerhalb kurzer Zeit. Die Kolliquationsnekrose kann, entsprechende anatomische Verhältnisse vorausgesetzt, abgesaugt werden unter sonographischer Kontrolle.

Auffallend in den Exsudaten der Kolliquationsnekrosen sind „monozytäre" Zellen unterschiedlicher Größe. Diese Zellen findet man ebenso im peripheren Blutbild, begleitet von exzessiver Leukozytose. Neben diesen „monozytären" Elementen kommt den eosinophilen und basophilen myeloischen Subpopulationen besondere Bedeutung zu. Die „monozytären" Zellen dürfen als Killerzellen angesehen werden (vgl. die Abb. 117 und 142).

Nach dem bisherigen Stand der Erkenntnisse (Kulturtransformationstest) nehmen Papillomaviren als Cofaktoren der Krebsgenese eine prominente Rolle ein.

Aufgabe der Zukunft wird es sein, die Fertigung der autologen Zellpopulationen zu optimieren und durch engmaschige Kontrollen derartige Entwicklungen beim Patienten rechtzeitig zu erfassen, Kolliquationsnekrosen durch bioptische Maßnahmen zu entfernen und damit eventuell eine neue Ära in der Krebstherapie einzuleiten mit der Möglichkeit, innerhalb kürzester Frist Tumoren und Metastasen mit minimalinvasiven Maßnahmen zu beseitigen.

13.3 Einzelfalldarstellungen

Die nachfolgende Verlaufskurve der Tumormarker im Fall eines metastasierenden Rectum-Cas demonstriert eindrucksvoll das Zusammenspiel zwischen Chemotherapie und AHIT®-Ca (siehe Diagramm 50). Wie der Anstieg der Tumormarker im Zeitraum vom 1. Oktober 1999 bis zum 10. Dezember 1999 zeigt, führte eine intensive Chemotherapie leider nicht zum Progressionsstopp. Ein Wechsel des Therapieschemas senkte zunächst vorübergehend die Tumormarker, die danach erneut anstiegen. Die gleichzeitige subkutane Verabreichung von Präparaten aus einer Kultur mit dendritischen Zellen ließ die Tumormarker innerhalb von 4 Wochen wieder absinken. Die zeitgleiche zusätzliche Gabe der Primärkultur ab dem 31. März 2000 führte zu einer weiteren eindrucksvollen Reduktion der Tumormarker. Zunächst sistierten die Werte zwischen etwa dem 26. Mai 2000 und dem 15. September 2000 auf annähernd gleicher Höhe. Erst die zusätzliche Gabe einer zweiten Kultur aus monozytären Zellen zog ein weiteres Absinken des CA19-9 nach sich.

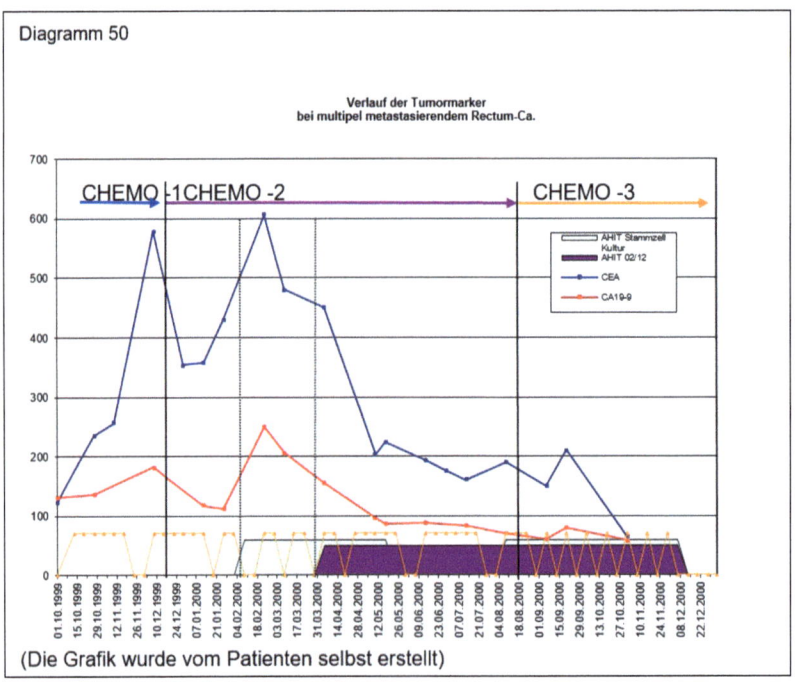

Der klinische Verlauf war dem Verlauf der Tumormarker vergleichbar, das heißt, das Absinken der Tumormarker war kongruent mit einem Anstieg der Lebensqualität, dem Sistieren der Progression der Ableger in der Metastasenleber sowie einer Teilremission der dortigen Metastasen. Die Tumoren konnten im vorliegenden Fall nicht zur Vollremission gebracht werden, der Patient kam später ad exitum.

Bei allen Patienten fiel auf, dass die Lebensqualität deutlich anstieg, die Verträglichkeit der Präparate war hoch. Häufig wurde eine wesentlich bessere Verträglichkeit der primären Chemotherapie unter der Begleittherapie der AHIT®-Ca beobachtet. In nicht wenigen Fällen unterblieb der typische Haarausfall. Die Erholung des weißen Blutbildes erfolgte in der Regel sehr rasch, die typische Begleitanämie blieb in tolerierbaren Grenzen.

Auch einige seltenere Krebsarten wurden behandelt, unter anderem Glioblastom und Nierenzellcarcinom. Bei einem Glioblastom wurde eine „Fast-Vollremission" unter Monotherapie erzielt (siehe Fall 2); der Tumor rezidivierte allerdings innerhalb Jahresfrist und führte zum Exitus. Bei zwei Fällen eines Nierenzellkarzinoms konnten in aussichtsloser Situation (multiple Metastasierungen in der Lunge) Langzeit-Vollremissionen erzielt werden (auch beide AHIT®-Ca-Monotherapien). In mehreren Fällen von Pankreas-Karzinomen konnten eindrucksvolle Teilremissionen erzielt werden, in den meisten Fällen als Monotherapie nach abgeschlossener Chemotherapie und Operation. In einem Fall gab es eine Vollremission innerhalb von drei Monaten, hier allerdings mit Rückfall innerhalb eines Jahres.

Wie obige Aufzählung von Einzeldarstellungen belegt, kann es sich bei den jetzt vorgelegten Fällen nur um eine Zwischenbilanz handeln. Als eine Domäne der AHIT®-Ca erwiesen sich in den vergangenen Jahren M. Hodgkin und Non Hodgkin. Dies wird eine eigene statistische Erhebung erforderlich machen.

Eine Beobachtung sei auch zur Diskussion wiedergegeben, die belegt, dass die AHIT®-Ca bei aller erfreulichen Nebenwirkungsarmut doch ein Instrument ist, das mit feinem Gespür gehandhabt werden will. Ich konnte zum Beispiel bei einem Non-Hodgkin-Patienten eine geradezu dramatische Teilremission innerhalb von 72 Stunden beobachten nach der Injektion eines AHIT®-Ca-Präparates. Das Non-Hodgkin-Lymphom, das sich in Form einer gut tastbaren „Halskrause" bei dem 25-jährigen Patienten an Hals und Nacken manifestiert hatte, war nach 72 Stunden nicht mehr tastbar, aber nach einer Woche bereits rezidiviert.

Ein rapid progredientes Bronchialcarcinom im Präfinalstadium, multipel in die Lunge metastasiert, remittierte innerhalb von sechs Wochen. Plötzlich ging es der Patientin schlechter. Eine Kontrolle durch CT ergab, dass zwar der Primärtumor mit seinen Metastasen vollständig remittiert war, jedoch sich nunmehr eine Pleuritis carcinomatosa (ein Ableger im Rippenfell) entwickelt hatte.

Insgesamt kann man sagen, dass die klinisch dankbarsten Fällen jene sind, bei denen es unter der AHIT®-Ca zu einer langsamen Remission im Verlauf von drei bis sechs Monaten kommt, die in der Regel dann auch in eine Langzeitremission übergeht. Ideal wäre es, ein Instrumentarium zu finden, das etwa in Form noch zu erschließender Kontroll-(Labor-)Parameter diese Idealverläufe zum alleingültigen Therapieprogramm machen würde.

Die weltweite Repräsentation der Anwendung dendritischer Zellen in zahlreichen internationalen Phase-II- und Phase-III-Studien weist auf die zunehmende Bedeutung dieser Zellen in der immunologischen Krebsabwehr hin. Faszinierend bei der Durchführung der Therapie mit DZ ist einerseits eine – je nach Tumorart – zum Teil verblüffende Wirksamkeit bei ebenso verblüffender Nebenwirkungsarmut. Ein unmittelbarer Vergleich der einzelnen Studien gestaltet sich jedoch schwierig, da DZ auf unterschiedlichem Wege gewonnen werden können und daher auch in unterschiedlicher Konzentration zur Verfügung stehen bei ebenso unterschiedlicher Variation einzelner Dosen und der Applikationsintervalle.

Neben der Inhomogenität des Patientengutes stört den Wert der Statistik manchmal der gleichzeitig erfolgende Einsatz von Bestrahlung und Chemotherapie oder die zuvor erfolgte Behandlung. Eine strenge Selektion des Patientengutes nach wissenschaftlichen Kriterien ist in freier Praxis verständlicherweise nicht durchführbar. Hier ist das Patientengut mit der Übersichtsdiagnose „maligne Erkrankungen" zwangsläufig inhomogen. Die vorliegende retrospektive Studie versucht dem weitgehend Rechnung zu tragen, indem die Therapievarianten aufgeteilt nach komplementärer Therapie und Monotherapie miteinander verglichen werden.

Auch die unter Monotherapie erfassten Patienten erfüllen mehrere Kriterien einer Bewertung: Häufig waren sie mit Operationen, Chemotherapie und Bestrahlung vorbehandelt und wurden dann mit AHIT®-Monotherapie nachbehandelt. Darunter waren zahlreiche Fälle, die nach heutigen Kriterien als austherapiert galten, das heißt, sowohl Chemotherapie als auch Bestrahlung waren in Maximaldosis verabreicht worden, so dass ein weiterer Einsatz dieser Therapiearten nicht mehr in Frage kam. Einige Fälle waren zwar operiert worden, hatten jedoch keine Bestrahlung oder Chemotherapie oder nur eine der geschilderten Nachbehandlungen erhalten.

Die nachfolgend dargestellten Kasuistiken stellen selbstredend keine Standardfälle der AHIT® dar, sind allerdings dennoch von großer Bedeutung, da sie die grundsätzlichen Möglichkeiten aufzeigen, die diese Therapie beinhaltet. Eine unangenehme Erfahrung, die auch vonseiten der konventionellen Krebstherapie bekannt ist, kristallisierte sich bei der AHIT® ebenfalls sehr deutlich heraus: Wird nur eine Teilremission erzielt oder kommt es zu einem Rezidiv nach einer Vollremission, ist der Krebs meist so aggressiv, dass er auf die Therapie nicht mehr anspricht.

Fall 1

Patient Dr. K., W.: männlich, geboren am 19. Mai 1944.
Bei diesem Patienten wird 1992 ein Glioblastom rechts temporal festgestellt, das am 4. August 1992 operiert und anschließend mit 67 Gy nachbestrahlt wird. Im Februar 1993 kommt es zu einem Rezidiv mit Parästhesien im linken Arm und Speichelaustritt. Eine Kernspintomographie am 14. Januar 1993 bestätigt das

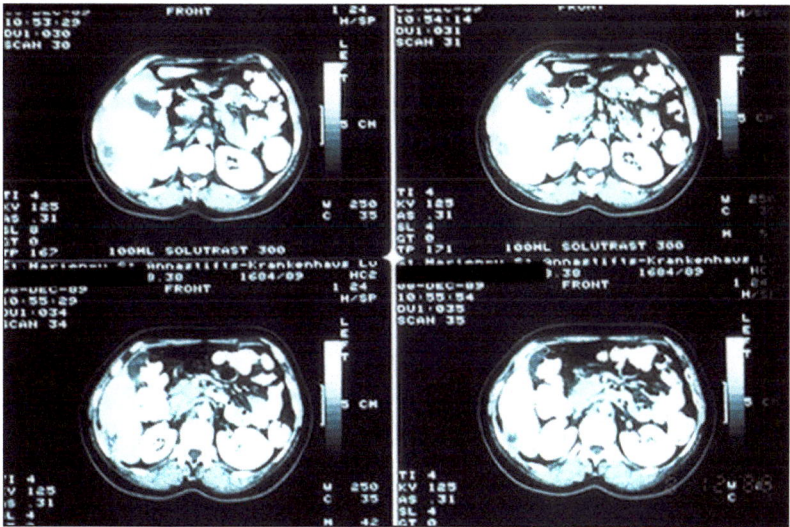

Abbildung 143

Rezidiv. Nach dem Urteil der Neurochirurgen sowie des Radio-
logen ist weder eine erneute Operation noch eine Bestrahlung
möglich. Das progrediente Tumorrezidiv wird am 3. Mai 1993
im Kernspintomogramm nochmals bestätigt.

Der Patient wird in der Folge symptomatisch mit Phenhydan
gegen das begleitende Anfallsleiden behandelt. Gegen das peri-
fokale Ödem wird Cortison (Fortecortin) eingesetzt, zu Beginn
der AHIT®-Behandlung 8,5 Milligram/die. Der Patient spritzt
sich außerdem in der Initialphase Baypamun, ein Immunstimu-
lans, das auf attenuierten Viren beruht. Es wird zur Steigerung
der zellulären Abwehr eingesetzt und ist eigentlich der Tierme-
dizin vorbehalten.

Auch bei diesem Patienten steigen im Laufe der AHIT®-
Behandlung (Beginn am 6. Juli 1993) die Eosinophilen an. Der
Zustand des Patienten bessert sich allmählich, so dass Cortison
im Laufe der folgenden Wochen auf sieben Milligram reduziert
werden kann. Gastrozepin als Schleimhautschutz kann ebenfalls
reduziert werden, ebenso das Phenhydan, das als Anfallschutz
diente.

Die kernspintomographische Kontrolle am 2. Dezember 1993
ergibt eine massive Remission des Tumors. Da die erste AHIT®-
Serie beendet ist, beginnt der Patient mit diesem Datum gleichzeitig eine zweite. Das Material reicht für eine Behandlung bis
Mitte Mai.

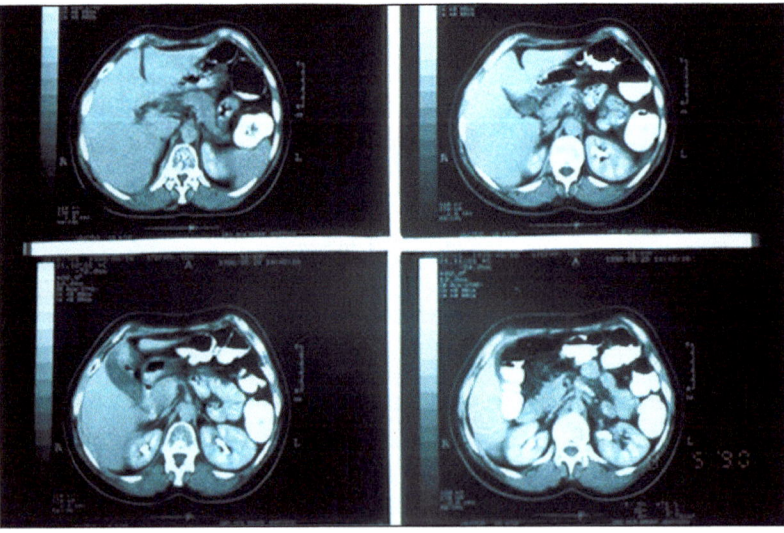

Abbildung 144

Am 17. Mai 1994 wird eine dritte Serie begonnen. Am 3. Juni 1994 berichtet der Patient, dass man bei ihm erneut eine Ödembildung festgestellt habe.

Danach reißt der Kontakt zunächst ab. Der Patient wird am 30. September 1994 nochmals von mir beraten, wobei das Therapieregime geringfügig geändert wird. Am 5. Oktober 1994 berichtet er, dass er nunmehr 20 Milligram Cortison nehmen müsse, um das zu neurologischen Ausfällen führende Ödem zu bekämpfen. Anschließend ist der Kontakt zum Patienten erneut unterbrochen. Ich erfahre von seiner Umgebung, dass er im Januar 1995 stationär eingewiesen wurde und im selben Monat stirbt.

Fall 2

Patient E. M., männlich, geboren am 14. September 1977. Bei dem Jungen wird 1992 ein supraselläres Astrozytom Grad I mit Ausdehnung zum Hypothalamus und dritten Ventrikel (Foramen-Monroi-Blockade) festgestellt. Er wird in der Zeit vom 23. Oktober 1992 bis 27. November 1992 stationär in der Universitätskinderklinik Heidelberg behandelt. Tumorteilresektion erfolgt am 4. November 1992, es verbleiben Tumorreste am dritten Ventrikel. Vom 12. Januar bis 18. Februar 1993 erfolgt eine postoperative Radiatio GHD 54 Gy mittels isozentrischer Vierfeldertechnik.

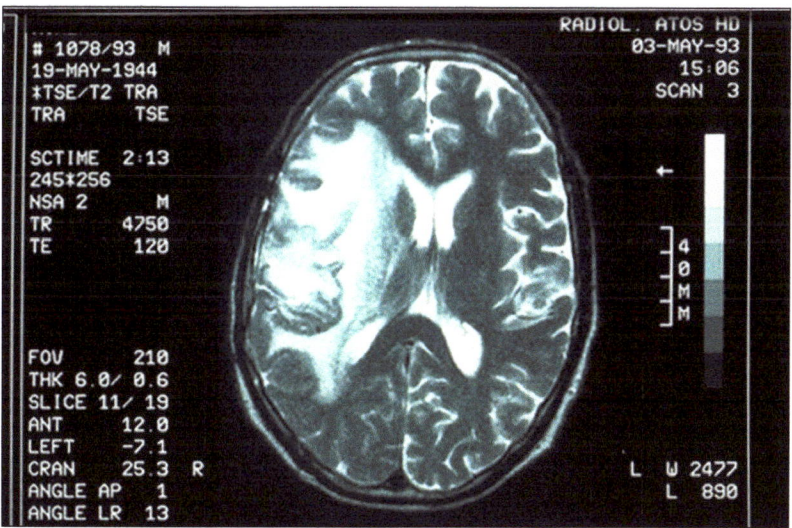

Abbildung 145

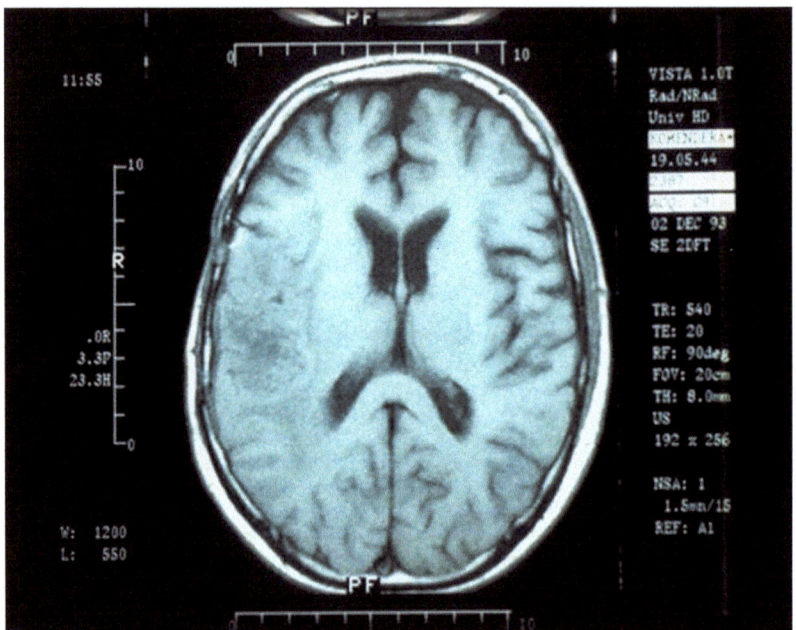

Abbildung 146

Im April 1994 wird erneut eine Tumorprogression festgestellt. Der Patient findet sich am 5. Mai 1994 erstmals in unserer Praxis ein. Am 3. Juni 1994 beginnt die Behandlung mit AHIT®. Eine stereotaktische Operation durch Prof. Sturm in Köln war nicht durchgeführt worden. Auch eine interstitielle Radiatio verbot sich aufgrund der vorher erfolgten externen Radiatio und der Gefahr zusätzlicher schwerer neurologischer Ausfälle. Es blieb daher zunächst nur die Möglichkeit der AHIT®.

Der Vergleich der MRT vor Therapie, einer ersten Kontrolle im Juni 1994 sowie einer weiteren am 14. November 1994 bestätigt eine deutliche Tumorregression. Der junge Patient wird wieder in den schulischen Prozess eingegliedert. Seit dieser Zeit gab es keinerlei Anzeichen einer Tumorprogression mehr.

Der Fall liegt nun schon 30 Jahre zurück. Die letzte Meldung war, dass der ehemalige Patient nunmehr ein erfolgreicher junger Ingenieur irgendwo in Norddeutschland ist.

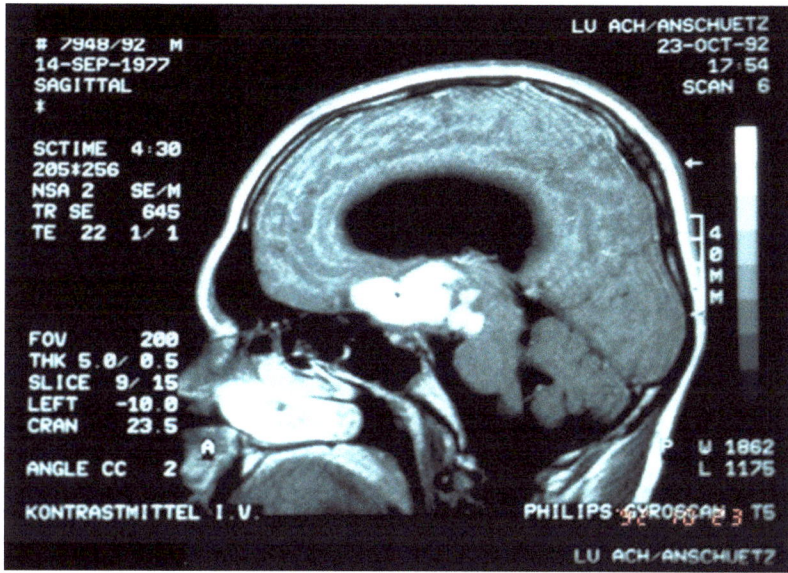

Abbildung 147

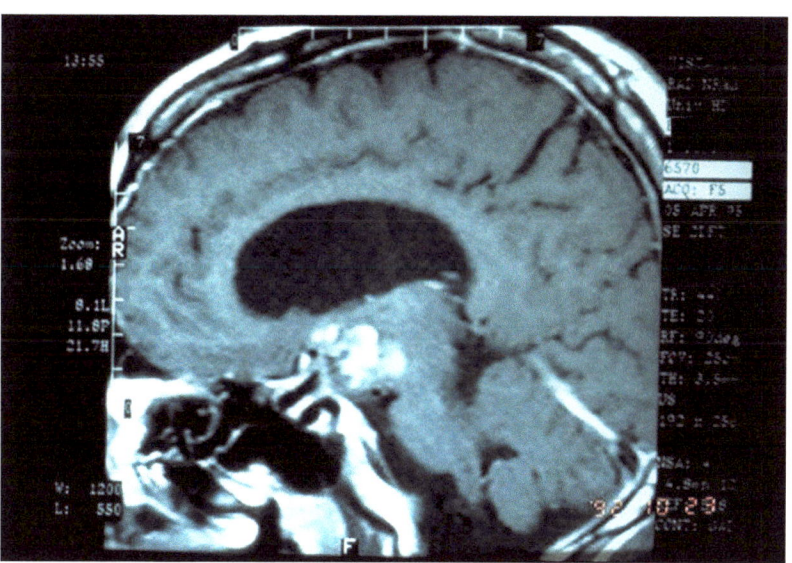

Abbildung 148

Fall 3

Die Patientin findet sich am 5. November 1996 in meiner Praxis ein. Sie leidet seit zwei Jahren an einer Mycosis fungoides, die histologisch nachgewiesen wurde. Vier Hautärzte hatten versucht, das krankhafte Geschehen zu beeinflussen, auch war sie in einer renommierten deutschen Universitätsklinik. Es wurde Cortison systemisch verordnet, doch die Patientin vertrug es nicht. Dergleichen wurde eine lokale UV-Bestrahlung durchgeführt, ebenfalls ohne positives Ergebnis. Am Universitäts-Klinikum Heidelberg wurde in der Hautklinik die Diagnose histologisch gesichert. Das Leiden erwies sich trotz der geschilderten Maßnahmen als zusehends progredient, bis schließlich im Schritt der Patientin ein Tumor auftrat, der das Sitzen unmöglich machte.

Behandlungsbeginn war der 27. November 1996. Bereits nach der ersten Infusion des autologen Präparates war der unangenehme Brennschmerz, der bislang nur mit Aspirin und Anaesthesin-Salbe zu beherrschen war, vollständig verschwunden. Danach trat ein instabiles Krankheitsbild auf, bei dem sich Schwellung, Rötung, Brennschmerz und weitgehende Beschwerdefreiheit abwechselten. Das Leiden besserte sich unter der Behandlung dennoch kontinuierlich. Der Verlauf ist aus der nachfolgenden Fotodokumentation ersichtlich.

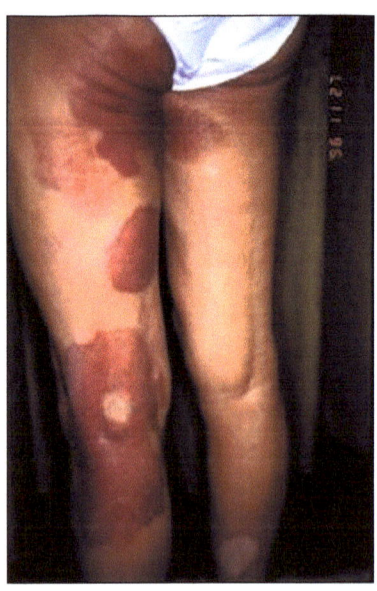

Abbildung 149

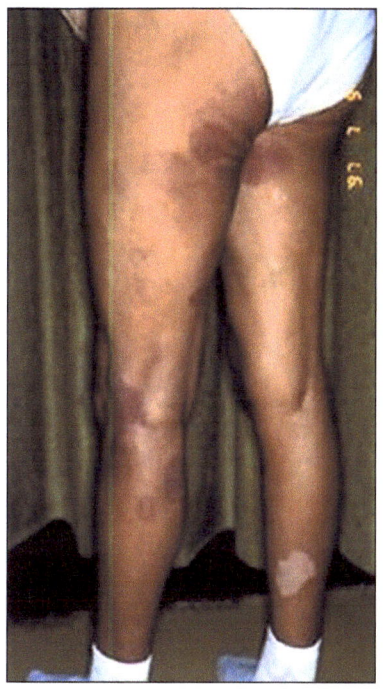 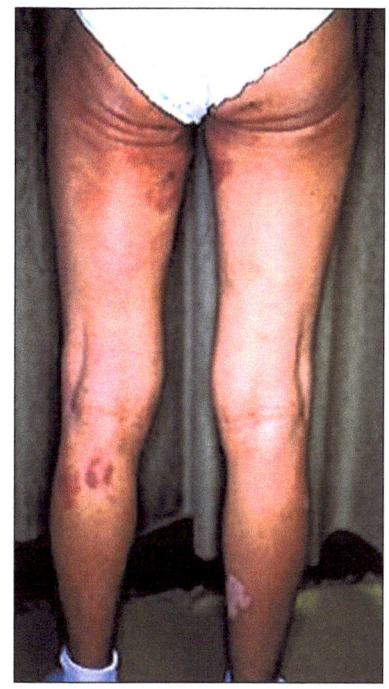

Abbildung 150   Abbildung 151

Die Remissiom hielt im vorliegenden Fall vier Jahre. Danach
entwickelte die Patientin ein Glioblastorm (sehr bösartiger Hirn-
tumor), der mit AHIT®-Ca nicht zu beeinflussen war, im Gegensatz zu einigen anderen Fällen.

Fall 4

Patientin S., I.: geboren am 22. April 1948.
Bei der Patientin wurde 1993 ein Mammacarcinom rechts diagnostiziert: Multipel visceral und ossär metastasierendes Mammacarcinom. Gleichzeitig bestand ein Diabetes mellitus, seit
1992 insulinpflichtig. Es bestand ein Zustand nach Ablatio und
Axilladissektion rechts. Neun Zyklen einer EC-Chemotherapie
wurden durchgeführt sowie eine Radiotherapie, zuletzt am 26.
Oktober 1996 kam es außerdem zu Metastasierungen in der Leber, den Rippen und der Wirbelsäule. Die Filialisierung konnte
durch eine weitere Chemotherapie (Ventisine und Mitomycin)
nicht beeinflusst werden. Es kam zu einer Progredienz des Leidens insbesondere im ossären Bereich.

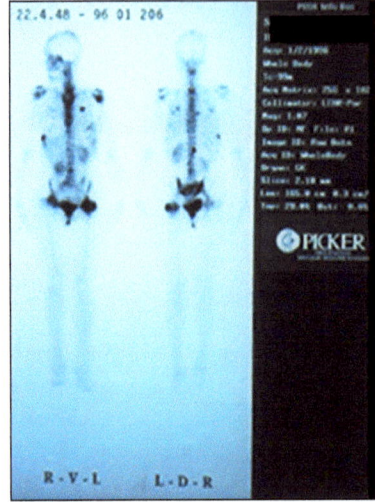

Abbildung 152

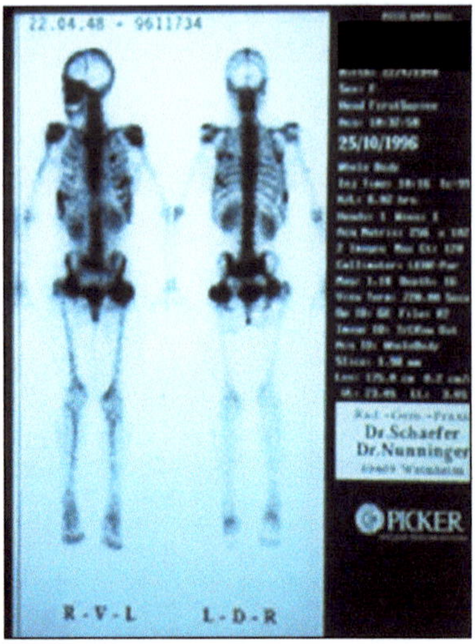

Abbildung 153

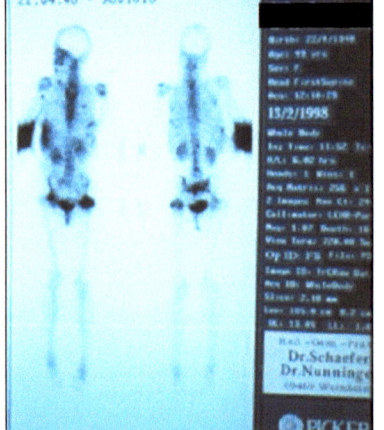

Abbildung 154

Im März 1997 wurde außerdem eine Aderhautmetastase diagnostiziert. Die Patientin entschloss sich daher im März zu einer AHIT®-aM. Behandlungsbeginn war der 15. April 1997 (letzte
Chemotherapie im Oktober 1996). Unter der AHIT®-aM kommt
es zunächst zu einem erneuten Anstieg der Tumormarker gemäß
den nachfolgend wiedergegebenen Verlaufskontrollen. Gleichzeitig bessern sich alle Knochenfiliae gemäß den beiliegenden

Szintigrafien. Im Juni 1998 kommt es erneut zur Filialisierung cerebral. Die Patientin unterzieht sich erneut einer Chemotherapie, wobei jetzt die AHIT® parallel dazu durchgeführt wird. Nun verträgt sie die Chemotherapie ohne Nebenwirkungen.

Tumormarker	CEA ng/ml	CA 15-3 U/ml	
15.12.97	7,55	40,0	
16.01.98	11,07	50,0	
09.02.98	12,50	48,0	
16.03.98	27,27	56,0	
16.04.98	43,02	66,0	
04.06.98	2,49	106,0	
20.05.98	6,90	79,0	
04.08.98	8,70	57,0	
19.08.98	7,90	53,2	
07.09.98	245,60	182,3	Rezidiv und Chemotherapie
09.09.98	191,80	198,0	
05.10.98	123,50	161,0	
30.10.98	58,20	66,8	Effekt unter Chemotherapie und AHIT®
20.11.98	29,40	63,0	
18.12.98	20,50	36,0	

Die Kombinationstherapie verläuft zunächst erfolgreich, doch plötzlich "kippt das System": Die weitere Therapie ist erfolglos und die Patientin stirbt.

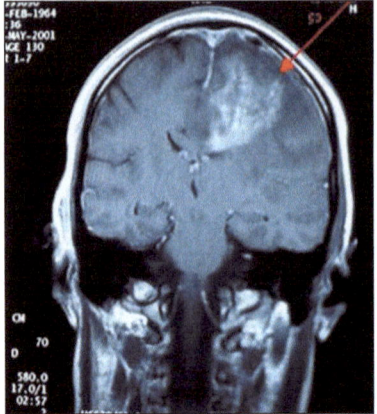

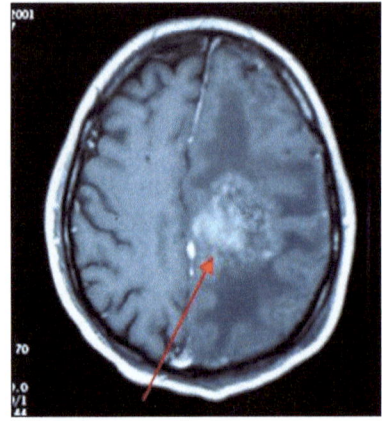

Abbildung 155   Abbildung 157

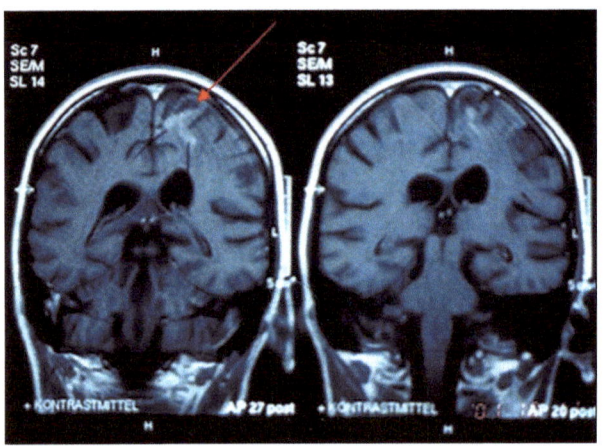

Abbildung 156
(Glioblastom, Z.
und Op und Ra-
diation, Rezidiv,
Remission un-
ter AHIT®-Ca,
Monotherapie)

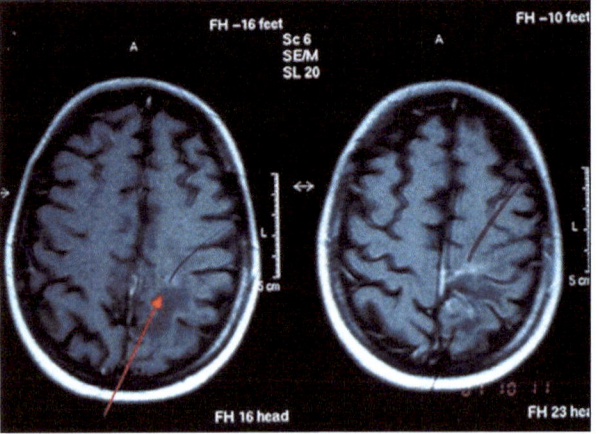

Abbildung 158

Non-Hodgkin-Lymphom, Finalstadium: deutliche Kachexie; Vollremission unter AHIT®-Ca-Therapie, kombiniert mit nur einer
Chemotherapie-Infusion (für Fachleute: 5-Fluorouracil und hoch-
dosierter Pentosanpolysulfattherapie nach Landsberger).

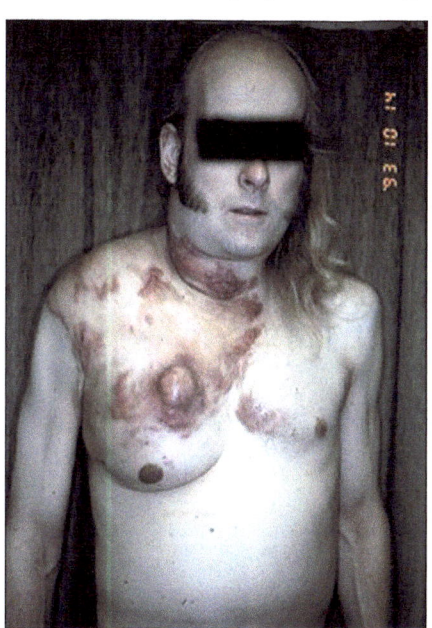

Abbildung 159

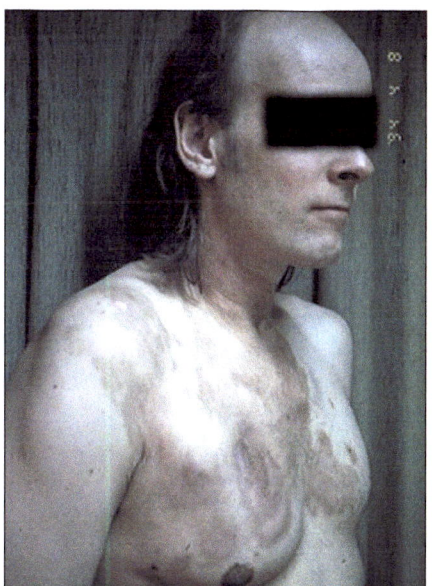

Abbildung 160

Bronchial Ca: Remission unter AHIT®-Ca in Kombination mit Chemotherapie; später Rückfall.

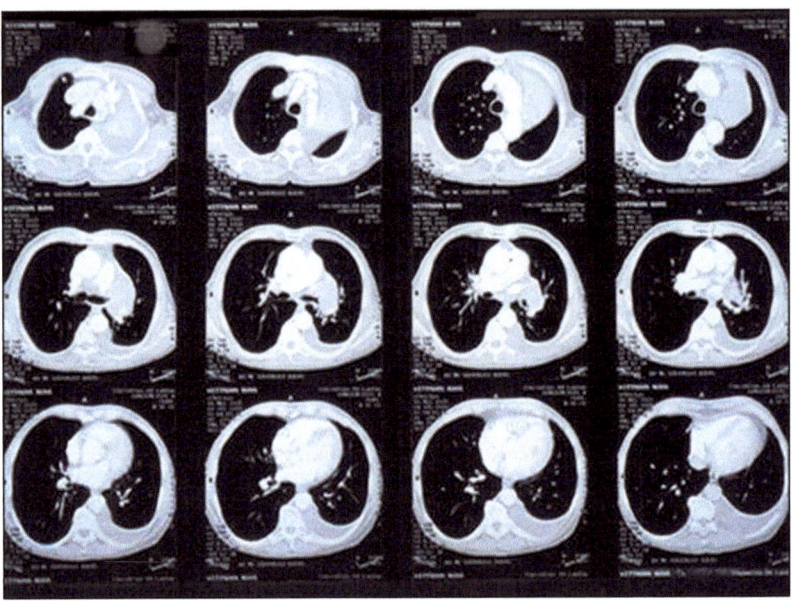

Abbildung 161

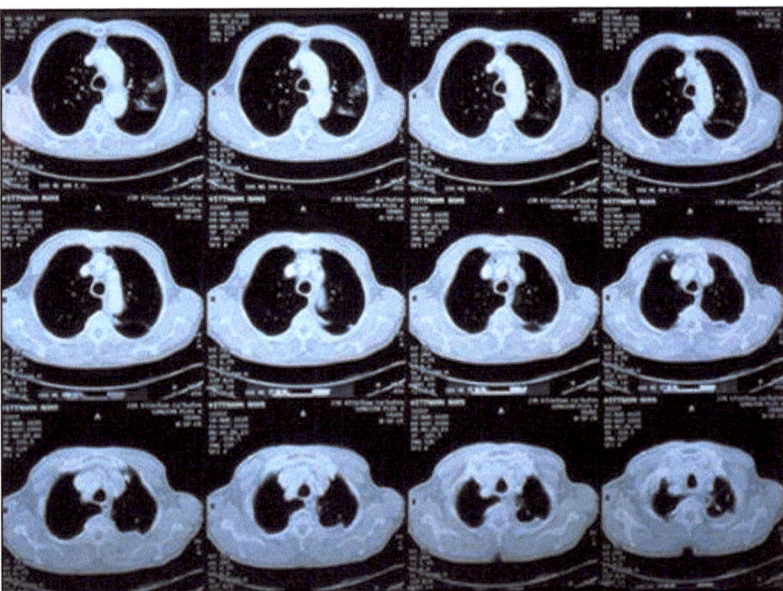

Abbildung 162

Dünndarmsarkom: Vollremission unter AHIT®, Chemotherapie
wurde vorher abgesetzt; die Remission hielt vier Jahre.

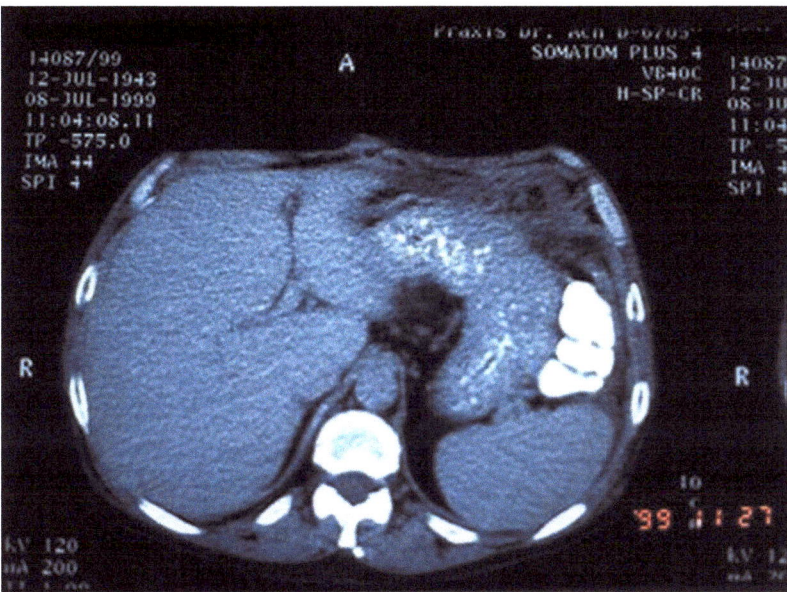

Abbildung 163

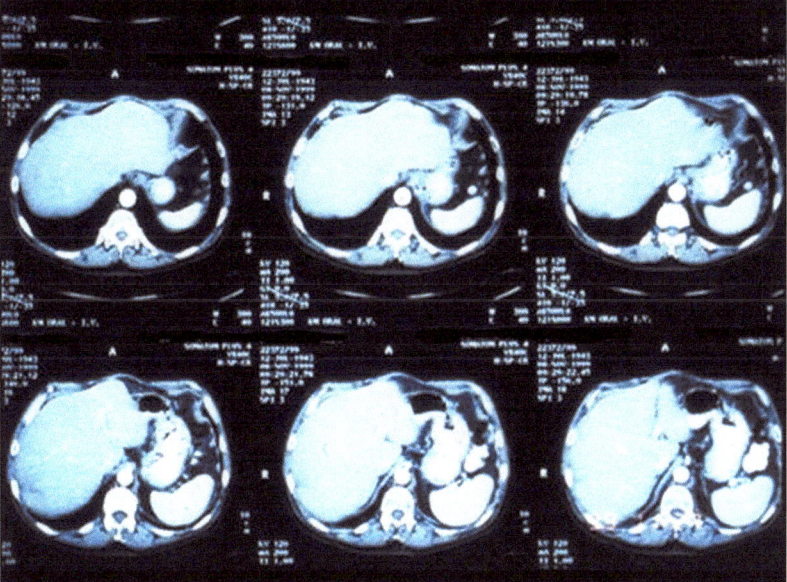

Abbildung 164

Ovarial Ca: Peritoneal Carcinose, Ascites beseitigt; Vollremission mit AHIT®-Ca-Monotherapie.

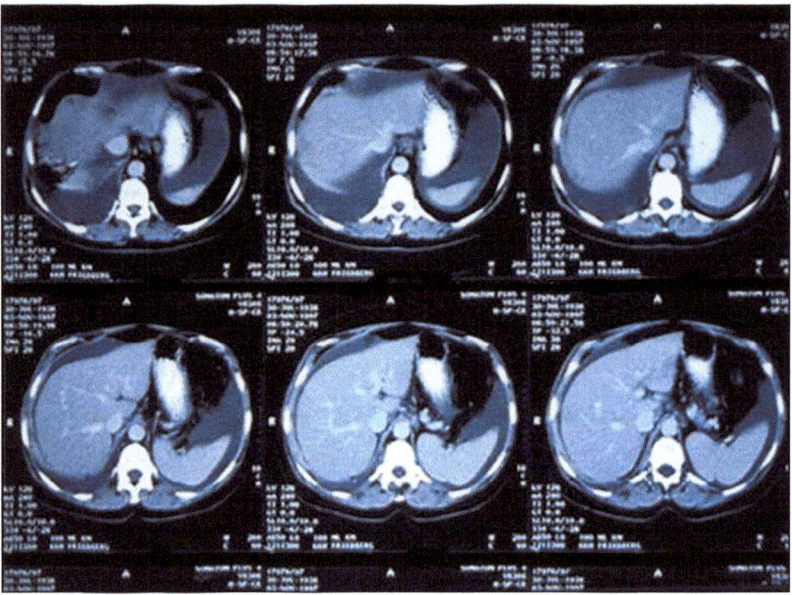

Abbildung 165

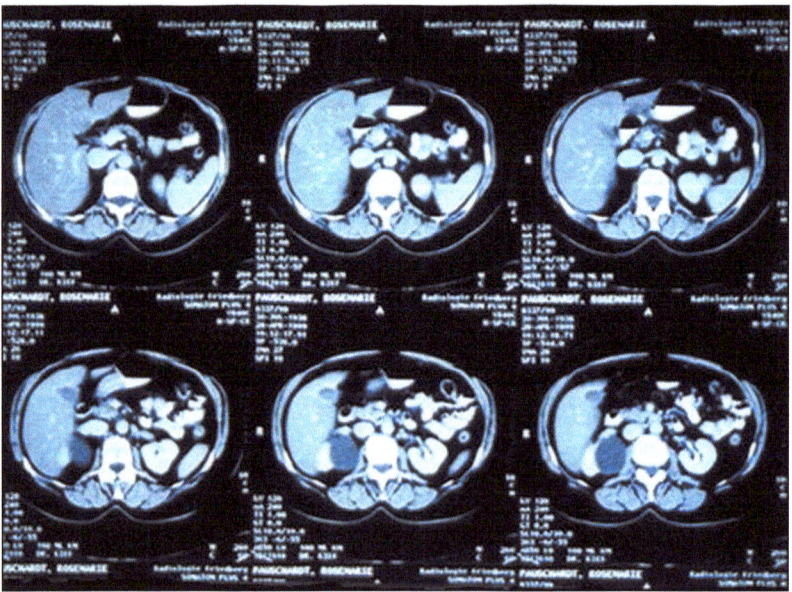

Abbildung 166

Vollremission eines Glioblastoms unter AHIT®-Ca und Wärme-
therapie; der Patient überlebte den Tumor viereinhalb Jahre.

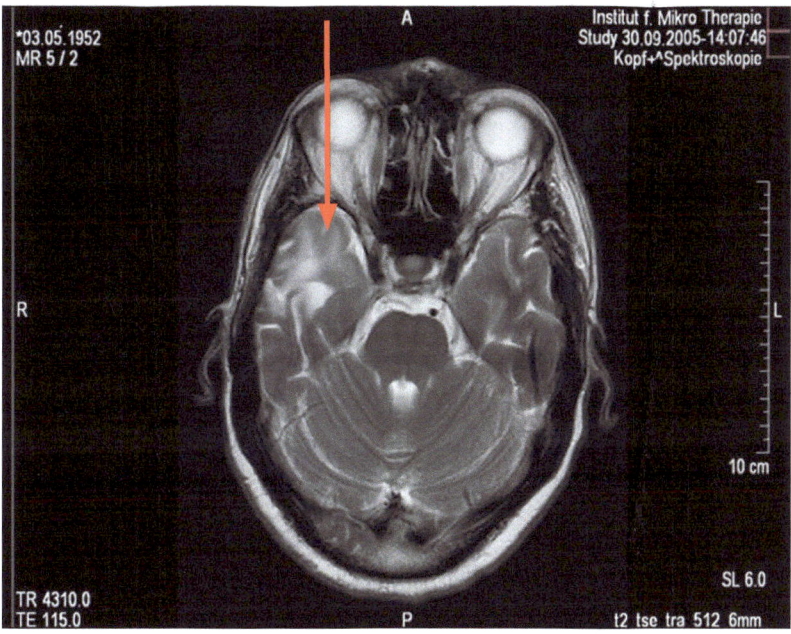

Abbildung 167

Abbildung 168

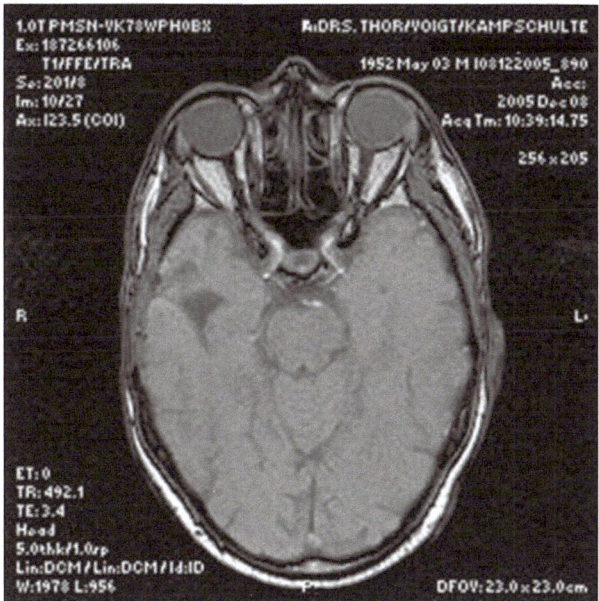

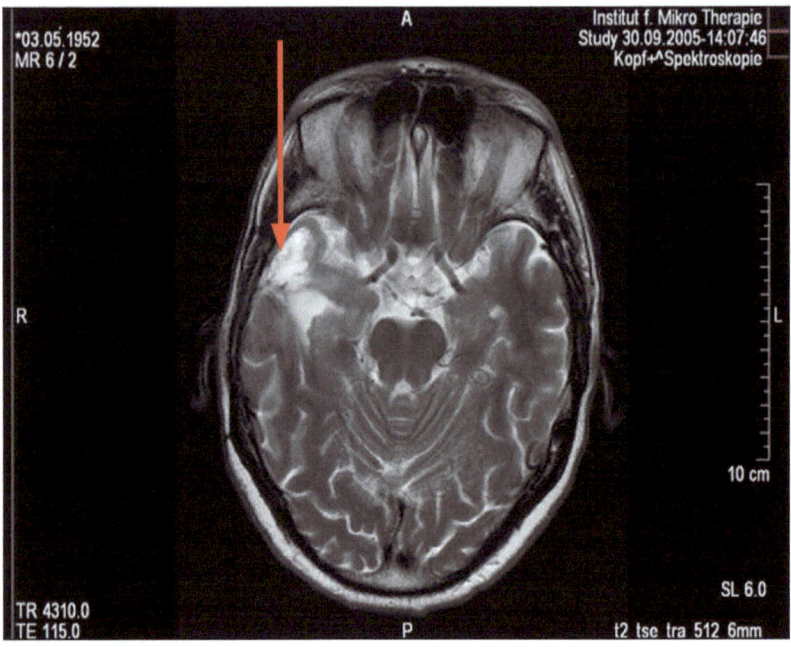

Abbildung 169

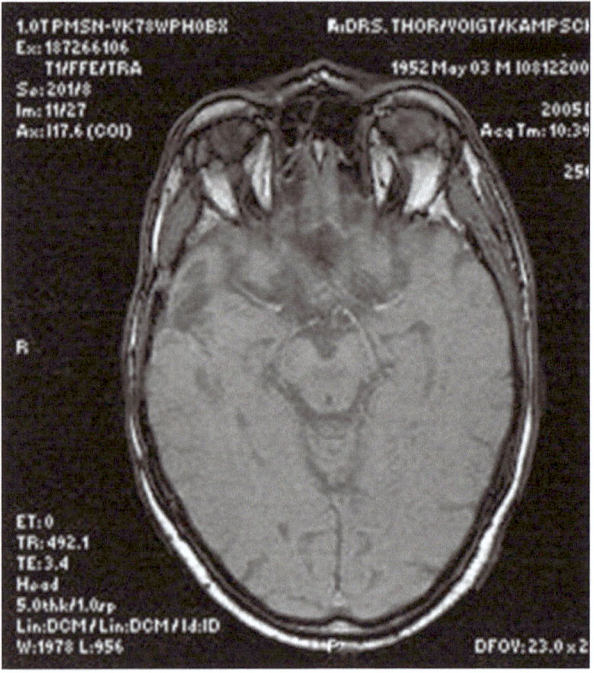

Abbildung 170

13.4 STIMULIERTE EIGENBLUTKULTUREN
DIE SACHE MIT DEM BESONDEREN „KICK"

Zu Beginn des vorigen Jahrhunderts lebte in New York ein Arzt namens Dr. James Cooley, der seine Krebspatienten mit Gemischen abgetöteter Bakterien behandelte und dabei überraschende Erfolge erzielte. Es kam immer wieder zu raschem Ver-schwinden von Tumoren und Metastasen, allerdings auch zu Rückfällen und tödlichen Ausgängen seiner Behandlung, da manche seiner Patienten mit zu hohem Fieber reagierten, das der Organismus nicht mehr bewältigen konnte. Dr. Cooley verwendete in erster Linie Gemische aus abgetöteten Bakterien der Gattung Ser-ratia marcescens und Streptococcus pyogenes. Die Cooley'sche Therapie war in USA eine anerkannte Krebstherapie, bei allen Nachteilen und Gefahren – bis 1936, als sie von „Stahl und Strahl" (Chirurgie und Radiologie) verdrängt wurde. Einer der Gründe, die sie in der Versenkung verschwinden ließ, war das damals unerklärliche Wirkungsprinzip. Dr. Cooley erhielt seine (posthume) Anerkennung erst Mitte der 70er-Jahre, als man den Tumornekrosefaktor entdeckte: Ein Zytokin, das, wie der Name schon sagt, Tumoren abzutöten in der Lage ist. Der Enthusiasmus über die Entdeckung dieses Zytokins war in der ersten Zeit natürlich groß, wich dann jedoch wie so häufig einer enttäuschenden Ernüchterung. Die BASF-Tochter „Knoll" erwarb eine Lizenz zur gentechnologischen Gewinnung des Tumornekrosefaktors, dessen selektiver klinischer Einsatz – ausgenommen einige Anfangserfolge bei Peritonealkarzinose – sich als nutzlos erwies.

Aus meiner Sicht war der Misserfolg, der an den Einsatz des Tumornekrosefaktors geknüpft war, vorgezeichnet. Aus dem gleichen Grund übrigens, aus dem die Mäuseantikörper des Professors R. aus München und die neuerdings mit zunehmender Ernüchterung betrachteten Dendritischen Zellen zu wenig bei malignen Erkrankungen ausrichten können.

Warum? Der Tumornekrosefaktor ist zwar ein sehr wirksamer Faktor, aber um Krebs immunologisch zu besiegen, ist das Zusammenspiel aller Abwehrkräfte der zellulären Phase des Immunsystems (T-Zellen, natürliche Killerzellen und „erzogene" zytotoxische Killerzellen) ebenso wie das humorale System (das „flüssige", im Serum beheimatete Abwehrsystem wie das Komplementsystem, das Zusammenspiel vieler Zytokine und besonderer Antikörper) erforderlich. Dies schafft eine einzige gentechnologisch gewonnene Substanz nicht, auch nicht eine selektierte Familie von Abwehr- oder „Späherzellen" (die dendritischen Zellen können Antigene erkennen, sie sind somit „Späherzellen"). Nur das Zusammenspiel aller Kräfte, die ein gesunder Organismus bietet, ist dazu in der Lage.

Vor etwa zwei Jahrzehnten hatte es ein Heilpraktiker geschafft, ein Hypernephrom zu beseitigen. Er hatte diesen von der inkretorischen Drüse (am oberen Nierenpol) ausgehenden Tumor mittels einiger in der Naturheilkunde gängiger immunstimulativer Methoden zum Verschwinden gebracht. Der Patient beklagte seine Kasse, weil sie für die Behandlung nicht aufkommen wollte, worauf das übliche juristische Spiel mit Gutachten und Gegengutachten begann. Der orthodoxen Medizin fiel dazu nichts ein, als von der Spontanremission des Tumors zu reden, die auch tatsächlich dann und wann vorkommt. Es bestand jedoch ein eindeutiger zeitlicher Zusammenhang zwischen dem Einsatz der immunstimulativen Therapien des Heilpraktikers und dem Rückgang des Tumors.

Eine Journalistin fragte daher Professor Mertesheimer, den damaligen Chef der Onkologie der Universitätsklinik Mainz, ob er denn schon viele Spontanremissionen bei Tumoren gesehen habe. Die ehrliche Antwort von Mertesheimer war, dass er in 14 Jahren bei vielen Tausenden von Krebsfällen eine einzige Spontanremission erlebte, und zwar bei einem Non-Hodgkin-Krebs (von den Lymphdrüsen ausgehend) eines Patienten, der von ihm nach Hause geschickt worden war, da ihm nicht mehr zu helfen war und er sich aufs Sterben vorbereiten sollte. Der Patient hatte zu Hau-se eine Grippe bekommen und stellte sich wenige Wochen danach bei dem Team des Professors Mertesheimer wieder vor und bat die Ärzte, nach seinen Tumoren zu suchen, die ratzekahl bis auf die letzte Zelle verschwunden waren. Professor Mertesheimer bezeichnete dies zwar als Spontanremission, genau betrachtet war es aber ein glücklicher Zufall, nämlich der „Grippe" zu verdanken, die das oben erwähnte Zusammenspiel aller Abwehrkräfte in Gang gesetzt hatte und den Krebs wegschmelzen ließ wie die Sonne es mit Butter schafft.

Kommen wir zurück zu den eosinophilen Granulozyten (siehe Seite 199, Abbildung 177). Sie treten bei einigen glücklichen Ausgängen der eigenen Therapie bei Krebs plötzlich in großen Mengen im Blut auf und signalisieren den erfolgreichen Kampf des Körpers gegen den Krebs. Diese eosinophilen Granulozyten werden in erster Linie stimuliert durch die Zytokine „Interleukin-3, -4 und -6". Dies sind aber wiederum Botenstoffe, die Entzündungen in Gang setzen, wie sie bspw. auch durch eine Grippe ausgelöst werden. Das Auftauchen der Eosinophile lenkte mich eine Zeit lang in das gleiche Fahrwasser, in das auch die Immunologen der BASF-Tochter geraten waren. Ich glaubte, einen Schlüssel in der Krebsabwehr gefunden zu haben, zumal Eosinophile ja sehr reichlich mit Proteinen, Enzymen und immunwirksamen, krebstötenden Faktoren ausgestattet sind. Mein damaliger Herstellungsleiter Dr. H. warnte mich bei Diskussionen aber immer wieder davor, den eosinophilen Granulozyten als allein selig machende Kraft gegenüber dem Krebs zu betrachten. Seine Argumentation gipfelte nicht selten in dem Satz: „Vielleicht sind sie nur sekundäre Signalträger am Rande, die auf dem Kampffeld der körpereigenen Abwehr erscheinen, wenn andere schon die Arbeit getan haben."

Bei 17 Prozent aller Krebsarten ist die virusbedingte Entstehung des bösartigen Leidens gesichert. So auch im Falle des Burkitt-Lymphoms, einem Lymphdrüsenkrebs, der besonders in Afrika vorkommt. Hier ist es das Epstein-Barr-Virus. Oder aber beim Gebärmutterhalskrebs, bei dem das Papilloma-Virus nachgewiesen wird. Als jungen Medizinstudenten wurde uns immer das Rous'sche Hühnersarkom als Beispiel genannt, das bei Hühnern ebenfalls durch ein Virus ausgelöst wird.

Immer wieder diskutiert werden auch Bakteriophagen, das sind Viren, die Bakterien befallen und dann per bakterieller Infektion in den menschlichen Körper gelangen. Ihr Nachweis ist schwer und ihre „Dunkelziffer" daher wahrscheinlich höher, als uns lieb sein könnte.

Aber auch Bakterien können Tumore initiieren, so gibt es bspw. auch das Bakterium „Tumorfaciens", das bei Bäumen Krebs auslöst. In Tibet gibt es einen Krebs, der dadurch entsteht, dass man dort in der eisigen Kälte des Himalaya kleine, tönerne Kohleöfchen auf der dicken wattierten Kleidung um den Bauch geschnallt trägt, was immer wieder zu kleinen Verbrennungen führt. Die dauernde Reinfektion an der Stelle, an der dieses Öfchen getragen wird, führt nach gewisser Zeit an der Dauerwunde zu einer Entartung, und ein Hautkrebs ist entstanden.

Der Lippenkrebs bei englischen Dockarbeitern hing eindeutig mit dem Pfeiferauchen zusammen. Der englische Dockarbeiter rauchte im Prinzip nicht mehr als der englische Lord. Der englische Lord nimmt aber saubere, edle Bruyerestücke in den Mund, während der Dockarbeiter seinen dreckigen, ungepflegten Qualmkolben tagaus, tagein an derselben Stelle im Mund hängen hat, bis letztlich der Krebs entstanden ist.

Es gibt auch statistische Hinweise für die Entstehung von Darmkrebs. Eine englische Studie verglich Darmflora und Essgewohnheiten der Engländer mit denen der Hausa am oberen Nil. Das typisch englische Frühstück besteht ja schon aus Eiern mit Würstchen, mittags und abends gibt's dann möglichst noch mehr Gebratenes. Die Hausa ernähren sich in erster Linie von Feldfrüchten, besonders Hirse, nur einmal im Monat wird ein Lamm oder ein Rind geschlachtet, das dann die gesamte Dorfgemeinschaft in einem Festmahl verzehrt.

Die Darmflora der Hausa unterscheidet sich von der der Engländer dadurch, dass sie kein Clostridium difficile enthält, das ist ein anaerober Erreger, also ein Keim, der seine Energie nicht über einen oxidativen Stoffwechsel gewinnt, sondern über Gärung oder gärungsähnliche Prozesse.

Sofort sind wir wieder an den Gärungsstoffwechsel der Krebszelle erinnert, für dessen Entdeckung der Deutsche Otto Warburg 1928 den Nobelpreis erhielt. Von Warburg stammt auch der Satz: „Schafft mir eine Möglichkeit, wie ich Wasserstoffperoxid an den Krebs heranbringe, und ich beseitige jeden Krebs." Mit Wasserstoffperoxid geht es zwar nicht, aber mit Ozon und dessen Reaktionsprodukten im Blut geht es bis zu einem gewissen Maße schon.

Die nebenstehenden Aufnahmen stammen von Lennart Nielson vom Carolinska-Hospital in Stockholm, einem Fotografie-Künstler auf seinem Gebiet. Die Aufnahmen zeigen eine intakte Krebszelle (Abb. 171), den Angriff von T-Zellen auf diese Krebszelle, die blasigen Auftreibungen in den rasterelektronenmikroskopischen Aufnahmen von außerordentlicher Qualität (Abb. 172), die abgetötete Krebszelle mit aufliegenden T-Zellen (Abb. 173).

Gesunde Körperzellen setzen dem Angriff von Ozon im Gegensatz zu den Krebszellen erheblichen Widerstand entgegen, wie dies die nachfolgenden Vergleichsaufnahmen von Patientenblut unter der Einwirkung von verschiedenen Ozonkonzentrationen zeigt.

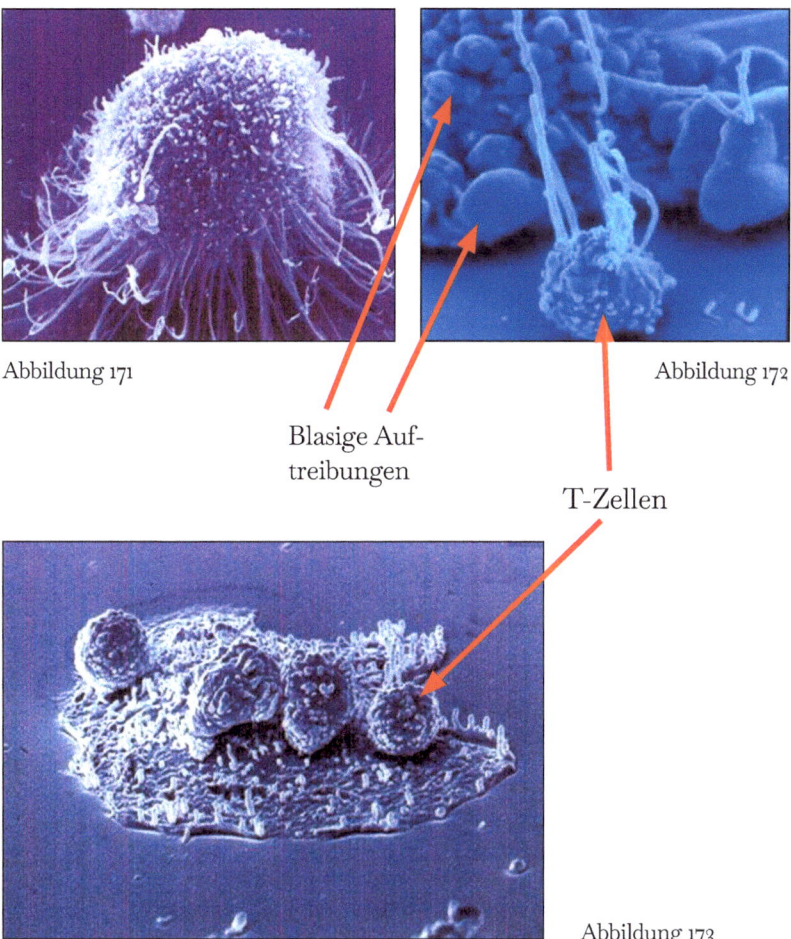

Abbildung 171

Abbildung 172

Blasige Auf-
treibungen

T-Zellen

Abbildung 173

Die nachfolgende Bildserie demonstriert sehr schön den zerstö-
renden Effekt von O_2/O_3-Gemischen auf Krebszellen. Die Krebszellen stammen aus dem Exsudat eines Pleuraendothelioms, das
heißt aus der eiweißreichen Flüssigkeit, die das Rippenfell durch
den vom Krebs ausgelösten entzündlichen Prozess „ausschwitzt".

Das erste Bild zeigt die bösartigen Zellen unbehandelt. Sie
sind erkennbar am krankhaft verschobenen Verhältnis des
Zellkerns zum Zellkernplasma, die Kernplasmarelation ist zu-
gunsten des Kerns verschoben. Werden diese Zellen nunmehr
behandelt mit einem O_2/O_3-Gemisch, dann zeigen sie nach wenigen Minuten blasige Auftreibungen als Zeichen des sich an-
kündigenden Zelltodes.

Je höher die Ozonkonzentration, desto intensiver sind die Entfärbungen der bösartigen Zellen, umso intensiver sind auch die blasigen Ausstülpungen (siehe Aufnahmen mit 40 Mikrogramm O_2/O_3-Konzentration). Ozon löst demnach zumindest optisch dieselben Prozesse an malignen Zellen aus, wie dies die körpereigene Abwehr schafft, in diesem Fall T-Zellen.

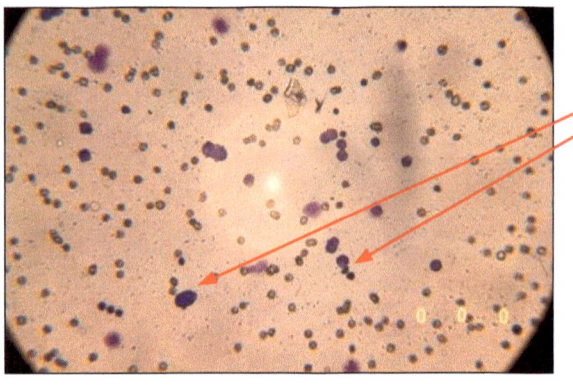

Abbildung 174 („behandelt" mit zehn Mikrogramm Ozon-Konzentrat)

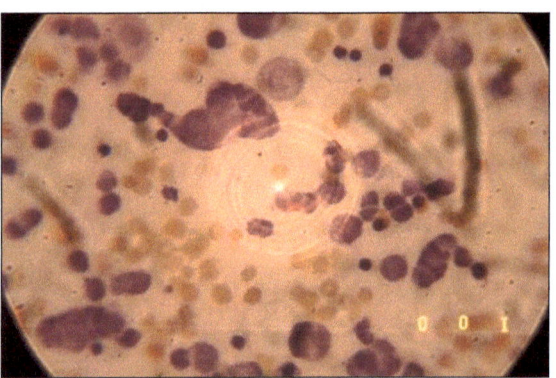

Abbildung 175

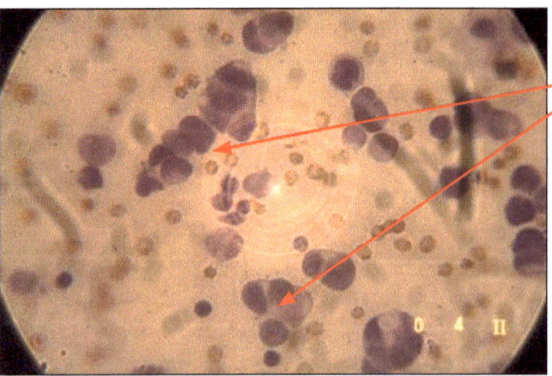

Abbildung 176 („behandelt" mit 40 Mikrogramm Ozon)

14. Der Kulturtransformations- oder Granulozytenfunktionstest

Im Lauf des Lebens ist unser Immunsystem mit verschiedenen Erregern (Antigenen), Teilen derselben, Allergenen und Toxinen (Giften) konfrontiert. Solche Antigene hinterlassen ihre Spuren in unserem Immunsystem. Dies bedeutet, dass nicht nur Antikörper entstehen („Gegengifte" in Form körpereigener Proteine), sondern auch Gedächtniszellen, die eine beschleunigte Gegenreaktion unseres Immunsystems einleiten. Ein erneuter Kontakt mit dem Erreger einer bereits früher stattgefundenen Infektion löst daher durch den mit ihm verbundenen Lernprozess eine rasche Gegenreaktion aus.

Diese Reaktion kann unter anderem gemessen werden an Anzahl und Form einzelner Familien und Untergruppen unseres zellulären Immunsystems. Wird unser Blut mit abgetöteten Keimen, Allergenen oder bestimmten Toxinen konfrontiert, dann ändern sich Form und Anzahl der einzelnen Zellpopulationen; je nach Potenz des eingesetzten Antigens und je nach Umsetzung eines bereits zu früherem Zeitpunkt erfolgten Lernprozesses.

Beim Kulturtransformationstest wird in kleinen Kulturen das Blut des Patienten mit Antigenen versetzt, in einer festgelegten, normierten Zeit auf Zahl, Form und Art seiner Zellen untersucht, die Ergebnisse nach einer empirisch gewonnenen Formel zueinander in Beziehung gesetzt und über den Computer ausgewertet. Aus der daraus resultierenden grafischen Darstellung kann daraufhin der „Eindruck" ermittelt werden, den der Erreger, das Allergen oder das Toxin in unserem Immunsystem hinterließen. Das Verfahren ist relativ neu, jedoch überraschend aussagekräftig. Die Ergebnisse können in der Regel bestätigt werden, beispielsweise durch Allergentests, Leukozytenmigrationstests oder Bestimmung von erregerspezifischen Immunglobulinen.

Der Test hat noch keine Kassenzulassung, kostet im Hinblick auf seine vielfältige Aussagekraft jedoch nur einen Bruchteil der eben summarisch aufgeführten Bezugstests. Wie läuft ein derartiger Test ab und wie funktioniert er? Zunächst werden dem Patienten bis zu 90 Milliliter Blut abgenommen. Es wird dabei mit Natriumcitrat versetzt, so dass die Calciumionen ausgefällt werden. Dadurch fehlt ein wesentlicher Bestandteil für die Blutgerinnung; das Blut ist somit ungerinnbar. Danach wird es mit Ozon versetzt. Nicht, weil ich mich dem Ozon verschrieben habe, sondern weil Ozon als gasförmiges Oxidans sehr rasch mit allen Zellen reagiert, deren Oberfläche gleichsam anraut und den Stoffwechsel anfeuert, als ob man Öl ins Feuer gösse. Dies macht die Zelle besonders empfindlich für die oben bereits erwähnten Antigene, Allergene und Toxine.

Die 90 Milliliter Blut werden nun in kleine Portionen aufgeteilt und mit jeweils einer winzigen Portion der zu prüfenden Substanz versetzt. Was passiert? Einige Zellarten gehen zugrunde, andere werden sogar angeregt, sich vermehrt zu teilen. Manche sondern bestimmte Proteine ab, antworten also auf den Reiz mit Exkretion und so weiter. All diese Reaktionen werden sodann mit dem Leerwert der nicht behandelten, aber aus dem ozonisierten Blut stammenden Leerprobe verglichen.

Wie geschieht das? Die modernen Blutzähl- und Differenzierungsgeräte funktionieren so, dass die einzelnen Zellen des Blutes über eine winzige Kapillare durch einen Laserstrahl „hindurchgeschossen" werden. Das auf die Zelle auftreffende Licht „durchleuchtet" sie einerseits, andererseits gibt die Zelle aber auch seitliches Streulicht ab. Dieses gibt Auskunft über das anfärbbare Biomaterial (die Granularität) und nach Anfärbung der Zellen mit fluoreszierenden Markern lässt es auch Rückschlüsse über Größe und Änderung des Zellkernmaterials, also der DNA und der RNA zu (Nukleinsäuren aus der Kernsubstanz). Das geht so schnell, dass innerhalb einer Minute Tausende und Abertausende von Zellen unterschiedlicher Herkunft auf diese Art und Weise beurteilt und differenziert werden können. Üblicherweise werfen die Zellcounter, so heißen diese Geräte, danach ein sogenanntes Differenzialblutbild aus. Die Zellanzahlen für neutrophile Granulozyten, Eosinophilen, Basophilien, Thrombozyten und weitere werden ermittelt. Diese Differenzierung nimmt ein Computer vor, der aus Durchlicht, Streulicht und der Anzahl der „durchgeschossenen" Zellen pro Zeiteinheit den prozentualen Anteil der jeweiligen Zellart errechnet.

Wird nun ein Antigen zu den durch Ozon angeregten Zellen hinzugegeben, dann ändern sich diese Parameter einschließlich der Anzahl der Zellen bezogen auf die jeweiligen Zellarten. Der zunächst unbehandelten Kultur wird ein Toxin zugesetzt und die sich ergebenden Unterschiede der Mini-Einzel-Kulturen werden ermittelt. Die Stärke der Anregung auf die Zellteilung wird dann mit Hilfe mathematischer Rechenprogramme computerunterstützt festgestellt. Dieser Vorgang bezieht sich auf die Menge der DNA und RNA. Ausgewertet wird die Stärke der Antwort der einzelnen Zelle des angefärbten Biomaterials sowie die Schädigung der Zellen durch das jeweilige Antigen, was sich als Schrumpfung, Aufblähung oder gar Zelltod zeigt. All diese Werte werden gewichtet, und der Computer errechnet daraus einen „Sensibilitätsfaktor". In ihm werden all die oben geschilderten Veränderungen erfasst und in Form eines Balkendiagramms dargestellt.

Die ermittelten Werte beziehungsweise die Differenzen zwischen „normal" und „kontaminiert" werden über ein spezielles Computerprogramm errechnet. Diese Basiswerte (die Einzelergebnisse) werden in den Diagrammen „Prozent Granularität", „Prozent Kernvolumen" und „Prozent Zellvolumen" dargestellt. Hierbei entspricht die Nulllinie den Werten in normalem Blut. Somit entspricht ein höherer Ausschlag eines Wertes einem größeren Einfluss auf das Immunsystem. Die Ziffern unter dem Diagramm repräsentieren die geprüften Antigene, die unter der Rubrik „geprüfte Antigene" nachzulesen sind.

- KT-Test-1-Prüfprogramm: Δ Zellmorphologie der Granulozyten
  Fasst die ermittelten drei Basiswerte zusammen und korreliert die unterschiedlichen Einflussfaktoren unter besonderer Berücksichtigung der Granulozyten (Fresszellen unseres Immunsystems);
- KT-Test-2-Prüfprogramm: Leukozytendegranulation
  Dieser Wert entspricht dem Leukozytendegranulationstest, der ein Maß ist für die Fähigkeit, Proteine zu produzieren und freizusetzen. Ein wichtiger Hinweis für die zelluläre Immunabwehr;
- KT-Test-3-Prüfprogramm: Δ Prozent von Zellmorphologie und Zellanzahl der Leukozyten
  Errechnet werden Einzelergebnisse für die bereits erwähnten Granulozyten zusammen mit den Lymphozyten (antikörperproduzierende und -tragende Zellen) Thrombozyten (Funktion bei der Blutgerinnung und bei Allergien) und den Monozyten (große Fresszellen), die in den Prozess der Fremderkennung (Toxine, Viren, Bakterien und Pilze) eingeschlossen sind;
- KT-Test-4-Prüfprogramm: RNA-Induktion
  Erfasst selektiv Größenänderungen des Zellkerns und der Proteinproduktion und damit Steuerungsprozesse über die RNA (Ribonukleinsäure);
- KT-Test-5-Prüfprogramm: Toxineffekt auf Thrombozyten
  Misst den Einfluss auf Größe und Anzahl der Blutplättchen, ein wichtiger Faktor bei allergischen Prozessen und Gefäßprozessen.

Nur ein Vergleich der Einzelergebnisse in Kombination mit Ver-
bundergebnissen führt zu einem profunden Einblick möglicher
Einflussfaktoren auf das Immunsystem.

Das Balkendiagramm „Kumulativdarstellung relevanter Antigene" (Dokument 4 auf Seite 160) fasst alle oben genannten Ergebnisse in einem Summenwert zusammen und stellt sie graphisch
dar. Die grünen, roten und gelben Linien markieren die einfache,
zweifache und dreifache Standardabweichung (einen mathema-
tischen Wert, der den Grenzwert des „Normalen" repräsentiert).

Neben dieser summarischen, graphischen Darstellung werden die Effekte der geprüften Erreger (Antigene) auf das zelluläre Immunsystem nochmals numerisch in der Reihenfolge
ihrer Effizienz zusammengefasst. Die erstgenannten Antigene
werden in ihren Eigenschaften im nachfolgenden Kommentar
erläutert. Zur umfassenden Beurteilung des Ergebnisses bedarf
es jedoch eines in der Infektiologie und in der Immunologie er-
fahrenen Therapeuten.

Nachfolgende Abbildung zeigt einen eosinophilen Granulozyten mit eosinophilen Granula, jenen dunklen Punkten im Zell-
plasma um den Zellkern herum: die wichtigsten Elemente, die im
Rahmen des Kulturtransformationstests innerhalb und außerhalb
der Zelle gemessen werden. Elektronenmikroskopische Aufnahme von H. Kief und J. Greenberg.

Zum besseren Verständnis des Verfahrens sei kurz auf die bislang etablierten Methoden eingegangen. Die dabei durchgeführten Schritte sind:

· Isolation der basophilen Granulozyten;
· Stimulation mit Allergenextrakten;
· Messung der freigesetzten histaminassoziierten Allergie-
  mediatoren.

Eine Verbesserung dieses standardgemäßen Verfahrens auf mik-
roskopischer Basis ist die zelluläre Diagnostik, wie sie von Bioscientia (Boehringer Ingelheim) durchgeführt wird. Die Diagnostik
wurde aufgrund des Einsatzes eines Durchflusszytometers deutlich verbessert durch die Kontrolle großer Zellzahlen, aus dem
früher eher semiquantitativen Verfahren wurde nun ein quanti-
tatives Verfahren.

Aus den Unterlagen ist darüber hinaus zu ersehen, dass neben den klassischen IgE-vermittelten Reaktionen auch Pseudo-
allergene nachgewiesen werden können. Das eigene Verfahren

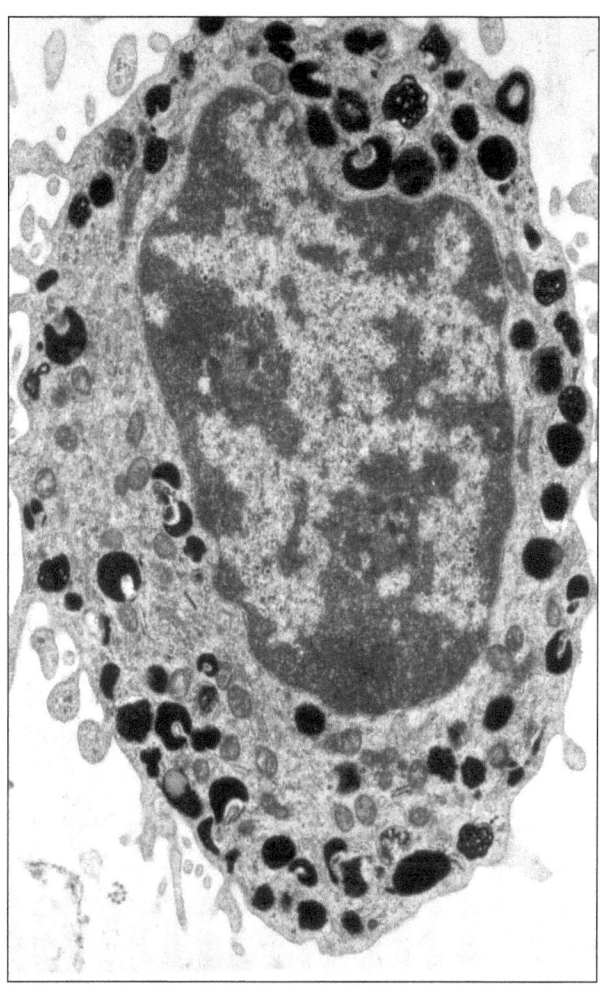

Abbildung 177

stützt sich ebenfalls auf die quantitative Erfassung dieser Reaktion, jedoch unter Verwendung der Laserfotozelleinheit eines Zellcounters, der als Basiswerte zur Errechnung des Differentialblutbildes ebenfalls nach entsprechender Färbung die zytoplasmatischen Granula, die Größe des Zellkerns und die Größe der Gesamtzelle in drei getrennten Kanälen ermittelt. Wird eine Population immunkompetenter Zellen daher mit einem Antigen kontaminiert, kommt es zwangsläufig zum physiologischen Prozess der Granulaproduktion beziehungsweise der Verminderung durch Exkretion. Da gleichzeitig die Zellgröße gemessen wird, lässt sich daraus sehr exakt die tatsächliche Degranulation errechnen. Der errechnete Wert ergibt sich demnach aus der

Differenz „Stimulationskontrolle minus Basalwert" bezogen auf „Granuladichte und Zellgröße".

Weil darüber hinaus noch die RNA-/DNA-Masse über die Zellkerngröße ermittelt wird, lassen sich außerdem noch Steuerungsprozesse der Zelle erfassen.

Da der Test sich spezifisch für Granulozyten, Basophile, Lymphozyten und so weiter eignet, können neben den üblichen Einsätzen bei Allergen und Pseudoallergen auch infektbedingte Prozesse gemessen werden. Das eigene Verfahren hat gegenüber dem ursprünglichen mikroskopisch basierten Test den Vorteil der bereits bei Bioscientia gelobten quantitativen Erfassung der Prozesse. Wie exakt der eigene Leukozytendegranulationstest den tatsächlichen physiologischen Ablauf der Degranulation erfasst, lässt sich anhand der Tatsache ableiten, dass die nachmalige Kontamination einer autologen Blutkultur mit den ermittelten relevanten Antigenen die Basophilen auf 15 bis 20 Prozent der Gesamtzellzahlen ansteigen lässt: ein „Beweis im Umkehrschluss".

Die Bioscientia hat für ihre eigenen Leukozytendegranulationstests Basiswerte ermittelt. Die ergeben sich im eigenen Test zwangsläufig durch Berechnung der Standardabweichung, da sich bei Testung von 40 bis 50 Antigenen ein robustes Sigma er-rechnen lässt. Meist liegen relevante Antigene sogar über der doppelten und dreifachen Standardabweichung.

Sämtliche oben genannten Schritte des Leukozytendegranulationstests werden demnach im eigenen Verfahren ebenfalls durchgeführt und erfüllen damit die Anforderungen nach GOÄ 3693. Der gerätetechnische Ablauf des Diagnoseverfahrens sei kurz erläutert: Bei der Streulicht-Zähltechnik durchfließt die mit partikelfreier Flüssigkeit verdünnte Blutprobe eine Durchflussküvette mit einem festgelegten Kapillardurchmesser. Hierbei wird der Probenstrom senkrecht zur Strömungsrichtung von einem eng gebündelten Lichtstrahl durchleuchtet (siehe die nebenstehende Abbildung 178 auf Seite 261).

Falls sich keine Blutkörperchen im Probenstrom befinden, wird der Lichtstrahl, nachdem er die Küvette ungestört durchquert hat, von einer Dunkelfeldscheibe ausgeblendet und erzeugt kein Messsignal. Sobald allerdings Blutkörperchen im Probenstrom sind und den Abtastbereich des Lichtstrahls passieren, wird ein Teil des Lichtes gestreut und mit einer Sammellinse einem Photomultiplier zugeführt. Dieser wandelt das unter einem bestimmten Winkel gestreute Licht in ein elektrisches Signal um

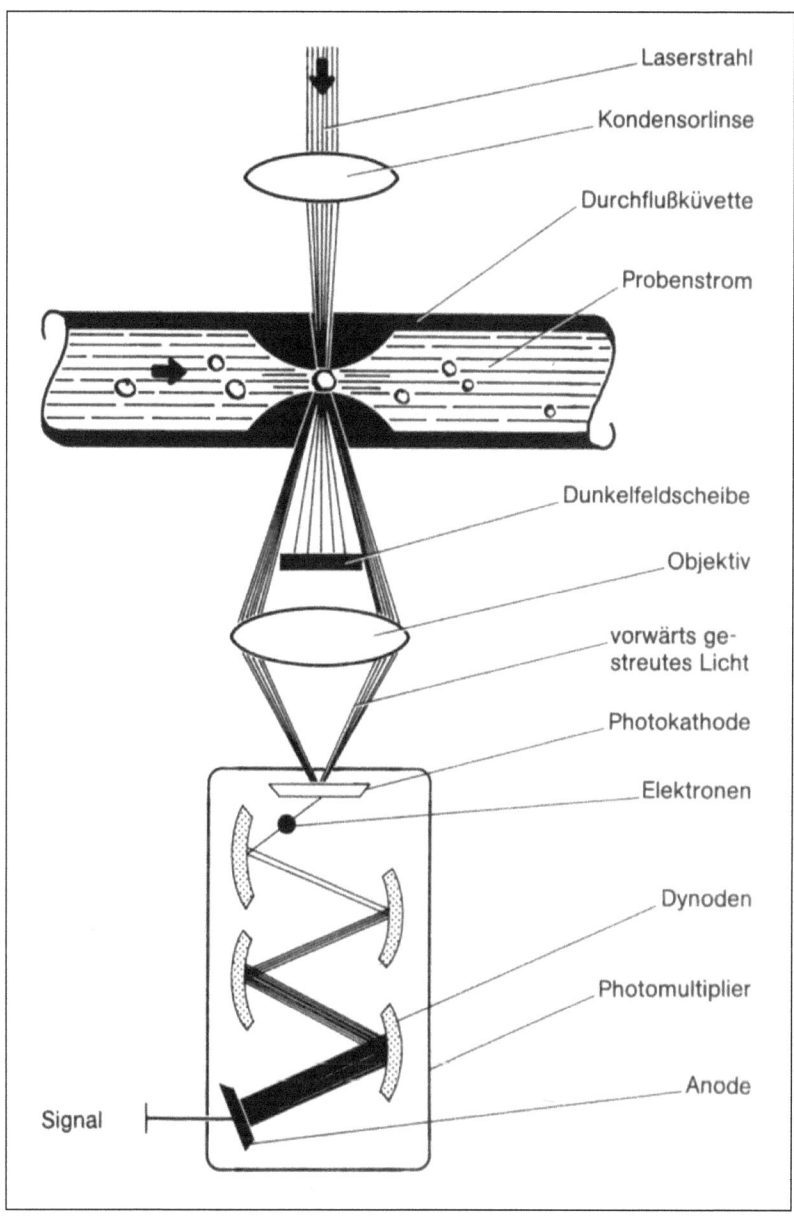

Abbildung 178

und verstärkt es. Die Häufigkeit der registrierten Streulicht-
impulse (Impulsfrequenz) wird von der Partikelkonzentration
in der Zelle bestimmt.

Als Lichtquelle kommen Wolframlampen und vor allem Laser in Frage, weil sie den Vorteil besitzen, kohärentes Licht von hoher Intensität zu erzeugen, so dass der in Vorwärtsrichtung gestreute Lichtanteil besonders hoch ist. Bei Wolframlampen sind die Lichtintensität und somit auch die Empfindlichkeit des Aufnehmers durch die erforderliche Bündelung des Lichtes mit Linsen und Spalten verringert.

Um die Möglichkeit einer Überlagerung von Blutkörperchen im Messbereich zu verringern, muss der Lichtstrahl möglichst eng gebündelt sein. Auch der Probenstrom kann verengt, also hydrodynamisch fokussiert werden. Bei optisch messenden Geräten ist die Länge der Kapillare wesentlich größer als ihr Durchmesser, der sich in der Durchflussküvette oft bis zur Messstelle hin verjüngt. Da die Signalhöhe im Gegensatz zum konduktometrischen Messverfahren nicht von der Weite der Kapillare abhängt, kann der Messöffnungsdurchmesser wesentlich größer sein, so dass die Öffnung nicht so schnell verstopft. Die für die Koinzidenz entscheidende Einengung des Probenstroms wird durch die stetige Verengung der Kapillaröffnung und einen den Probenstrom umgebenden Hüllstrom erreicht.

Infolgedessen ist das Messvolumen klein, und die Blutkörperchen können trotz geringer Verdünnung einzeln abgetastet werden. Hierdurch kann im Vergleich zum konduktometrischen Verfahren eine höhere Zellzahl pro Analyse gezählt werden, was sich statistisch günstig auf die Messgenauigkeit auswirkt.

Erythrozyten und Thrombozyten werden zugleich gemessen. Ihre Abgrenzung erfolgt durch den Grad der Streuung und die Intensität des gestreuten Lichtes, da sie anhand der Oberfläche der Blutkörperchen sowie der Oberflächenbeschaffenheit und des Berechnungsindex' des Zellmaterials bestimmt werden. Da hiervon die Höhe und von der Verweildauer der Teilchen im Lichtstrahl die Breite der Impulse abhängen, können mit Hilfe elektrischer Diskriminatorschwellen Zelltypen verschiedener Art und Größe voneinander unterschieden werden. Der ermittelten Impulsfrequenz wird mit Hilfe bekannter Referenzproben eine Spannungshöhe zugeordnet, die der angegebenen Konzentration entspricht. Auf der Basis dieses Prozesses werden Zellkerne, Zytoplasma sowie Größe und Form der Zellen differenziert und der jeweiligen Zellart des Differentialblutbildes zugeordnet.

Der nachfolgende Leukozytenfunktionstest nutzt die Technik derartiger Geräte, um im Vergleich zu einer Leerkultur die Veränderungen an Zellen zu ermitteln, die mit verschiedenen Antigenen bakterieller, viraler oder allergener Natur kontaminiert wurden. Die Reaktionen verschiedener Zellarten in den kontaminierten Kulturen werden in ihrem Ausmaß untereinander und mit der unbehandelten Kultur verglichen. Das Ausmaß dieser Veränderungen wird über ein eigenes Computerprogramm als sogenannter „Sensibilitätsfaktor" beziehungsweise „Prüfprogramm" ermittelt (eigene Wortschöpfung).

Unter dem Einfluss der Antigene ändern Neutrophile und Lymphozyten ihre Größe, ihre Zahl und auch die Menge an Biomaterial im Zellinnern. Durch die Beladung der Neutrophilen mit Biomaterial nimmt die zelluläre Dichte der Neutrophilen ab, ebenso wie das Volumen der „geschrumpften" Leukozyten.

Die Zahl der antigenerkennenden Zellen, zum Beispiel der Monozyten, kann je nach Einfluss der Toxine von Bakterien, Viren oder sonstigen Antigenen zu- oder abnehmen. In der Regel reduziert sich ebenfalls die Zahl der Thrombozyten, während das Volumen der Erythrozyten entsprechend dem Toxizitätsgrad des Antigens zunimmt.

Die Differenzen der Parameter, die im Vergleich mit der unbehandelten Kultur in den antigenbeschickten Kulturen entstehen, werden ermittelt und danach über ein Computerprogramm in Form eines „Sensibilitätsfaktors" errechnet. Die so ermittelten Sensibilitätsfaktoren werden in einem grafischen Profil abgetragen, wodurch ein Balkendiagramm entsteht, das je nach Intensität des Einflusses der unterschiedlichen Toxine auf die Zellen einen differenzierten Ausschlag zeigt.

15. AHIT® und Myasthenia gravis

Myasthenia gravis ist eine Autoimmunerkrankung der Nerven, genauer der sogenannten motorischen Endplatte (noch exakter ausgedrückt der dortigen Acethylcholinrezeptoren). Wenn ein Muskel erregt wird, so dass er sich zusammen zieht, erfolgt dies durch einen elektrischen Impuls. Dieser elektrische Impuls erfolgt über die motorische Endplatte, die die „Zündung" zur Bereitstellung der Betriebsenergie auf den Muskel überträgt. Dies ist ein elektrochemischer Vorgang, bei dem eine Substanz (Acetylcholin) diese Endplatte entlädt, so dass die elektrische Energie, gleichsam die Befehlsgewalt, in den Muskel übergeht. Die Substanz Acetylcholin muss jedoch wieder abgebaut werden, damit sich dieser Vorgang in Form eines Neuaufbaus wiederholen kann. Das Abbauenzym für das Acetylcholin ist die Cholinesterase. Der an Myasthenia gravis erkrankte Organismus entwickelt einen Antikörper gegen die Empfangsstrukturen des Acetylcholins, so dass es vorzeitig durch Cholinesterase abgebaut wird und der Muskel somit dauernd erschlafft ist.

Das derzeit gängige Mittel, das diesen fehlerhaften Prozess vorübergehend unterbricht, ist das Mestinon. Mestinon muss dauernd eingenommen werden, damit der Vorgang der Entladung und Wiederbeladung durch Acetylcholin an der Endplatte sich wiederholen kann. Das Mestinon greift nicht in den Autoimmunprozess ein, sondern in den elektrophysiologischen Prozess der Beladung und Entladung der motorischen Endplatte, das heißt, die Erkrankung wird nicht ursächlich angegangen. Hieraus resultiert wiederum, dass die Gabe an Mestinon individuell angepasst werden und bei fortschreitender Erkrankung auch gesteigert werden muss.

Die erste Patientin mit Myasthenia gravis, die ich behandelte, war eine liebenswerte ältere Dame aus Liechtenstein. Sie suchte mich auf und fragte mich, ob ich eine Chance sähe bei Myasthenia gravis. Sie habe gehört, dass ich bei verschiedenen Autoimmunerkrankungen, insbesondere bei Neurodermitis, große Erfolge hätte. Ich antwortete ihr wahrheitsgemäß, dass ich nicht genau wisse, ob ich ihr helfen könne. Zwar hatte ich überraschende Erfolge sowohl bei Neurodermitis, Asthma, Colitis ulcerosa als auch bei einigen Formen von Rheuma sowie bei leichten Formen der Multiplen Sklerose erzielt, aber einen Fall mit Myasthenia gravis hatte ich noch nicht behandelt. Es käme auf einen Versuch an.

Einerseits war ich mir sicher, dass ich ihr mit der AHIT® nicht schaden würde, andererseits konnte ich aber auch keinerlei Zusage über ein positives Behandlungsergebnis machen. So freundlich und liebenswert Frau B. war, was durch den reizvollen Singsang ihrer Mundart noch unterstrichen wurde, so resolut war sie. Also fingen wir an.

Nach etwa drei Monaten rief sie mich an und erzählte mir, dass es ihr besser gehe. Sie verfüge nun über eine ganz neue Kraft und sie gedenke, das Mestinon abzusetzen. Ich riet ihr, das langsam und vorsichtig zu tun und auf jeden Fall in der Überwachung des Kantonsspitals Zürich zu bleiben, was sie auch tat. Nach sechs Monaten hatte sie das Mestinon vollständig abgesetzt.

Wie es ihre ehrliche und direkte Art war, sagte sie dies auch dem Neurologen der Universitätsklinik Zürich: Sie sei jetzt bei Herrn Dr. Kief in Behandlung, sie brauche kein Mestinon mehr. Der Kollege schlug entsetzt die Hände über dem Kopf zusammen und bat sie nachdrücklich, das Mestinon unbedingt weiter zu nehmen. Gegen die Myasthenia gravis gebe es keine Hilfe. Die gebe es doch, meinte sie, sie sei ja der lebende Beweis.

Also ließ sie sich nicht beirren, setzte das Mestinon ganz ab, stellte sich ein Jahr nach Beginn der AHIT®-Behandlung im Kantonsspital Zürich nochmals vor, und der dortige Neurologe sah eine ihm bislang nicht untergekommene „Spontanremission" einer Myasthenia gravis vor sich. Es ist nicht nötig zu erwähnen, dass er sich dadurch keinesfalls angeregt fühlte, den „Außenseiter" Kief mal anzurufen, was er denn da eigentlich mache.

Der zweite Fall einer Myasthenia gravis war die Frau eines Architekten. Ihr konnte ich beim ersten Beratungsgespräch vom positiven Abschluss immerhin einer Behandlung der Myasthenia gravis mit AHIT® berichten, bei eben erwähnter Frau B. aus Liechtenstein. Sie begann mit der Behandlung. Nach der üblichen Startphase wurde es tatsächlich besser, doch nach einem halben Jahr kam sie mit ihrem Mann und erzählte, dass es leider nichts gebracht habe. Da fuhr ihr Mann wutentbrannt aus dem Sitz hoch und polterte los: „Lüg doch nicht so, du hast jetzt wenigstens wieder einen Arsch!" Tatsächlich war ihr Gang ein anderer, und ihr Gesäß hatte keine traurigen Hängebacken mehr, sondern klassische weibliche Rundungen. Auch die Augenlider hingen nicht mehr halb über der Pupille. Ihr Zustand war eindeu-

tig und objektiv besser, aber subjektiv berichtete sie von keiner
Veränderung, allenfalls einer Verschlechterung.

Was war geschehen? Bei einem weiteren Besuch, bei dem sie
allein war, erzählte sie mir, dass ihr Mann fremdgehe und sie sehr
darunter leide. Die Frau war depressiv geworden durch die Rück-
sichtslosigkeit ihres Mannes. Sie konnte aufgrund der mit der
Depression verbundenen Antriebslosigkeit die Heilung von ihrer
Erkrankung nicht mehr genießen.

In einem dritten Fall hatte seltsamerweise genau der gleiche
Fehler zwischenmenschlicher Beziehung eine Myasthenia gravis ausgelöst. In diesem Fall war die Frau fremdgegangen, und
der seelische Schmerz über den Vertrauensbruch, das Zerreißen
jenes seelischen Bandes, das zwei Menschen nach langjähriger
Ehe aneinander bindet („Ehen werden im Himmel geschlossen“),
hatte bei ihm einen schweren Schub der Myasthenia gravis ausgelöst. Die Frau versuchte, ihren Fehler wieder gutzumachen, betreute ihn liebevoll, was sicherlich auch dazu beitrug, dass er sich
inzwischen in einer Vollremission befindet und mir dann und
wann unaufgefordert über seine zurückgewonnene Gesundheit
berichtet.

Die Psychoimmunologie ist ein in der heutigen medizinischen
Welt stark vernachlässigtes Instrument zur Gesundung der Patienten. Man muss die Wissenschaft der Psychoimmunologie keineswegs instrumentalisieren, man sollte nur seine Patienten gern
haben und etwas Mitgefühl und Zuwendung zeigen. Schon hat
man etwas äußerst Wertvolles „verordnet“, das noch dazu nichts
kostet. Hierzu noch ein Wort über den Unterschied zwischen
Arzt und Mediziner: Eine meiner Krebspatientinnen wurde in einem der umliegenden Krankenhäuser behandelt und wandte sich
in ihrer Existenzangst an den gerade vorüberhuschenden Oberarzt der Onkologischen Abteilung mit der Frage: „Herr Doktor,
welche Chancen habe ich denn noch?“ Antwort des Oberarztes:
„Chance? Sie wissen doch, dass Sie Krebs haben!“ Es gibt wenige
Fälle, in denen bewusst gezeigte Härte Heilung bewirkt.

Dazu zwei Beispiele: Zu Zeiten, als ich noch der "Chinesen-
Kief" war (wegen der Akupunktur), suchte mich eine ältere
Dame mit einem angeblich schon seit Jahren bestehenden LWS-
Syndrom auf. Nach den ersten beiden Akupunkturen zeigte sich
eine frappante Besserung der Beschwerden. Zunächst fiel ich auf
die überschwänglich vorgebrachten Dankbarkeitsbekundungen
über die „wunderbaren“ Heilungen rein. Aber das Lob und der
Dank waren etwas zu enthusiastisch vorgetragen, ich blieb miss-

trauisch. Tatsächlich nahmen die Beschwerden nach der vierten bis fünften Behandlung zu, und nach der zehnten Sitzung verschlechterte die Akupunktur die Beschwerden sehr deutlich. Ich sah daher von weiteren Akupunkturbehandlungen ab und empfahl Magnetfeld.

Also steckte ich sie in eine große Magnetfeldtrommel, schaltete den Strom ein und ließ sie allein. Nach fünf Minuten rief mich meine Sprechstundenhilfe entsetzt und kalkweiß im Gesicht zur Patientin, die überraschenderweise am Ersticken sei. Also eilte ich zu meinem in Erstickung befindlichen LWS-Syndrom und fand offensichtlich alles in bester Ordnung. Ich rief alle meine Sprechstundenhilfen zu mir, und wir versammelten uns im Kreis um die arme Patientin, die mir voller Verzweiflung die Hände entgegen streckte und nach Luft rang. Ich dozierte gelassen vor meinen Mitarbeiterinnen: „Wir haben hier einen Fall von akuter Atemnot vor uns, ausgelöst durch die Behandlung mit Magnetfeld und woran erkennen wir, dass gar keine Atemnot vorliegt?" Ungläubiges Staunen in der Runde und Ahnungslosigkeit in den Augen. Ich gab selbst die Antwort: „Sie hat keine blauen Lippen. Sie hat überhaupt keine Atemnot, sie ist nur hysterisch."

Das hilfesuchende Gestikulieren in der Magnettrommel wurde nun geradezu hektisch, konnte mir aber nicht eine einzige Geste der Zuwendung entlocken. Und plötzlich schnappte die um Atem ringende, von Lendenwirbelsäulenschmerzen geplagte, scheinbar am letzten Lebensfaden hängende Hysterikerin noch einmal tief nach Luft und schrie: „Ich will sofort hier raus! Raus, raus! Ich will hier raus!" Sie kroch so schnell aus der Trommel, dass die vor Schreck erstarrten Arzthelferinnen nicht in der Lage waren, zu helfen. Sie sprang wie ein von einer Hundemeute gehetzter Hirsch, wunderbarer Weise von all ihren Wirbelsäulenbeschwerden befreit, in einer Geschwindigkeit die Treppen aus dem Souterrain hoch, die selbst meinen jungen, quicklebendigen Arzthelferinnen zur Ehre gereicht hätte. Wie lang sie nach dieser „Wunderheilung" gesund blieb, ist mir allerdings nicht bekannt.

Es war Anfang der achtziger Jahre, als mich eine etwa 18-jährige junge Frau (damals sagte man noch „Mädchen") aufsuchte und unumwunden angab, sie sei drogenabhängig und brauche eine Ausstiegsdroge, am besten etwas Morphium, ob ich ihr das nicht verschreiben könne. Damals gab es noch keine registrierten Betäubungsmitelrezepte, so dass das ohne weiteres möglich gewesen wäre. Ich lehnte ab, aber sie belästigte mich noch weitere 20 Minuten mit Betteln und versuchte „Überzeugungsarbeit" mit sinnlosem Geplapper, bis ich sie endlich hinauswarf. Das Ganze wiederholte sich vier Wochen später mit genau demselben Effekt.

Einige Tage danach suchte mich der Vater einer weiteren jungen Frau auf und klagte darüber, dass seine Tochter ebenfalls drogenabhängig geworden wäre. Kurz danach kam ein dritter Papa mit exakt dem gleichen Problem. Was war der Grund? Ein junger Kerl hatte eine offensichtlich lukrative Geldquelle aufgetan, indem er die drei jungen Dinger für sich laufen, das heißt anschaffen, ließ, und spielte mit dem leicht gewonnenen Geld den großen Macker. Unglücklicherweise war er der Sohn eines Polizisten aus dem Nachbarvorort, und der Polizistenpapa hatte zwar volles Verständnis für das Verhängnis, das sein Sprössling ausgelöst hatte, meinte aber, da könne er leider auch nichts machen.Er blieb also tatenlos, bis die drei Väter sich zusammentaten und einer ihn anrief mit der Drohung, dass er seinen Sprössling demnächst als Wasserleiche aus dem Rhein ziehen könne, wenn der ihre Töchter weiter für sich „laufen lasse". Damit war das Problem gelöst, die „Selbsthilfegruppe" der Papas hatte gesiegt, der Polizistensprössling war plötzlich auf Nimmerwiedersehen verschwunden.

Wenige Wochen danach kam die junge Dame, die mich einige Monate zuvor noch um Ersatzdrogen angegangen war, in meine Praxis und war kaum wiederzuerkennen. Aus dem heruntergekommenen, drogenabhängigen Flittchen war eine durchaus hübsche, adrette junge Dame geworden. Sie hatte sogar einen kleinen roten Hut auf und begrüßte mich sehr freundlich, ja beinahe selbstbewusst. Sie erklärte mir, dass sie nur da sei, um sich bei mir zu bedanken und mir einen Rat zu geben für ähnlich gelagert Fälle: „Wenn wieder so eine wie ich zu ihnen kommt, bleiben sie bitte so hart, wie Sie zu mir waren. Wenn die dann noch einen Rest Selbstachtung und Selbstwert hat, kommt sie aus dem Schlamassel wieder raus. Man muss mit der Nase erst ganz unten im Dreck liegen, um zu erkennen, wo man hineingeraten ist, um dann umkehren zu können. Ich danke ihnen, dass sie mir dazu verholfen haben."

16. AHIT® und Multiple Sklerose

Bereits während meiner Ozon-Zeiten hatte ich versucht, Multiple Sklerose (MS) zu behandeln und konnte der Tochter eines prominenten Politikers zur Remission verhelfen. Damals hatte ich „das kleine Ozon-Eigenblut mit Vitamin C" angewandt, das zumindest vorübergehend zu einer Besserung der Symptomatik führte. Die Patientin hatte jedoch zu einem späteren Zeitpunkt einen Rückschlag erlebt, und wie ich erst in jüngster Zeit erfuhr, war das Leiden nicht mehr aufzuhalten gewesen.

Nach Entwicklung der AHIT®, die sich ja bei verschiedenen Autoimmunerkrankun-gen als erfolgreich erwiesen hatte, versuchte ich mich erneut an diesem Erkrankungsbild und konnte mit der AHIT® bei leichteren Fällen tatsächlich zumindest passagere Remissionen erzielen. Ich erinnere mich in diesem Zusammenhang an zwei Männer, die beide an MS und dabei auch an Erektionsstörungen litten. In beiden Fällen waren nach der neunmonatigen Behandlung die Potenzstörungen dauerhaft beseitigt, das heißt auch nach Beendigung der AHIT®. Sobald ich mich aber an weiter fortgeschrittene Fälle von MS wagte, blieb die Durchführung der AHIT® vergeblich. Ich konnte weder eine Verbesserung der klinischen Situation erzielen, noch sah ich eine Verschlechterung oder eine Progredienz des Leidens, so dass ich MS-Patienten, sofern es sich nicht um leichte, initiale Fälle handelte, von einer Behandlung mit AHIT® abriet.

Vor etwa vier Jahren wandte sich eine Patientin mit Post-Polio-Syndrom an mich. Dieses Syndrom ist eine nach Abheilung einer Kinderlähmung auftretende Krankheit. Man könnte sagen, dass das Polio-Virus im Organismus schlummert und nach 30 bis 40 Jahren wieder erwacht, um danach zu einer weiteren, schleichenden Lähmung, zu Schmerzen, Gefäßlähmungen mit sekundären Ödemen usw. zu führen. Da diese Patientin eine glasklare Diagnose mitbrachte, war nicht einmal ein KT-Test notwendig, um den Erreger zu ermitteln, sondern ich stimulierte die Kultur mit Polio-Impfstoff.

Die Patientin war 80 Jahre alt und hatte die letzten beiden Jahrzehnte nahezu ausschließlich im Rollstuhl verbracht, wobei die Pausen, in denen sie sich außerhalb des Rollstuhls bewegen konnte, immer seltener und mühsamer wurden, bis es sie zum

Schluss nicht mehr gab. Frau W. begann also mit der Behandlung und berichtete nach einem Vierteljahr, dass sie sich wesentlich wohler fühle, sie habe den Eindruck, dass die Ödeme in ihren Beinen (bedingt durch die Lähmung der Vasomotoren, der Gefäßnerven) etwas zurückgingen, genau wie die Schmerzen, die sie aufgrund des Befalls der sensiblen Nerven durch das Polio-Virus habe. Nach fünf Monaten waren die Ödeme verschwunden, nach sechs Monaten hatte sie keine Schmerzen mehr, und nach sieben Monaten stand sie aus dem Rollstuhl auf und ging wieder erste Schritte.

Ich besuchte sie daraufhin. Sie war eine recht vermögende Dame und bewohnte ein nettes Appartement in einem Seniorenstift in R. Ich wollte mich persönlich von der „Wunderheilung" überzeugen. Tatsächlich konnte sie etwa fünf bis sechs Schritte tun, dies natürlich nur sehr mühsam, nachdem die Muskulatur seit Jahrzehnten verkümmert war. Aber sie war außerordentlich glücklich, auch wenn sie bereits die 80 überschritten hatte. Sie war eine ungewöhnlich intelligente Frau, polyglott, ich glaube, sie sprach fünf Fremdsprachen fließend, und wie ich erfuhr, war sie die Sekretärin von Linus Pauling gewesen, dem einzigen Nobelpreisträger, der jemals zwei Nobelpreise bekommen hatte. Sie war Trägerin des Bundesverdienstkreuzes aufgrund etymologischer Studien und schlug nach den Erlebnissen mit der AHIT® selbst vor, mit mir an die Öffentlichkeit zu gehen, um dem größer werdenden Heer von Post-Polio-Patienten zu helfen. Außerdem machten wir mit der AHIT® weiter, und es ging ihr immer besser.

Der Termin, zu dem wir gemeinsam an die Öffentlichkeit treten wollten, rückte immer näher, doch eines Nachmittags kam aus R. die Nachricht wie eine kalte Dusche: Frau W. war gestorben. Was war passiert? Durch das jahrzehntelange Sitzen im Rollstuhl und die daraus resultierende Störung des Blutrückflusses, noch dazu erschwert durch die Ödeme, war es zu Thromben in beiden Beinen gekommen. Eine hatte sich gelöst und zu einer Lungenembolie geführt, an der die Patientin verstarb.

Aber ihr Tod war nicht umsonst, denn das Erlebnis mit ihr war ein Schlüsselerlebnis. Ich suchte in Stuttgart Kontakt zum Selbsthilfeverband der Post-Polio-Patienten im Rahmen einer Ausstellung. Ich wurde an einen Kollegen verwiesen, der eine Klinik, unter anderem für diese Patienten im Nordschwarzwald, unterhielt. Ihm schlug ich vor, probeweise zwei oder drei Patienten zu behandeln. Seine Antwort lautete: „Zeigen sie mir erstmal ihre Arbeiten." Ich erläuterte ihm, dass ich erst eine Patientin mit dieser Diagnose behandelt hätte, dass mein Verfahren aber vollständig ungefährlich sei und es lediglich darauf ankomme, zunächst anhand von Einzelfällen zu belegen, dass hier tatsächlich noch eine Hilfe möglich ist. Ich kann es kurz machen: Hat man keine kontrollierte Studie, bekommt man auch kein Gespräch und schon gar keine Patienten.

Die ganze Episode hatte jedoch einen wesentlichen Impuls in mir ausgelöst. Ich hatte bereits mehrere Fälle mit Myasthenia gravis behandelt, einige leichte Fälle von MS, hatte mich bis dato aber noch nie an schwere Lähmungen herangewagt. Doch wenn es möglich gewesen war, eine Post-Polio-Patientin wieder zu mobilisieren, die bereits seit Jahren im Rollstuhl saß, müsste es genauso möglich sein, MS-Patienten zu helfen. Um mir unnütze Diskussionen zu ersparen: Natürlich verwechsle ich das Post-Polio-Syndrom nicht mit Encephalitis disseminata (Multipler Sklerose).

Während der Zeit meiner Überlegungen erhielt ich ein Fax und danach einen Anruf aus einem arabischen Land mit etwa folgendem Inhalt: Man habe gehört, dass ich Erfolge bei multipler Sklerose erzielt hätte. Ich möge doch bitte nach Doha kommen, alle Reisekosten würden mir erstattet. Just zu diesem Zeitpunkt war ich auch von einem Professor für Physiologie an einer der Universitäten von Dubai eingeladen worden, einen Vortrag über mein Verfahren zu halten. Hierbei ging es in erster Linie um Autoimmunerkrankungen sonstiger Art wie Neurodermitis, Asthma usw., aber auch um maligne Erkrankungen.

Und das kam so: Ich hatte seit Jahren eine Patientin aus Saudi-Arabien in Behandlung, die aufgrund meiner Veröffentlichungen über AIDS zu mir kam. Man muss dazu wissen, dass AIDS in arabischen Ländern nicht sonderlich selten ist, in erster Linie dort jedoch übertragen wird durch infiziertes Transfusionsblut. Bei der Patientin aus Saudi-Arabien konnte ich einen jahrelangen Stillstand der Progredienz ihrer Erkrankung erzielen. Irgendwie war dies an die Öffentlichkeit gelangt, was die Einladung nach Doha zur Folge hatte. Ich besuchte also meine neue Patientin, die sich nur mühsam mit einem „Gehfrei" vorwärtsbewegen konnte. Ihr Blick wirkte etwas verschleiert, da sie unter Doppelbildern litt und dies durch rasche Augenbewegungen versuchte auszugleichen. Ihr Bruder hatte den Neurologen vor Ort zugezogen sowie seinen Schwager, einen Orthopäden, der in Deutschland studiert hatte und daher exzellent Deutsch sprach.

Ich erläuterte dem Neurologen mein Vorgehen: Zunächst würde ich Auslöser infektiöser Art zu finden versuchen, die den Autoimmunprozess gegen die eigenen Nerven in die Wege geleitet hätten. Sofern ich dazu Anhaltspunkte gefunden hätte, und falls es dazu arzneimittelrechtlich einwandfreies Material gäbe, würde ich eine Kultur im Sinne der AHIT® ansetzen.

Der Neurologe fand meine Ausführungen einleuchtend und riet der Patientin zu einer Behandlung, zumal es ja ansonsten nichts gäbe. Man könne lediglich mit Hilfe von Kortison und einigen anderen Immuntherapeutika entweder die Progredienz etwas verlangsamen oder einen Schub vorübergehend stoppen.

Also begann ich mit der Behandlung und erhielt nach zwölf Wochen einen Anruf des Bruders: Seiner Schwester gehe es wesentlich besser, die Sensibilität in den Händen sei zurückgekehrt, die Kraft in den Armen deutlich besser, auch insgesamt fühle sie sich wesentlich wohler und kräftiger. Also wurde ich erneut eingeladen zu weiteren Patienten, die ebenfalls an Lähmungen litten, allerdings nicht an MS. Für die Laien im arabischen Raum war Lähmung eben Lähmung, gleichgültig, ob sie durch einen Unfall, im Rahmen eines Autoimmungeschehens oder postinfektiös begonnen hatte.

Nun sah ich meine Patientin also nach etwa vier Monaten wieder und fand eine Frau vor, die in vielerlei Hinsicht verwandelt war. Als ich sie wiedersah, strahlten ihre Augen und ihr schalkhafter Humor, den ich bei unserem Treffen bereits dann und wann bemerkt hatte, beherrschte unser Gespräch. Die Sensibilitätsstörung im oberen Bereich des Körpers gehörte der Vergangenheit an, ihre Arme waren so kräftig geworden, dass sie spaßeshalber mit mir Armdrücken machte. Die Doppelbilder waren verschwunden, nur beim Gehen konnte ich noch keine wesentlichen Fortschritte feststellen. Darauf direkt angesprochen, demonstrierte sie jedoch, dass sie nunmehr mit ihrem Gehfrei rückwärtsgehen konnte und auch das Gefühl der Koordination ein wesentlich besseres war, das heißt, die Tiefensensibilität war auch zurückgekehrt.

Ermutigt durch diesen Erfolg suchte ich nun in Deutschland regelrecht Patienten und hatte bald acht beieinander. Bei dreien von ihnen konnte ich tatsächlich ebenfalls Behandlungserfolge verzeichnen. Einer von ihnen bewegt sich derzeit auf eine regelrechte Vollremission zu, das heißt, die Mobilität in der unteren Extremität bessert sich in gleichem Maße wie bei der Patientin aus Doha, ansonsten waren es Verbesserungen der klinischen

Symptomatik wie beim Fall meiner Araberin. In zwei wei-teren Fällen hatte ich eindeutige Verschlechterungen gesehen. Inter-essanterweise, nachdem zuerst eine Verbesserung der Mobilität aufgetreten war.

Möglicherweise liegt der Grund hierfür in einem Dosierungs-problem. Man muss bei MS ähnlich langsam die Dosis steigern wie bei den Polyarthritis-Patienten. Bei meiner Suche nach MS-Patienten war ich außerdem auf einen Post-Polio-Patienten ge-stoßen, bei dem über ein Dreivierteljahr lang nicht die Spur einer Besserung zu erzielen war, bis er mir erklärte, dass er die AHIT® lediglich oral einnehme. Nachdem ich ihn auf den Fehler seiner selbst gewählten Medikation aufmerksam gemacht hatte und er anfing zu spritzen, berichtete er mir tatsächlich, dass auch die gelähmte Extremität nun wieder kräftiger würde.

Zurück zu meiner Patientin aus Doha: Ich hatte sie nach ei-nem Dreivierteljahr wieder besucht. Dabei hatten wir ein MRT ihres Gehirns veranlasst und die Bilder mit Aufnahmen vergli-chen, die 1994 gemacht worden waren. Wie man sieht, sind die klassischen Entzündungsherde im Gehirn verschwunden. Dieser Effekt wurde nach gut einem halben Jahr AHIT® erzielt. Meines Wissens ist dies der erste Fall einer dauerhaften Remission dieses Ausmaßes bei multipler Sklerose.

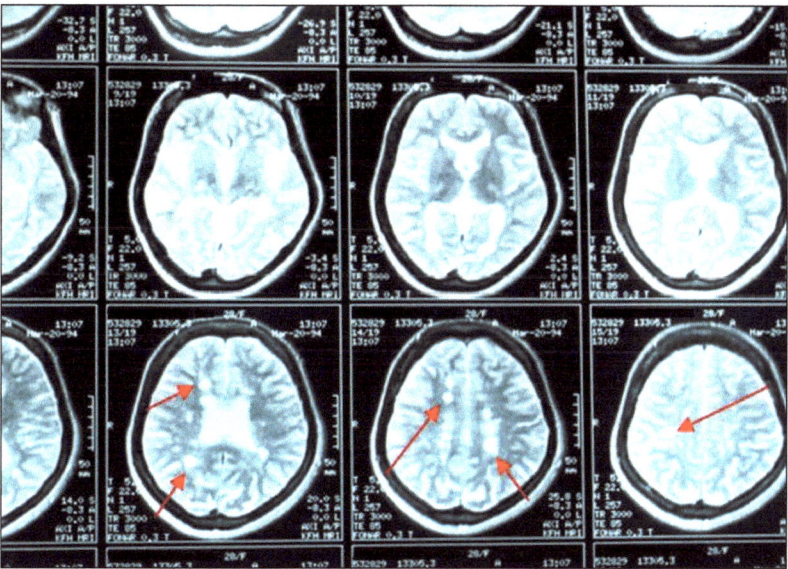

Abbildung 179 (Multiple Sklerose, Status 1994)

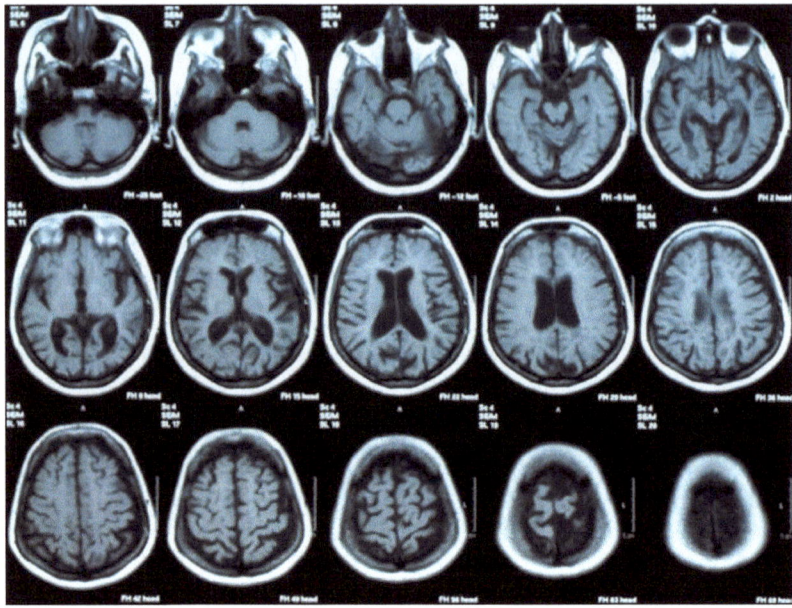

Abbildung 180 (dieselbe Patientin nach zwölf Jahren Progredienz und nach sechs
Monaten Behandlung mit AHIT®, 2006)

Am Morgen des 30. Mai 2006 wurde ich in meiner Praxis von einer 54-jährigen Patientin begrüßt, die ich schon etwas aus den
Augen verloren hatte, da ich manche meiner Patienten aufgrund
des großen Einzugsgebietes relativ selten sehe. Sie kam freude-
strahlend auf mich zu, und einen Augenblick überlegte ich, ob
eine Neurodermitis abgeheilt oder ein Asthma verbessert werden
konnte, bis ich die Karteikarte in Händen hielt und aus meinen
Unterlagen ersehen konnte, dass sie an MS erkrankt war.

Die ersten Symptome waren 1999 aufgetreten, die Diagnose
im Jahr 2000 neurologisch gesichert worden. Sie berichtete mir
mit glänzenden Augen, dass die Lähmung in ihrem rechten Bein
verschwunden sei. Ich ließ sie vor mir auf und ab gehen, um das
eben Gesagte zu überprüfen. Tatsächlich konnte ich am Gangbild
nicht die kleinste Unsicherheit und Schwäche entdecken. Also
begann ich das Ganze zu hinterfragen.

Sie startete zehn Wochen zuvor mit der Behandlung und
stellte fest, dass sie nach kurzer Zeit am gelähmten Bein kräftiger wurde, dann aber einen Rückschlag erlebte. Sie war wieder
schwächer geworden. Gemäß einem Vermerk in meiner Karteikarte konnte ich rekonstruieren, dass wir dann die Dosis verrin-

gert hatten, sowohl oral als auch subcutan. Darauf ging es ihr innerhalb von drei Wochen wieder deutlich besser. Nun war sie zum ersten Mal symptomfrei und konnte ohne Schwäche ihre zurückgewonnene Gehfähigkeit demonstrieren.

Frau Sch. aus Heidelberg war insofern für mich ein ungewöhnlicher Fall, als ich bislang bei meinen Patienten eine Verbesserung der Lähmung in der unteren Extremität nur in geringerem Ausmaße erzielt hatte und dies auch nur deutlich langsamer als an der oberen Extremität (siehe den Fall meiner Patientin Sh. aus Doha in Katar). Hinzu kam bei Frau Sch. die außerordentliche Geschwindigkeit, mit der sich diese Lähmung zurückgebildet hatte. Allerdings war die Diagnose MS auch erst 2000 vom Neurologen gesichert worden.

Ein weiteres Phänomen bei Frau Sch. machte mich nachdenklich: Sie erzählte mir, wenn sie morgens aus dem Haus gehe, sei die Lähmung praktisch vollständig verschwunden. Sogar Nachbarn hätten sie bereits angesprochen, ob ihr Bein denn nun wieder „gesund" sei. Bis zum Abend jedoch habe sich dieser Kräftigungseffekt wieder erschöpft, ihr Bein würde im Laufe des Tages wieder schwächer und zeige wieder leichte Lähmungserscheinungen. Welcher Prozess erschöpft sich hier? Vielleicht eine Störung irgendwo im Energiestoffwechsel? Oder ein vorübergehender Substanzverlust in einer neuralen Stoffwechselkaskade? Dies sind Fragen, die es noch zu lösen gilt.

Ich muss darauf hinweisen, dass Frau Sch. nach etwa 1,5 Jahren ein Rezidiv erlitt, das nicht mehr zu beeinflussen war, obwohl wir auch Interferon einsetzten. Die Patientin wurde bettlägerig, ihr Mann bekam ein Krebsleiden, was im Rahmen der Psychoimmunologie keineswegs förderlich war für ihre Gesundung. Sie ist immer noch bettlägerig bis zum heutigen Zeitpunkt und hat bei allem negativen Geschehen eine bewundernswerte Kraft zu überleben.

Es war keine Überraschung, dass als Antigene Encephalitis disseminata (Multiple Sklerose) und neurotrope Viren, das heißt, solche mit besonderer Affinität zu Nerven im Vordergrund standen. Aber auch Hepatitis-Viren waren als „Auslöser" vorzufinden. Für den Fachmann keineswegs überraschend, für Laien aber verblüffend, kommen auch Impfungen als Auslöser in Betracht. Hierunter die klassische Dreifachimpfung „Masern, Mumps, Röteln", überraschend häufig das Poliovirus, in etwas selteneren Fällen Hepatitis, auch Frühsommerenzephalitis (FSME) sowie Borrelien-Bakterien, die in einer polnischen Arbeit als Co-Faktoren, das heißt, Auslöser einer Multiplen Sklerose diskutiert wurden. Impfungen als mögliche Auslöser einer MS seien hier an einem besonders eklatanten Fall demonstriert:

Ein etwa 30-jähriger Mann suchte mich in meiner Praxis auf, er wurde von seiner Pflegerin im Rollstuhl ins Zimmer gefahren und legte mir, da ich allmählich mit geschärften Sinnen immer mehr auf Impfungen achtete, seinen Impfausweis vor, laut dem er nachweislich sieben Mal hintereinander (!) gegen Polio geimpft worden war. Sein Arzt hatte ihm zunächst vier Mal die sogenannte Vierfach-Impfung gegen Masern, Mumps, Röteln und Polio injiziert – in Verkennung der Tatsache, dass die Zahl 4 sich nicht auf Häufung der einzelnen Impfaktionen bezog, sondern auf die Inhalte des multivalenten Impfstoffes. Im Anschluss an diese „4-fach-Impfserie" wurde der Patient noch drei Mal gegen Polio geimpft unter Missachtung der Tatsache, dass bei der ersten Impfserie bereits gegen Polio immunisiert worden war. Ein Jahr nach dieser „Impfattacke" entwickelte der Patient als Kind bereits eine MS. Tatsächlich zeigt der KTT bei der Erstaufnahme ein in der Rangfolge prominentes Poliovirus. Zwar ist der Polio-Impfstoff nicht in der Lage, eine Infektion zu setzen, da sich die Viren nicht vermehren können, wohl aber löst das abgetötete oder zumindest in seiner Vermehrung geschädigte Virus eine Immunreaktion aus. Diese nennt man „Boostern", wenn sie gesteigert ist.

Der Patient führte die AHIT® neun Monate lang durch, berichtete von befriedigenden Fortschritten und fand sich erneut in meiner Praxis zur Kontrolle ein, wobei er die weite Strecke vom Bodensee nach Ludwigshafen am Rhein auf sich nahm. Er fuhr mit seinem Rollstuhl in mein Sprechzimmer und meinte mit strahlender Miene: „Jetzt zeige ich Ihnen mal was!" Er stand von seinem Rollstuhl auf, lief etwa drei, vier Schritte sehr wacklig und schwächelnd und nahm dann wieder in seinem Rollstuhl Platz. Länger könne er nicht gehen, da die Beine dann so schwach würden, allein schon wegen der jahrzehntelang nicht genutzten Muskulatur. Ich wollte ihn zu einer zweiten Behandlungsserie animieren, was er jedoch ablehnte, da er eine Spritzenphobie hatte und es nicht über sich brachte, noch ein weiteres Jahr zu spritzen. Als wichtigstes Argument, dass er keine weitere Behandlungsserie bräuchte, diente der Umstand, dass „sein bester Freund" ihm wieder zur Verfügung stehe, was für einen 30-jährigen Mann durchaus lebenswichtig sein kann. Dieser Gewinn an Lebensqualität war ihm äußerst wichtig, wobei er seine

polnische Pflichtpflegerin regelrecht anstrahlte, die den Wahr-
heitsgehalt seiner Aussage mit verständnisvollem Schmunzeln
bestätigte. Ich habe diesen Extremfall so ausführlich geschildert, um auf die Möglichkeit hinzuweisen, dass auch abgetötete Erreger unerwünschte Autoimmunprozesse auslösen können.
Hieraus sollten Sie keinesfalls schlussfolgern, dass ich ein welt-
anschaulicher Impfgegner bin. Wer einmal Tetanieanfälle in Serie erlebt hat, weiß um den Segen, den eine Tetanolimpfung
nach sich ziehen kann. Dennoch sollten „gesetzlich vorgeschrie-
bene" Impfungen gegen Hepatitis A und B mit Vorsicht gehandhabt und häufigen Nachkontrollen unterzogen werden.

Ein weiterer Fall von Multipler Sklerose verdient es, hier geschildert zu werden. Im April 2018 besuchte mich eine Patientin
aus Australien und bat um eine neue AHIT®, da die Wirkung der
alten nunmehr nachlasse. Sie bewegte sich klinisch vollständig
unauffällig und berichtete, dass ihre Gangstörung, unter der sie
vor mehr als 10 Jahren gelitten hatte, vollständig verschwunden
sei. Doch nun lasse die Wirkung der damaligen Therapie nach,
sie brauche eine neue Behandlungsserie.

Ich schildere diesen Fall, da ich zugegebenermaßen vom Verlauf dieser Erkrankung überrascht war. Die äußeren Bewegungs-
abläufe und die persönliche Schilderung der Patientin wiesen
auf keinerlei Anzeichen einer MS hin. Ungeachtet dieses objek-
tiven Bildes berichtete sie über Verschlechterungen. Der Verlauf
erinnerte mich an die zweite Gruppe von Neurodermitis-Patienten. Diese hatte eine im Durchschnitt acht- bis zehnjährige
Erscheinungsfreiheit oder zumindest dramatische Verbesserung ihrer Symptomatik erlebt, daher war ich überzeugt, dass
ein bestimmtes Kontingent an Antikörpern sich erschöpft hatte.
Ich schloss auf eine gewisse Parallelität des immunologischen
Geschehens, obwohl es sich um ganz unterschiedliche Erkrankungen handelte.

Ein weiterer Fall sollte dem Fachmann hier zu denken geben: Die Araberin, die im MRT eine volle Remission erlebt hatte,
war trotz der dramatischen Verbesserung des Geschehens nicht
vollständig geheilt. Die klinischen Verbesserungen habe ich beschrieben, jedoch hatte ich eine vollständige Heilung bei ihr
nicht erzielt. Dies weist auf zusätzlichen Handlungsbedarf hin,
denn die Regeneration der Nerven bedarf weiterer Hilfe, damit
ihre Funktionstüchtigkeit wiederhergestellt werden kann.

17. AHIT® und Rheuma

Die chronische Polyarthritis ist eine Systemerkrankung und befällt in erster Linie die Gelenke. In den Industrieländern sind 0,5 bis zwei Prozent der Bevölkerung von ihr befallen. Bezüglich ihrer Morbidität und Mortalität war bis vor einem Jahrzehnt oft eine irrige Ansicht vorherrschend. Gemäß jüngerer Daten verläuft sie in vielen Fällen keineswegs mit häufigen Remissionen, sondern sie zeigt eine Prognose, die mit der bei Diabetes, Morbus Hodgkin und Koronarerkrankungen vergleichbar ist, mit einer verminderten mittleren Lebenserwartung von sieben Jahren bei Männern und drei Jahren bei Frauen. Wenn sich die Erkrankung erst einmal manifestiert hat, sind Remissionen selten, und mehr als die Hälfte der Patienten mit aktiver rA (rheumatische Arthritis) sind zehn Jahre nach der Erstdiagnose auf Dauer arbeitsunfähig.

Für die chronisch progredient verlaufende rA gibt es keine effektiven Behandlungsformen, welche die Krankheitsursachen beheben. Daher beschränkt sich die konventionelle Therapie auf Schmerzbekämpfung und Erhaltung der Mobilität, ohne den chronisch fortschreitenden Krankheitsprozess aufhalten zu können. Die übliche Therapiestrategie besteht in einem multidisziplinären Vorgehen:

1. Gabe von Medikamenten:
   a) nichtsteroidale Antirheumatika (NSAR)
   b) langwirksame Antirheumatika (LWAR)
   c) Immunsuppressiva
2. Physikalische Anwendung;
3. Gesundheitserziehung des Patienten mit dem Ziel, seine Lebensgewohnheiten zu ändern.

Die Anfangsphase der AHIT® beruhte auf der Anwendung von entweder Polypeptidbruchstücken aus Urin und Serum des Patienten oder in ozonangereichter Atmosphäre gezüchteten Zellen und Zellbruchstücken. Es gibt Erkrankungen, bei denen sich die Anwendung der Version A (aus Patientenserum) als überlegen zeigte, beispielsweise bei der Neurodermitis der Kleinkinder, aber auch Erkrankungen, bei denen sich Version B (aus der zellulären Phase des Patientenblutes) als deutlich überlegen erwies, beispielsweise bei der Psoriasis des Erwachsenen. Die Therapiestrategie bei der rA bestand in der abwechselnden Anwendung beider Versionen. Im Laufe langjähriger Erfahrung hatte sich herauskristallisiert, dass der rA-Patient besonders heftig auf die Applikation der autologen Seren reagierte, gleichgültig ob sie oral oder parenteral verabreicht wurden. Wie das übrige Patientengut reagierten sie mit Erstverschlimmerungen. Um den Patienten über die Erstreaktion hinwegzuhelfen, hat sich eine Dosis in einer Verdünnung von 1:1012 als parenterale Initialdosis bewährt, die auch in der neusten Form der AHIT® beibehalten wird. Aufgrund des Beginns mit einer Verdünnung von 1:1012 besteht die Schwierigkeit beim rA-Patienten in der sehr langwierigen Behandlung. Eine sinnvolle Steigerung der Dosis kann durch eine Beschleunigung der horizontalen Therapielinie erfolgen, das heißt, durch häufigeres Spritzen im Gegensatz zur vertikalen Therapielinie, was eine Erhöhung der Einzeldosis bedeuten würde. Letztere wäre mit der Gefahr der Initialverschlimmerung verbunden.

Dosisschema

Ein Problem stellte das Absetzen von Cortison und sonstigen Immunsuppressiva, bspw. Methotrexat, dar. Das Absetzen geschah, wie auch bei anderen Indikationen üblich, ausschleichend. Gerade stärkere Immunsuppressiva, wie zum Beispiel MTX, waren häufig durch eine Art Schwellendosis gekennzeichnet, das heißt, das Unterschreiten einer bestimmten Grenzdosis verstärkte erneut die Beschwerden, auch wenn sehr vorsichtig und über lange Zeiträume reduziert wurde. In solchen Fällen waren häufig mehrere Anläufe notwendig, bis das Medikament endlich abgesctzt werden konnte.

Das durch die individuelle Fertigung mögliche sehr breite Indikationsgebiet hat zwangsläufig den Nachteil, dass wissenschaftlich fundierte Statistiken nicht in der gewünschten Geschwindigkeit geliefert werden können. Es sei daher erlaubt, zunächst auf einige Kasuistiken zu verweisen, deren Aussagekraft ausreichen dürfte, den Wert der AHIT® bei der Indikation rA zu unterstreichen. Da Papier bekanntlich geduldig ist, wurden in einigen Fällen die klinischen Ergebnisse durch Stroboskop-Aufnahmen festgehalten. Gerade bei der Darstellung von Beweglichkeit und Bewegungsausmaß ist die Aussagekraft einer rein statischen fotografischen Dokumentation relativ dürftig. Stroboskop-Aufnahmen scheinen hier wesentlich plastischer, aussagekräftiger und instruktiver zu sein. Das zeigen auch die Fallgeschichten.

Fall 1

H., U., weiblich, 64 Jahre alt.
Diagnose: chronische Polyarthritis, bestehend seit 10 Jahren, seit 1,5 Jahren deutlich progredient. 1950 hat sie eine Hepatitis durchgemacht, keine serologischen Parameter nachweisbar, Struma diffusa. Bei der klinischen Untersuchung am 19. Juli 1993 findet sich eine schmerzhafte Einsteifung sämtlicher Fingermittelgelenke. Cortison und NSAR beeinflussen die Beschwerden nur schwach. Behandlungsbeginn ist der 21. April 1994. Es wird zweimal wöchentlich subkutan injiziert in einer Verdünnung von 1:1012. Am 6. Juni 1994 kann erstmals eine Besserung der Hände konstatiert werden. Die Fingermittelgelenke sind deutlich beweglicher, der Schmerz hat nachgelassen.

Die Patientin ist sehr konsequent in der Einnahme der Medikamente und in der Abfolge der Injektionen. Es kommt zur kontinuierlichen Besserung der klinischen Symptomatik, so dass am 23. November 1994 bei einer Dosis von 0,5 Milliliter in einer Verdünnung von 1:108 an der linken Hand erstmalig vollständiger Faustschluss möglich ist. Rechts ist die Beweglichkeit ebenfalls gebessert, es kann jedoch noch keine Faust geballt werden. Die Patientin benötigt keinerlei Analgetica mehr.

Befund vom 31. Juli 1995: Faustschluss ist nun beidseitig möglich, die Patientin ist effektiv beschwerdefrei und kann wieder ihrer Hausarbeit nachgehen. Derzeitige Dosis: 0,8 Milliliter in einer Verdünnung von 1:103. Bis zum 26. November 2018 kein Rückfall.

Fall 2

M., B., weiblich, 53 Jahre alt.
Diagnose: Seropositive chronische Polyarthritis. Die Erkrankung besteht seit einem Jahr und ist trotz Einsatz von hochdosierten NSAR und Azulfidinen, auch parenteral hochdosiertem Cortison, stark progredient. Beginn der rA in den Sprunggelenken. Es werden nach und nach sämtliche Gelenke erfasst. Die Patientin kann sich nur mit Gehstützen fortbewegen. Die Handgelenke werden durch Manschetten geschützt.

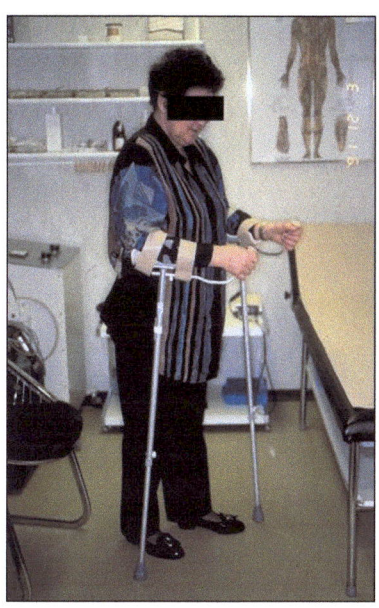

Abbildung 181
(Patientin zu Beginn der Behandlung)

Behandlungsbeginn ist der 25. Februar 1992. Am 3. April 1992 berichtet die Patientin, keine Ruheschmerzen mehr zu haben.

Befund vom 25. Mai 1992: Die Patientin entwickelt vorübergehend Symptome ähnlich einer Dermatomyositis.

Befund vom 15. Juli 1993: Die Patientin benötigt noch immer Decortin in niedrigen Dosen (5 Milligram/die) sowie Effekton Retard, jedoch sind die Hände nun so weit beweglich und schmerzfrei, dass sie sowohl die Manschetten als auch die Stützen ablegen kann. Am 17. Oktober 1993 ist die Therapieserie beendet.

Tabelle 3

Laborwerte:

	CRP	RF	ASL (AST)	BSG
18.03.92	7,58 mg/dl	111 IU/ml	negativ	70/84
13.05.92	4,49 mg/dl	negativ	negativ	48/79
06.08.92	3,00 mg/dl			
17.09.92	3,24 mg/dl	negativ	negativ	20/38
18.01.93	0,80 mg/dl	25 IU/ml		
27.04.93	negativ	negativ	negativ	12/22
19.07.93	0,24 mg/dl	59 IU/ml	< 20 IU/ml	11/22

(siehe photographische Dokumentation)

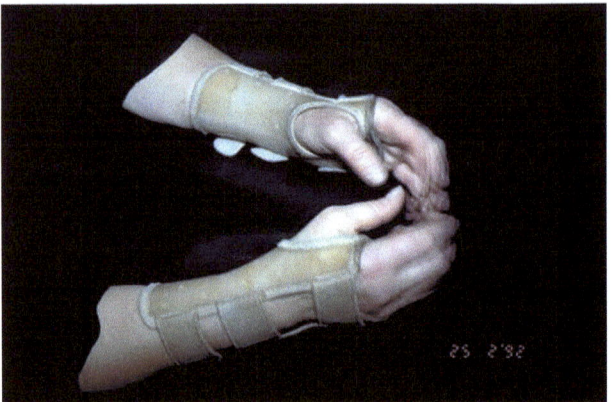

Abbildung 182

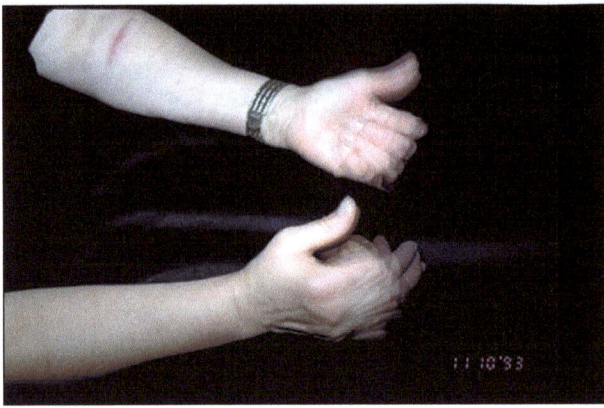

Abbildung 183
(Faustschluss
vor und nach
AHIT®,
Stroboskop-
aufnahmen)

Rücksprachen im Januar 1994 sowie im Laufe des Jahres 1995 ergeben, dass die Patientin nunmehr alle Medikamente absetzen konnte. Sie ist vollständig beschwerdefrei und kann in den Arbeitsprozess wieder eingegliedert werden (es war bereits die Frühverrentung vorgesehen). Bis heute kein Rückfall.

Fall 3

F., G., weiblich, 50 Jahre alt.
Diagnose: Die Patientin hat seit 2 Jahren rA. Sie ist eingestellt auf Ibuprofen 400 sowie Resochin. Befallen sind in besonderer Weise Handgelenke sowie Fingergrund- und Fingermittelgelenke. Das Leiden ist trotz intensiver konventioneller Therapie kaum zu beeinflussen. Behandlungsbeginn ist der 9. November 1994. Zwei Monate nach Behandlungsbeginn gehen die Schwellungen an Finger- und Handgelenken zurück. Die Steife lockert sich etwas.

Fünf Monate nach Behandlungsbeginn sind die Finger deutlich beweglicher, die periartikulären Schwellungen sind reduziert, auch die Schmerzen haben nachgelassen.

Im April 1995 ist die Patientin schmerzfrei. Sie kann nun wieder ihre Ringe tragen und normale Arbeiten im Haushalt ausführen. Sie spürt nur noch bei Wetterwechsel ein Kribbeln in den Fingern, ansonsten ist sie beschwerdefrei. Sie benötigt keine NSAR oder sonstige Analgetica mehr.

Fall 4

H., B., männlich, 59 Jahre alt.

Diagnose: Der Patient leidet seit einem halben Jahr an einer rheumatischen Myositis, außerdem Zustand nach Hepatitis A, 1979 Hepatitis B. Der Patient hatte mehrmals Ostitiden im Kiefer, als Kind hatte er Bronchialasthma, es bestehen mehrere nachgewiesene Allergien. Seit einem halben Jahr in üblicher Weise konventionell behandelt mit NSAR und Cortison. Das Leiden verschlimmert sich zusehends. Er entschließt sich zur AHIT®. Behandlungsbeginn ist der 12. August 1993.

Tabelle 4

Laborwerte:

	CRP	RF	ASL (AST)	BSG
07.07.93			< 20 IU/ml	
27.01.94	7,28 mg/dl	15 IU/ml	75 IU/ml	70/84
23.03.94	7,08 mg/dl	9 IU/ml	63 IU/ml	55/83
25.04.93	7,86 mg/dl	10 IU/ml	47 IU/ml	72/78
26.05.94	4,86 mg/dl	< 5 IU/ml	< 20 IU/ml	62/76
07.07.94	4,25 mg/dl	< 5 IU/ml	37 IU/ml	40/65
25.08.94	1,03 mg/dl	< 5 IU/ml	27 IU/ml	13/28

(siehe photographische Dokumentation)

Am 13. September 1993 kommt es im Rahmen einer Myokarditis zu einer deutlichen Herzinsuffizienz, der Patient wird digitalisiert. Im Laufe des Novembers kommt es zu einer Erstverschlimmerung: Eine Kniegelenks-Punktion ist erforderlich. Beschwerden in den Nieren treten auf, im Sediment sind Nieren-Epithelien und Urate zu erkennen.

30. Dezember 1993: Während einer Grippe bessert sich das Rheuma vorübergehend. Im Lauf des Jahres 1994 wird die Symptomatik immer besser. Der Patient, der nur mühsam Treppen gehen konnte, kommt jetzt mit leichten Schritten die Stufen hoch. Die Beweglichkeit im Schultergürtel ist wesentlich gebessert. Ein bereits eingeleitetes Rentenverfahren wird gestoppt. Der Patient wird wieder in den Arbeitsprozess eingegliedert. Bis heute kein Rückfall mehr. Alle einschlägigen Medikamente können abgesetzt werden.

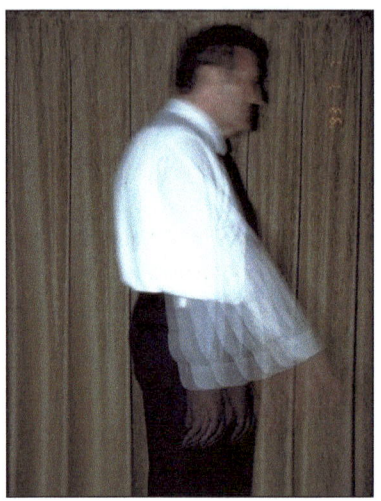

Abbildung 184

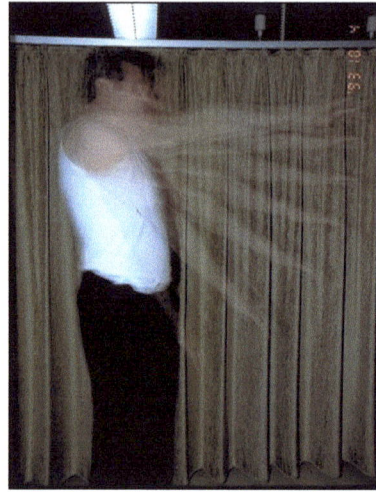

Abbildung 185

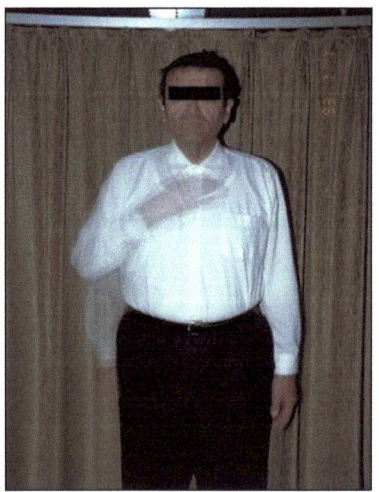

Abbildung 186

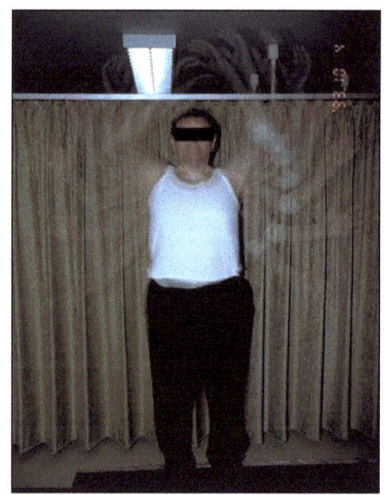

Abbildung 187 (Stroboskopaufnahmen)

18. AHIT® und Immunvaskulitis

Nachdem sich die ersten Erfolge bei Neurodermitis wie ein Lauf-feuer herumgesprochen hatten, meldete sich eine ältere Dame mit Immunvaskulitis. Dies ist eine Erkrankung, bei der der Kör-per die eigenen Gefäßwände angreift. Sie ist oft vergesellschaf-tet mit rheumatischen Erkrankungen, weswegen man sie auch in die Randgebiete dieses Formenkreises einreiht. Die Erkran-kung kann sehr schmerzhaft sein, da der Sauerstoffmangel in den Extremitäten durch den mangelnden Blutzufluss zu erhebli-chen Beschwerden führen kann. Die Frau konnte nur kurze Zeit stehen und nur wenige Schritte tun.

Sie war die Mutter eines Kollegen, und drei deutsche Univer-sitäten hatten sich an ihrer Erkrankung bereits die Zähne ausge-bissen. Ihr Sohn hatte wohl von der hohen AHIT®-Erfolgsrate bei Neurodermitis gehört und seine Mutter zu mir ge-schickt; womöglich hatte er den Gedanken: „Wenn die AHIT® bei einer Immunerkrankung wirkt, wirkt sie vielleicht auch bei einer an-deren, in dem Fall bei der Immunvaskulitis meiner Mutter!"

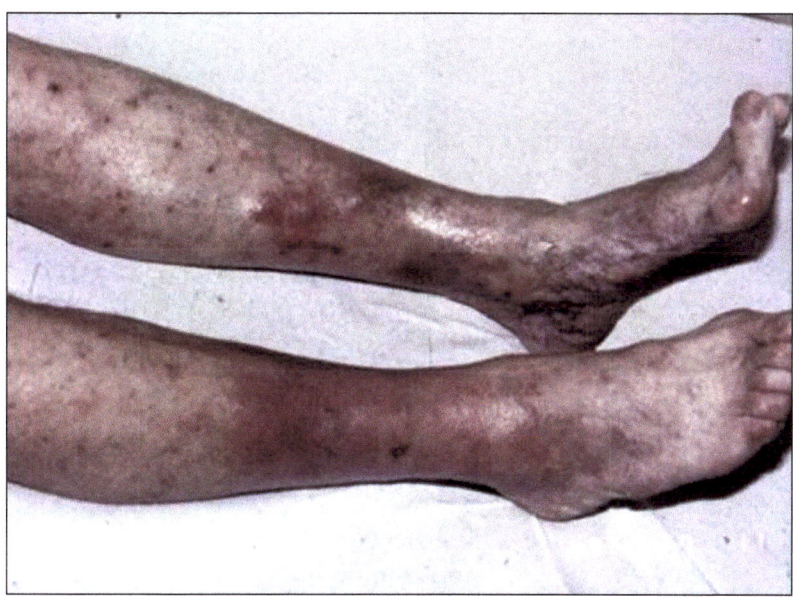

Abbildung 188

Abbildung 189

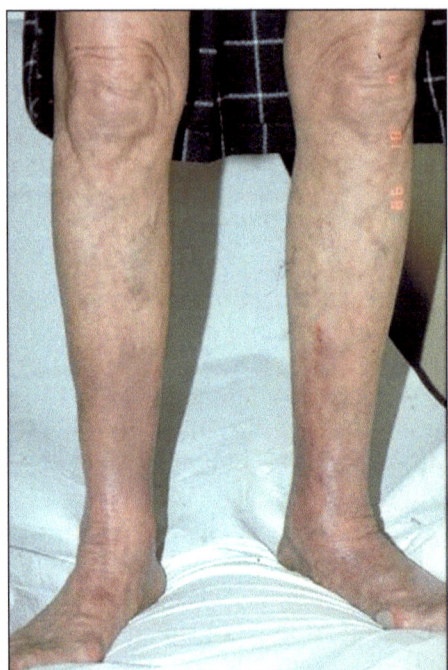

Tatsächlich war die Frau nach fünf Monaten Behandlung vollständig beschwerdefrei und ist es bis auf den heutigen Tag. Beide Aufnahmen demonstrieren den Heilerfolg. Dass die Patientin bei der ersten Aufnahme liegt, ist kein Zufall, da dies ihre schmerzärmste Position war.

Ursprünglich hatte ich mich gefreut, dass ein Kollege so viel Zutrauen zu mir fand, mir sogar seine Mutter zu schicken, war aber dann doch etwas enttäuscht, dass er weder nachfragte noch selbst die Therapie durchführen wollte.

Der zweite Fall mit Immunvaskulitis war einer jener Öl- und Gasbarone aus F., Texas, die in einer eigenen Welt leben, geschaffen aus Öl und Dollars. Ich hatte es geschafft, die Metastase eines Prostatacarcinoms in der Leber seines Freundes zu beseitigen, der am gleichen Ort lebte. Er war gesundheitlich bereits aufgegeben und die Nachricht dieser „Wunderheilung" breitete sich im Umkreis rasch aus.

Also wurde ich eingeladen, einen Vortrag vor einem gemischten Publikum aus Laien und Ärzten zu halten. Ich brachte unter anderem auch die Dokumentation über den obigen Fall. Den Vortrag hielt ich übrigens im Besprechungssaal eines Bankgebäudes. Wie gesagt, es war ja die Welt aus Öl und Dollars.

Nach Abschluss der Veranstaltung kniete ein Mann vor mir und bat um Auskunft, ob ich ihm helfen könne. Er kniete tatsächlich, nicht aus Ehrfurcht, sondern vor Schmerzen, da er nicht lange stehen konnte. Obwohl die Dokumentationen, die ich präsentierte, mehr als deutlich waren, fehlte ihm noch das letzte Quäntchen Überzeugung.

Er lud mich daher zu sich nach Hause zum Abendessen ein, um die Möglichkeit einer therapeutischen Intervention seiner Immunvaskulitis mit einem Kollegen nochmals zu diskutieren. Vielleicht war aber auch mein Englisch im Rahmen dieses Vortrags zu holprig, so dass er nicht alles verstanden hatte. Also fand ich mich abends bei ihm ein und lernte so die Welt eines wirklich reichen Südstaatlers kennen. Er hatte einen Weinkeller, so groß wie ein mittleres deutsches Reihenhaus, in der Küche werkelte eine schwarze Mami, das Essen wurde von einem schwarzen Butler mit einem sehr würdigen grauen Schädel serviert. Während man in Deutschland seinen Reichtum eher versteckt oder wenigstens zu britischem Understatement neigt, ist das in Texas anders. Ich wurde im Hause herumgeführt, und der Hausherr zeigte mir voller Stolz seinen Besitz einschließlich des Schlafzimmers – etwas, was in Deutschland undenkbar wäre.

Er machte mich gleich darauf mit einem Dr. C. bekannt, einem wohlbeleibten Herrn, mit dem in vielen Jahren erschlafften Gesicht eines Bankkassieres. Er wies uns in das Herrenzimmer, damit ich dem Dr. C. in Ruhe Ansatz und Wirkung meiner Therapie erklären könne. Der hörte sich alles aufmerksam an und war sichtlich beeindruckt, als ich versuchte, ihm in meinem keineswegs perfekten Englisch die immunologischen Zusammenhänge der AHIT® zu erklären. Er zeigte verhaltene Begeisterung, soweit es seine Hängebäckchen eben zuließen.

Kurz darauf kam der Hausherr zurück und fragte den Dr. C., ob seiner Ansicht nach die Kief'sche Therapie etwas für seine Immunvaskulitis wäre. Zu meiner größten Überraschung schlug Dr. C. nun einen ganz anderen Ton an und meinte, er solle am besten die Finger von dieser Quacksalberei aus Deutschland lassen. Einen Augenblick war mir so, als stünde ich irgendwo im Nebel und wüsste nicht, wohin. Dann aber hatte ich mich gefasst, erinnerte mich an meine erfolgreiche Lehrzeit während der Tagungen der medizinischen Woche in Baden-Baden und ging zum Gegenangriff gegen diese linke Filzlaus über.

Ich fragte ihn: „So, sie glauben also, meine Therapie wäre Quacksalberei?", was ihm ein gnädiges Anheben der Speckfältchen um die Augen entlockte. Ich fuhr fort: „Dann darf ich sie etwas fragen. Wie lange hat ihr Patient schon Diabetes?" Seine Antwort: „Seit einem Jahr." Weitere Frage von mir: „Und wie viel Kortison haben sie ihm seit welcher Zeit gegeben?" Antwort: „50 Milligram Dexamethason seit zwei Jahren zweimal täglich." Jetzt hatte ich ihn in der Falle: „Und wo, glauben sie, hat er seinen Diabetes her?" Die Speckfältchen um seine Augen zeigten überrascht ein neues Muster. Einen Augenblick starrte er mich an wie das Kaninchen die Schlange, die bereits ihre Giftzähne entblößt hat und zum Zustoßen bereit ist. Und sie stieß zu, denn sein Patient hatte inzwischen Diabetes, war insulinpflichtig durch eine exorbitante, unverantwortliche Kortisontherapie mit 100 Milligram Dexamethason täglich: „Sie haben ihrem Patienten, der an einer Immunvaskulitis litt, noch einen insulinpflichtigen Diabetes hinzuverpasst. Das war ihre Quacksalberei!" Ich war richtig sauer ob seiner Hinterhältigkeit und hatte den Eindruck, dass er nur angeschlagen wäre und holte aus zum technischen K. O.: „Und was gedenken sie zu unternehmen, wenn er seine Osteoporose bekommt?"

Aus dem Kaninchen wurde in Umkehr der Evolution ein Fisch, der auf dem Trockenen lag und nach Luft schnappte. Er versuchte sich herauszureden, dass im Prinzip gar keine andere Möglichkeit bestünde, die Beschwerden der Immunvaskulitis zu beherrschen, als durch hohe Dosen von Kortison. Was nun mir ein gnädiges Lächeln entlockte mit der Bemerkung, dass es durchaus Immuntherapien gäbe, um sowas restlos zu beseitigen. Der Rest ist kurz erzählt. Ich hatte den armen C. so vom Sockel gestoßen, dass er beim anschließenden Abendessen nur zitternd den Suppenlöffel zum Mund führen konnte und beim Abschied seinen Kaninchenblick immer noch nicht aufgeben konnte.

Gründe für seine Hinterhältigkeit gab es wohl zwei: Erstens hatte er aus meinem holprigen Englisch wohl die falschen Schlüsse gezogen und mich für einen Tollpatsch gehalten. Zweitens war er tatsächlich ein echter „Hausarzt" der Familie. Der Hausherr hatte eine monatliche Apanage für ihn festgesetzt, mit der er offiziell eine (nutzlose) Studie über Akupunktur bestritt, ansons-ten aber ausschließlich der Familie zur Verfügung stand. Diese Stellung sah er wohl gefährdet – wie sich später herausstellte, mit Recht. D. hatte sich zur Therapie entschlossen, war wenige Monate danach gesund, musste nicht mehr vor mir knien und enthob C. seines Amtes.

Es wäre noch von weiteren Fällen von Immunvaskulitis zu berichten, die alle in gleicher Weise ausgingen, das heißt, bis jetzt hatte ich bei diesen Indikationen noch keinen Versager.

In jüngerer Zeit, seit ich den Kulturtransformationstest (Synonym: Granulozytenfunktionstest) entwickelt habe, unterscheiden sich die Effekte der Therapie bei Immunvaskulitis durch einen wesentlichen Fortschritt: Die Heilung tritt wesentlich früher ein, nicht selten schon nach einigen Wochen. Ich kann mich in diesem Zusammenhang an den Fall einer noch jungen Frau mit einer besonderen Form des Morbus Raynaud in Verbindung mit einer Kälteurtikaria erinnern. In ihrem Falle waren die Beschwerden kurz nach Behandlungsbeginn verschwunden.

19. AHIT® und (Lip-)Ödeme
Eine neue Indikation für die AHIT®

Es ist bekannt, dass der menschliche Organismus im Lauf seines Lebens an aktiver Muskelmasse verliert, dafür in der Regel an Fettmasse zulegt. Dies hängt mit dem Mangel an Bewegung zusammen, der natürlich mit dem Alter, aber auch mit einigen immunologischen und hormonellen Prozessen in Zusammenhang steht. Dazu muss man wissen, dass das menschliche Immunsystem sich gegen Eindringlinge wehrt durch eine regelrechte Salve an Immunglobulinen, von denen nur ein geringer Prozentsatz im individuellen Fall wirksam ist, da die Immunglobuline zum jeweiligen Antigen passen müssen wie ein Schlüssel zum Schloss. Dies ist in der Regel der Fall. Es gibt jedoch auch Situationen, in denen dieser Erkennungsprozess nicht funktioniert, etwa bei Viren, die einer gewissen Antigenvariation unterliegen. Solche Viren können regelrechte Epidemien auslösen, da die Entwicklung eines spezifischen Antikörpers noch nicht stattgefunden hat. Im Zentrum für Individualmedizin in Ludwigshafen wurde ein Verfahren entwickelt, das es der Labormedizin erlaubt, Altinfekte zu erkennen, auch solche bislang unerkannter Art. Man fasst sie gern unter den Begriff „Fokalinfekte". Dieses Antigenerkennungsverfahren trägt den Namen Kulturtransformationstest (KTT).

Die Zelle, die „nicht benötigte" Antikörper produziert hat, lagert sie in der Regel ab in Form von Lipoproteinen, das sind Verbindungen aus Eiweiß und Fett. Eine jener Substanzen ist unter dem Namen Lipofuszin bekannt, das sich mit geeigneten Färbemethoden, speziell in gealterten Zellen gehäuft nachweisen lässt. Es liegt auf der Hand, dass derartige Zellen in ihrer Funktion eingeschränkt sind. Aus dem zunehmenden Funktionsverlust mancher Organsysteme in unserem Organismus resultiert die allgemeine Trägheit des Gesamtkörpers ebenso wie beispielsweise das Schweregefühl der Glieder im Alter.

Ein Cocktail speziell aufbereiteter Auslöser von Fokalinfekten zeigt nicht selten frappierende Wirkung bei derartigen Alterungsprozessen, aber auch bei rheumatischen Erkrankungen und bei sonstigen Autoimmunleiden in anderen Organsystemen.

Bei einigen Patienten wurde in jüngerer Zeit festgestellt, dass bei Einnahme dieser speziellen Cocktails im Rahmen der AHIT® massiv Ödeme ausgeschwemmt wurden. Die nachfolgend dargestellten unteren Extremitäten gehören zu einer Patientin, die 35 Jahre lang unter einem massiven Ödem litt. Die Ursache des Ödems war nicht entschlüsselt. Sie verlor unter dieser Therapie innerhalb von sieben Monaten 16,5 Kilogramm an Gewicht, sie schied 16,5 Liter Wasser aus, ohne dass ein Diuretikum eingesetzt wurde, das sich bei früheren Therapieversuchen per se als unwirksam erwiesen hatte. Die Patientin führte diese Therapie anschließend noch vier Jahre weiter. Sie verlor insgesamt 25 Kilogramm an Gewicht, ausschließlich Wasser, das sie ohne jegliche Nebenwirkungen ausschied. Im Gegenteil: Sie gewann ein erhebliches Maß an Lebensqualität (siehe dazu nachfolgend Fall 1 mit den Abb. 190 bis 197).

Bei einer weiteren Patientin mit einem nachgewiesenen rheumatischen Prozess, dessen Ursache aber mittels der derzeit üblichen Labortechniken nicht herauszufinden war, wurde nach einem halben Jahr ein Gewichtsverlust von 46 Kilogramm festgestellt (Fall 2) – ebenfalls ausschließlich ausgeschwemmtes Wasser. Der Prozess des Gewichtsverlustes ist offensichtlich derart „natürlich", dass er nicht nur sehr gut vertragen wird, sondern zu einem deutlichen Gewinn an Lebensqualität und zusätzlicher Aktivität führt.

Eine dritte Patientin wurde wegen Rosacea und Arthrose behandelt. Sie verlor unter der Therapie 10 Kilogramm an Gewicht. Die ausgeschwemmten Ödeme hatten sich keineswegs auf die untere Extremität beschränkt, sondern – wie bei den anderen Patienten auch – den gesamten Körper erfasst, insbesondere Bauch und Hüfte, aber auch Hals und Dekolleté. Eine seit geraumer Zeit bestehende Stoffwechsellage hatte sich unter der Therapie normalisiert (Fall 3). Lediglich die Patientin mit der ungeklärten Erkrankung aus dem rheumatischen Formenkreis, die über 46 Kilogramm an Gewicht verlor, wurde mit der klassischen AHIT® behandelt, das heißt, enteral und parenteral mit einer Kultur des mit Antigenen stimulierten Eigenbluts. Die Antigene waren gemäß den unten angeführten KTT-Ergebnissen ermittelt worden.

Diese Antigene werden im Rahmen der AHIT® auf arzneimittelrechtlicher Grundlage entweder zu Blutpräparaten (Fall 2) oder aber zu oralen Dilutionen aufgearbeitet, die die geschilderten Heileffekte auf das Gewebe ausüben. Die orale Präparation beruht auf dekadischen Verdünnungen von D6, D9, D12 als sogenannter Potenzakkord in einem Präparat („urexent"®) auf der Basis steriler Konzentrate aus dem Harn des betreffenden Patienten (Fall 3).

Zwei weitere Patienten verloren innerhalb von drei Wochen in der Initialphase der Therapie drei Kilogramm an Gewicht. Alle Patienten waren deutlich übergewichtig. Eine 18-jährige Patientin (Diagnose Neurodermitis) verlor 17 Kilogramm an Gewicht unter der AHIT® innerhalb weniger Monate.

Die neueste Fertigungsvariante der AHIT® besteht aus einer autologen Blutkultur, die mit den in den KTTs ermittelten Antigenen stimuliert ist. In erster Linie werden Antigene verwendet, die über der dreifachen Standardabweichung (SA) im Ausmaß ihrer Antigenität lagen (Farbe rot).

Fall 1

Name des Patienten: W , U									Geburtstag:	07.08.1946
Diagnose: Elephantitis										

KT-Test: relevante Antigene, numerische Einzel- und Summenergebnisse

Entnahmedatum: 16.01.2013 um: 15:40:00 | Stimulationsdatum: 17.01.2013 um: 14:45:00 | Labortestdatum: 18.01.2013 um: 13:00:00

lfd.Nr	ID	Antigene	KTT 1	KTT 2	KTT 3	KTT 4	KTT 5	Δ% Gran.	Δ% Kern.	Δ% ZV	σ Kumulativ Wert
1	550	Esch. c., Morgan.,Prot., Klebs., Enter. faeca.	2,7943	0,0098	1,1603	7,1959	3,4755	3,08751	4,59644	0,00483	18,88
2	33	Cytomegalie	0,8516	4,7414	0,0006	0,682	1,9926	2,66695	0,5043	2,70809	14,15
3	113	PEU patienteneigener Urin	2,9515	0,0005	6,6673	0,9276	0,21772	0,85342	2,14366	0,00089	13,76
4	9	Herpes	0,5572	4,9755	0,0004	0,4293	1,7841	2,72679	0,31048	2,77941	13,56
5											11,96
6											11,46
7											11,13
8											8,45
9											8,17
10											8,01
11	22	Candida	0,0542	1,8115	4E-05	0,0166	2,3749	1,06108	0,03089	2,60058	7,95
12	12	Polio	1,5267	1,1451	0,0033	0,4652	1,1440	1,88738	0,48608	0,92415	7,58
13	553	Esch. c., Morgan.,Prot., Klebs., Enter. faeca. +	4,9811	0,0376	0,3215	0,0872	2,6066	1,84453	0,09329	0,03108	7,42
14	30	Mycoplasmen	0,4650	1,3938	0,0005	0,1652	2,0853	1,24116	0,26245	1,71061	7,32
15	21	Schimmelpilze	0,1384	1,2820	0,0001	0,0156	2,7080	0,90266	0,03404	2,16342	7,24
16	31	Mucor racemosus / Aspergillus niger	0,1712	1,3941	0,0001	0,0505	1,9231	0,8377	0,119	2,53502	7,03
17	23	Propionibakterien	0,6603	1,0831	0,0009	0,1866	1,8304	1,07704	0,34162	1,53188	6,71

lfd.Nr = laufende Nummer. Antigene geordnet nach der Priorität ihrer immunologischen Effizienz

SEITE 1 VON 4 | X,YZ = einfache Standardabweichung | = zweifache Standardabweichung | X,YZ = dreifache Standardabweichung | 21.01.2013

Tabelle 5

Es fällt auf, dass bei den drei Fällen, die in der vorliegenden Kasuistik näher geschildert wurden, im Kulturtransformationstest jeweils eine Antigenpräparation über der dreifachen Standardabweichung liegt. Sie ist gekennzeichnet durch eine Kombination von Isolaten, die aus den infizierten Harnwegen von

Fall 2

Name des Patienten:	B , K								Geburtstag:	16.06.1972

Diagnose:	rheumatische Erkrankung, Genese ungeklärt

KT-Test: relevante Antigene, numerische Einzel- und Summenergebnisse

Entnahmedatum: 07.11.2012 um: 11:00:00   Stimulationsdatum: 07.11.2012 um: 16:00:00   Labortestdatum: 08.11.2012 um: 13:00:00

lfd.Nr	ID	Antigene	KTT 1	KTT 2	KTT 3	KTT 4	KTT 5	Δ% Gran.	Δ% Kern.	Δ% ZV	σ Kumulativ Wert
1	101	Curvularia lunata	6,413	0,656	1,4581	6,5467	0,7566	2,02846	4,60638	0,40454	22,87
2	27	Esch.coli, Morgan., Prot., Klebs., Entero.faec	3,9464	0,7785	1,1964	5,7210	0,5045	3,20987	2,54382	0,30341	18,2
3	1	Cholera	1,2360	5,7	0,1202	0,7446	0,2293	7,53984	0,14094	0,94568	16,66
4	115	Cholera 1:100	0,1827	6,5650	0,0028	0,2157	1,2843	1,36221	0,22599	6,0287	15,87
5	15	Tuberculinum	1,3246	1,4559	0,0330	0,6387	2,8669	0,49380	1,84612	3,68819	12,35
6	20	Proteus vulgaris	0,6386	1,5847	2,0194	3,0394	0,2143	0,80478	2,36253	2,08044	9,02
7	130	Hepatitis canis + Parvovirus + Parainfluenza	2,2802	1,2476	0,0577	1,986	0,2901	1,54544	2,82295	1,49680	8,1
8	132	Coxsackie A Serotype	0,1436	0,0453	0,4441	0,1466	2,2553	0,30442	2,17571	0,04164	8,02
9	7	Staphylokokken	0,6029	0,4396	0,0281	0,2329	1,9495	0,27863	1,19323	1,97368	6,7
10	97	Pilze I (Altern, ten., Botr. cin., Cladosp. herb., C	0,8879	0,0225	2,9091	0,5653	0,1146	1,00308	0,8044	0,02807	6,34
11	113	PEU patienteneigener Urin	1,0688	0,0288	2,3721	0,6805	6,8805	0,86934	1,11722	0,04144	6,25
12	111	Escherichia coli (Symbioflor 2)	0,4111	1,152	0,0439	0,9545	0,3210	1,67181	0,81484	0,86195	6,23
13	98	Alternaria tenuis	1,0072	0,0021	3,5203	0,0877	6,8805	0,09752	1,28337	0,02632	6,09
14	18	Meningokokken	0,6906	0,4212	0,0457	0,4685	0,8715	0,37894	1,76463	1,39037	6,03
15	10	Typhus	1,6443	0,2175	0,2478	0,4534	0,8944	0,44581	1,45143	0,61042	5,97
16	22	Candida	0,3197	0,1352	0,0226	0,1137	2,5228	0,13003	1,24772	1,30031	5,79
17	70	Pilze II (Asp. fum., Mucor muc., Pen. not., Pull.	0,6249	0,1808	0,2063	1,1062	0,4128	0,81175	1,94492	0,27864	5,57

lfd.Nr = laufende Nummer, Antigene geordnet nach der Priorität ihrer immunologischen Effizienz

SEITE 1 VON 5   x , y z = einfache Standardabweichung   = zweifache Standardabweichung   X,Y,Z = dreifache Standardabweichung   08.11.2012

Tabelle 6

Fall 3

Name des Patienten:	K , E								Geburtstag:	14.06.1939

Diagnose:	Rosacea, Arthrose

KT-Test: relevante Antigene, numerische Einzel- und Summenergebnisse

Entnahmedatum: 22.02.2012 um: 10:45:00   Stimulationsdatum: 23.02.2012 um: 16:55:00   Labortestdatum: 24.02.2012 um: 13:00:00

lfd.Nr	ID	Antigene	KTT 1	KTT 2	KTT 3	KTT 4	KTT 5	Δ% Gran.	Δ% Kern.	Δ% ZV	σ Kumulativ Wert
1	113	PEU patienteneigener Urin	4,3169	0,5362	4,4588	7,0523	0,3609	5,56357	1,70906	0,02904	24,03
2	136	Hepatitis canis + Parvovirus + Parainfluenza	0,2664	8,7792	0,0009	0,5375	0,4640	0,29429	2,46251	8,96748	21,79
3	27	Esch.coli, Morgan., Prot., Klebs., Entero.faec	4,7831	1,0389	2,1796	3,1033	0,5259	4,75540	0,87987	0,06582	17,33
4	1	Cholera	5,5097	0,0543	6,1474	0,6863	0,7424	0,60864	1,52028	0,02688	15,3
5	111	Escherichia coli (Symbioflor 3)	1,1983	2,6259	0,2217	3,7185	0,4763	4,98503	1,00572	0,15265	14,21
6	15	Tuberculinum	1,5603	2,121	0,6947	2,267	0,4377	2,4908	1,08535	0,21467	11,09
7	17	Tollwut	0,4163	0,0112	0,5690	0,4309	0,5259	0,15327	3,79025	0,02194	5,92
8	596	Papillomavirus + Esch. c., Morgan. Prot., Klebs.	1,9556	0,2142	0,6546	0,5595	0,5568	0,72011	1,04749	0,0896	5,8
9	30	Mycoplasmen	0,2543	0,0022	1,8386	0,1142	2,0624	0,16052	0,95894	0,00415	5,4
10	115	Cholera 1:100	0,6993	0,0223	0,3447	0,2106	1,0312	0,11036	2,57277	0,06084	5,05
11	595	Papillomavirus + Mycoplasmen	0,4803	0,0263	0,0568	0,0399	2,3717	0,03121	1,72298	0,25378	4,98
12	33	Cytomegalie	0,5969	0,0184	0,1642	0,1301	0,2681	0,05072	3,45863	0,10905	4,8
13	139	Parvovirus	0,2422	0,0021	0,3045	0,0312	2,3717	0,02675	1,57039	0,02385	4,57
14	9	Herpes	0,0605	0,1655	0,0268	0,1367	3,0936	0,73572	0,25059	0,06775	4,54
15	5	Grippe	0,4344	0,0256	1,1623	0,3433	1,1755	0,69317	0,66784	0,01121	4,51
16	1	Mumps, Masern, Röteln	0,3360	0,0005	1,1988	0,0411	0,1959	0,02062	2,68888	0,00841	4,49
17	29	Chlamydien	0,1258	0,0046	0,0666	0,0369	1,6499	0,02452	2,03065	0,05663	4

lfd.Nr = laufende Nummer, Antigene geordnet nach der Priorität ihrer immunologischen Effizienz

SEITE 1 VON 5   x , y z = einfache Standardabweichung   = zweifache Standardabweichung   X,Y,Z = dreifache Standardabweichung   27.02.2012

Tabelle 7

Frauen gewonnen wurden. Die Isolatkombinationen bestehen aus Escherichia Coli, Morganellen, Proteus, Klebsiellen und Enterococcus faecalis (Präparat „Strovac" der Firma Strathmann).

Bei zwei Patientinnen liegt außerdem ein Konzentrat aus harnpflichtigen Eiweißen als Stimulanz über der dritten Standardabweichung, das mit der Ziffer 113 PEU „patienteneigener Urin" gekennzeichnet ist. Bei Fall 2 liegt diese Präparation über der einfachen Standardabweichung an elfter Position. Von den fünf genannten Erregern sind besonders Proteus und Enterococcus faecalis in der Lage, rheumatische Prozesse im Körper auszulösen.

Tabelle 8

Fall	Initialen	Alter	Diagnose	Gewicht v. Therapie	Gewicht n. Therapie	Differenz	Zeit
1	W., U.	67 J.	Elephantiasis	88 kg	71,5 kg	16,5 kg	7 Monate
1	W., U.	67 J.	Elephantiasis	88 kg	63 kg	25 kg	4 Jahre
2	B., K.	42 J.	rheum. Erkrank.	124 kg	78 kg	46 kg	1 Jahr
3	K., E.	74 J.	Rosacea, Arthrose	118 kg	108 kg	10 kg	7 Monate
4	N., N.	18 J.	Neurodermitis	86 kg	69 kg	17 kg	6 Monate

Epikrise

Folgende Theorie darf daher als wahrscheinlich für die beschriebenen Fälle genannt werden: Sowohl Rheumatiker als auch Patienten mit sonstigen Gelenkbeschwerden, die nicht zum engeren Kreis rheumatischer Leiden gehören (zum Beispiel Arthrose), haben in der Regel eine bislang nicht genug gewürdigte Immunvaskulitis, einen Autoimmunprozess, der für eine entsprechende Leckage der Gefäße sorgt, so dass regelmäßig Flüssigkeit ins Gewebe austritt. Werden diese Gefäße abgedichtet, scheidet die Niere den Überschuss an Wasser aus. Die fehlerhaften Depots werden wegen der nun regenerierten Dichtigkeit der Gefäße nicht mehr aufgefüllt.

Gerade Fettzellen speichern enorm viel Wasser, obwohl Fett und Wasser sich aufgrund ihrer chemischen Struktur keineswegs „freundlich gesinnt" sind. Da keine Diuretika wie beispielsweise Furosemid bei diesem Prozess eingesetzt werden, kommt es auch nicht zu Elektrolytverlusten. Der geschilderte Gewichtsverlust wird daher nicht nur sehr gut vertragen, sondern, wie oben bereits erwähnt, mit einer erhöhten Lebensqualität quittiert. Bei aller gebotenen Zurückhaltung für eine Prognose, wie lange Therapieerfolge auf sich warten lassen, scheint dieser Behandlung gemäß der bisherigen Erfahrungen mit AHIT® ein Langzeiterfolg ohne weitere Therapie beschieden zu sein.

Es ist sicherlich bemerkenswert, dass bei keiner Patientin eine Regulierung des Gewichts angestrebt wurde. Die geschilderten Beobachtungen sind vielmehr „Nebenwirkungen" verschiedener Anwendungsvarianten der AHIT® – allerdings sehr erfreuliche.

Fall 1

Die ersten beiden Aufnahmen der nachfolgenden Dokumentation zeigen die Patientin im Januar 2013, etwa vier Wochen nach Therapiebeginn. Zu diesem Zeitpunkt waren bereits fünf Liter Wasser ausgeschieden worden (Abbildungen 190 und 191). Die Abbildungen 192 und 193 auf der nachfolgenden Seite dokumentieren den Befund nach dem Ausscheiden von zehn Litern Wasser; im August 2013 sind bereits 16 Liter Wasser ausgeschieden (Abbildungen 194 und 195), im Oktober 2017 schließlich sogar 25 Liter (Abbildungen 196 und 197).

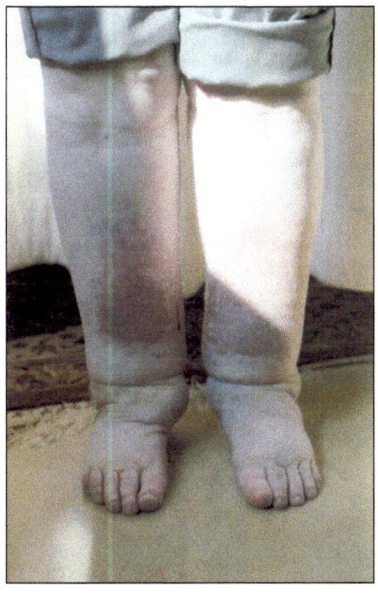
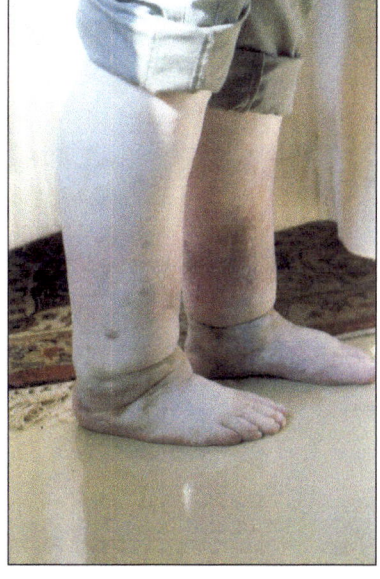

Abbildung 190 (Januar 2013)   Abbildung 191

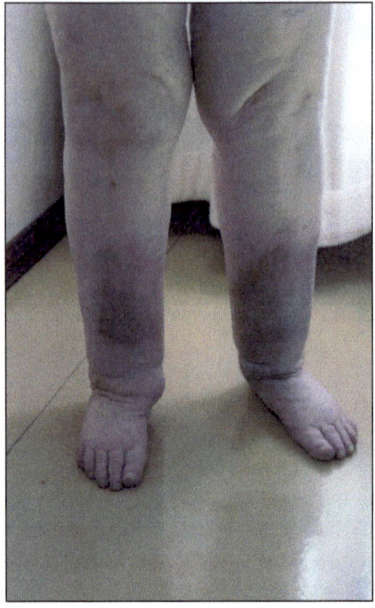
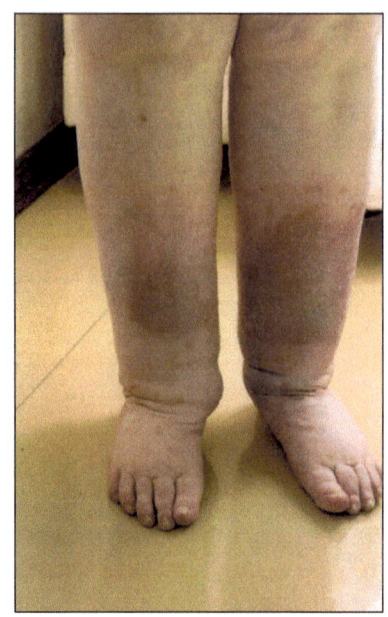

Abbildung 192 (Juli 2013)   Abbildung 193

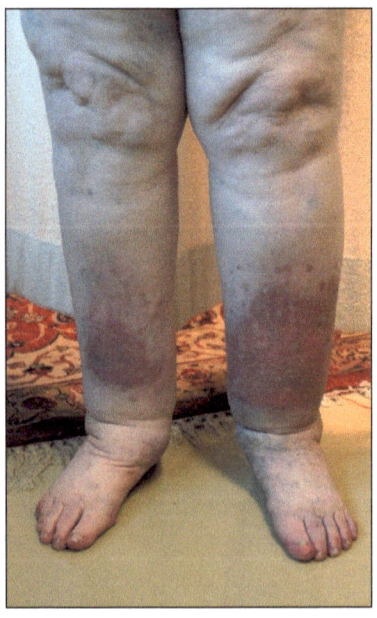
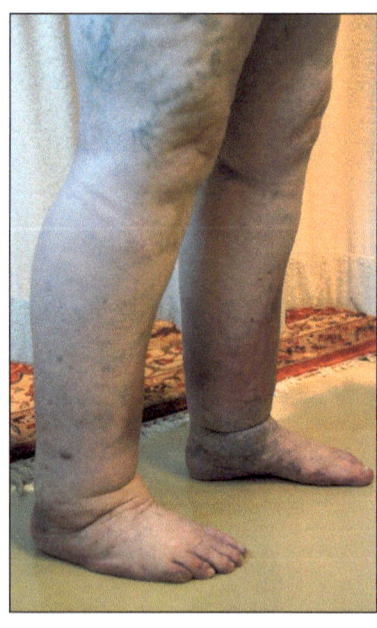

Abbildung 194 (August 2013)   Abbildung 195

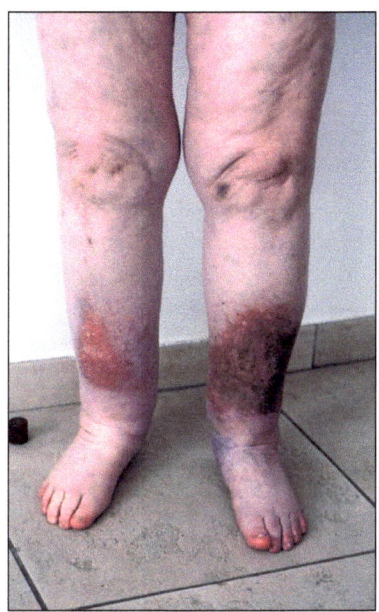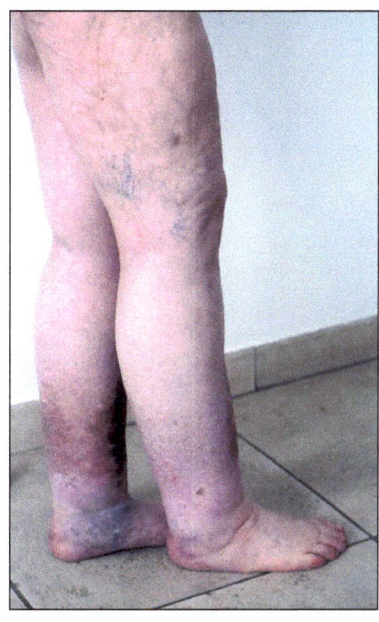

Abbildung 196 (Oktober 2017)   Abbildung 197

Alopecia Areata, der kreisrunde Haarausfall, ist die wichtigste entzündliche Alopezie, die man an behaarten Körperteilen kennt. Kinder und junge Menschen sind besonders betroffen, beide Geschlechter etwa gleich oft. Sie kommt gehäuft vor bei Trisomie 21 (Down-Syndrom), bei psychischem Stress, bei endokrinen Störungen wie Schilddrüsenerkrankungen und auch bei atopischen Erkrankungen. Die Alopecia Areata ist keine umschriebene Erkrankung ausschließlich der Haarfollikel, wie die begleitenden Wachstumsstörungen der Nägel belegen.

Die Alopecia Areata ist eine entzündliche Erkrankung der behaarten Haut, deren eigentliche Ursache man bis heute nicht kennt. Hier ist nicht genug Raum, die einzelnen Entzündungsfaktoren zu beschreiben, die um die Haarfollikel herum eine Rolle spielen, da derlei Einzelheiten lediglich wissenschaftlich arbeitende Dermatologen interessieren. Festzuhalten bleibt hier nur, dass es rund um die Haarfollikel häufig intensive lymphozytäre Infiltrationen gibt. Man könnte die Alopecia Areata unter die atopischen Erkrankungen einordnen, zumindest aber in die übergeordnete Gruppe der Autoimmunerkrankungen. Letztlich hat dieses Detailwissen jedoch nicht zu einer durchgreifenden Therapie mit langanhaltendem Erfolg geführt.

Der Verlauf der Alopecia Areata ist wechselhaft und im Einzelfall unberechenbar. Was die Zeitdauer der Erkrankung und die Wiederbehaarung betrifft, gibt es einige Auffälligkeiten. Kommt es zur spontanen Erholung von Alopecia-Areata-Herden, wachsen häufig depigmentierte Haare nach, was zu einer sogenannten Poliose des behaarten Kopfes führt. Rückfälle sind häufig: Innerhalb weniger Wochen bis zu fünf Jahren nach Abheilung des ersten Schubes kommt es in 40 bis 50 Prozent der Fälle zu erneutem Haarausfall.

Das Mittel der Wahl in der konservativen Medizin ist Kortison, dessen Wirkung allerdings in der Regel nur von kurzer Dauer ist. Häufig weitet sich der kreisrunde Haarausfall noch weiter aus, wenn sich die Kortisontherapie bereits in der Ausschleichphase befindet. Versucht wird auch eine Photochemotherapie (PUVA), deren Erfolg allerdings ebenso wenig gesichert ist. Abgeraten wird im Allgemeinen von der Verord-

nung von Ciclosporin (Sandimmun) wegen der massiven Ne-
benwirkungen. Eine sinnvolle Zusatztherapie ist die Gabe von
Zink, jedenfalls ist sie weitgehend nebenwirkungsfrei. Übliche
Nebenwirkungen der konservativen Therapien sind regionale
Lymphknotenschwellungen und allergische Streuphänomene.
Auch eine Vitiligo kann induziert werden. Zur Behandlung ei-
ner Kontaktdermatitis wird auch Dithranol (Cignolin) verwen-
det, jedoch auch hiermit werden in der Regel nur temporäre
Verbesserungen erzielt.

Da man die Alopecia Areata in aller Regel als Autoimmunerkrankung ansieht, erschien ein Therapieversuch mit der AHIT®
angebracht – wie die nachfolgende fotografische Dokumentation
zeigt, durchaus mit ansprechendem Erfolg. Dieser wurde erzielt
mit einer „Urform" der AHIT®, die damals noch nicht auf den
Kulturtransformationstest zurückgriff.

Der nachfolgende Fall: Ein sechsjähriges Mädchen erlitt die
entstellende Haarlosigkeit nach einer sehr schweren Windpok-
keninfektion. Die Haare fielen etwa ein Vierteljahr nach der
Kinderkrankheit dramatisch aus, bis es zu einer Generalisata
kam. Die nachfolgenden Bilder zeigen den Zustand der jungen
Patientin vor Therapie mit dem Totalverlust des Haupthaares
und den Augenbrauen. Auch die Wimpern waren ausgefallen
(zur Wahrung der Anonymität hier nicht darstellbar).

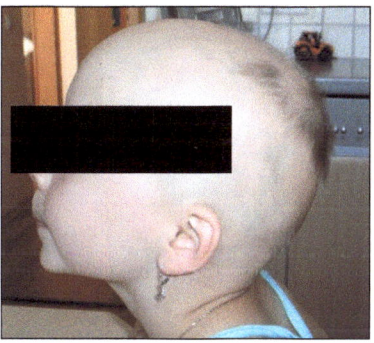

Abbildung 199 (erster Erfolg
der Therapie im Juli 2011)

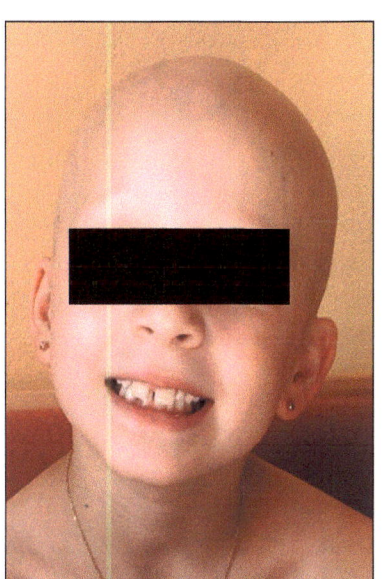

Abbildung 198

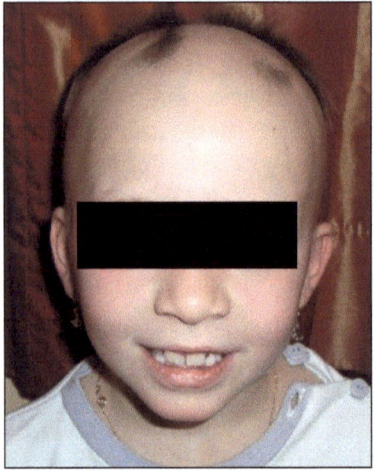

Abbildung 200

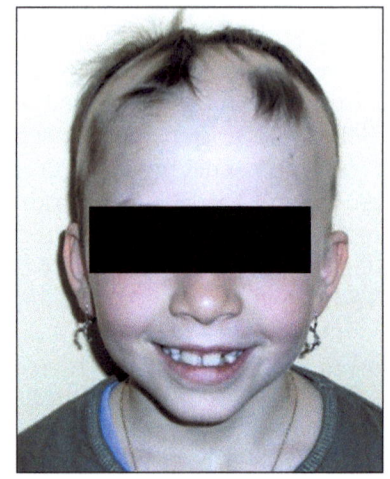

Abbildung 201 (Wachstum, August 2011)

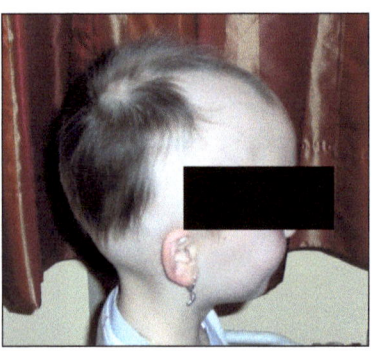

Abbildung 202

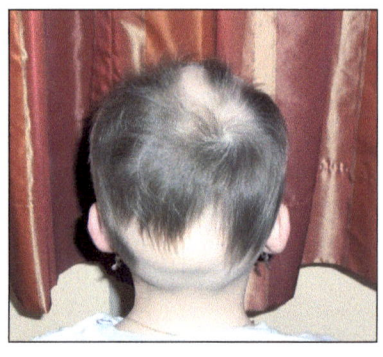

Abbildung 203 (Dezember 2011)

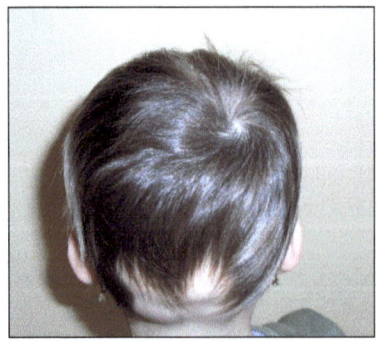

Abbildung 204 (Februar 2012)

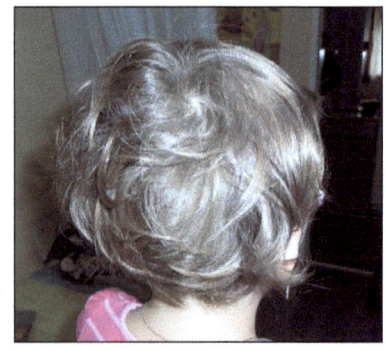

Abbildung 205 (September 2012)

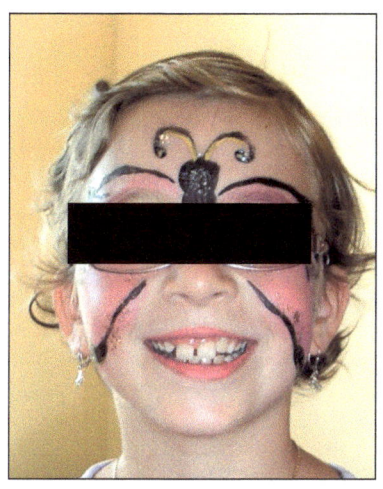

Abbildung 206 (September 2012)

Bei der nachfolgenden fotografischen Dokumentation fehlt der Zustand vor der Therapie. Grund war die Weigerung der Patientin, sich glatzköpfig ablichten zu lassen, was ich bei einer Frau nicht überraschend finde. Die Abbildungen zeigen die Regeneration des Haarwuchses. Das Nachwachsen der Augenbrauen ist aufgrund der Anonymisierung nicht genau darstellbar.

Die ersten Aufnahmen zeigen den Behandlungserfolg nach fünf Monaten Therapie.

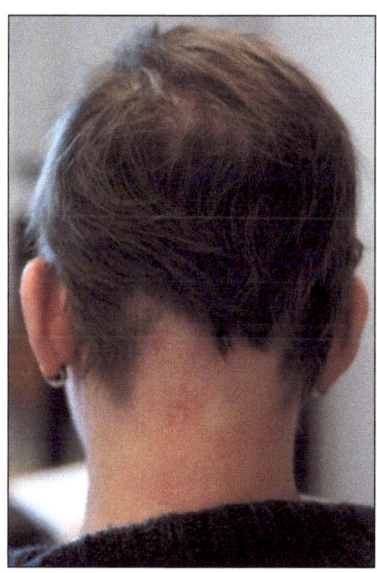

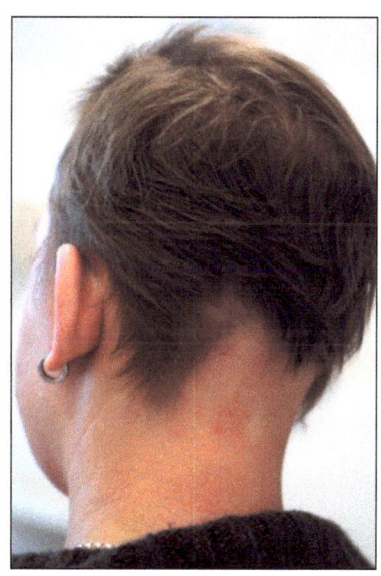

Abbildung 207   Abbildung 208 (27. Oktober 2011)

Die Patientin litt gleichzeitig an einer Neurodermitis (seit 1987), die für die AHIT® bekanntermaßen kein Problem dar- stellte. Die Alopecia generalisata begann im Januar 2011.

Die nächsten Aufnahmen zeigen das Ergebnis der Behand- lungen in einer Zwischenphase, in der das Haar teilweise er- neut ausfiel (typischer Verlust des „Peladehaares"). Gleichzeitig regenerierten sich jedoch die Augenbrauen.

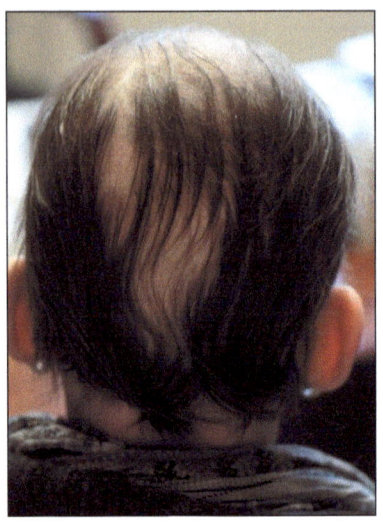 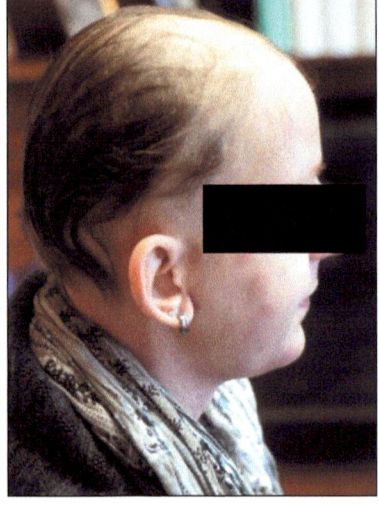

Abbildung 209   Abbildung 210 (Oktober 2012)

Die dritte Aufnahme zeigt eine Nahaufnahme eines erneut an- setzenden sehr kräftigen Haarwuchses (nach fünf Monaten). Im Gegensatz zum vorherigen, sogenannten Peladehaar, das in

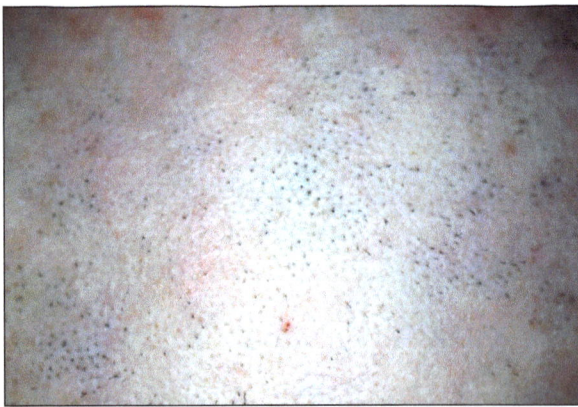

Abbildung 211
(23. März 2012)

der Struktur deutlich schwächer ist als das normale Haar und erfahrungsgemäß zum Ausfall neigt, ist das Haar nun sehr kräftig.

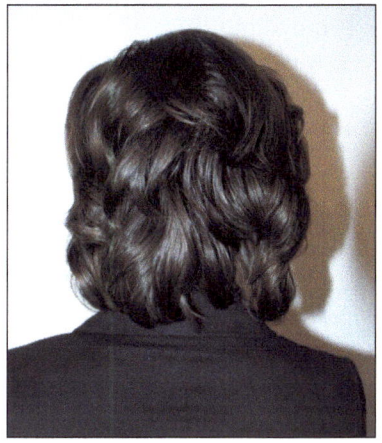 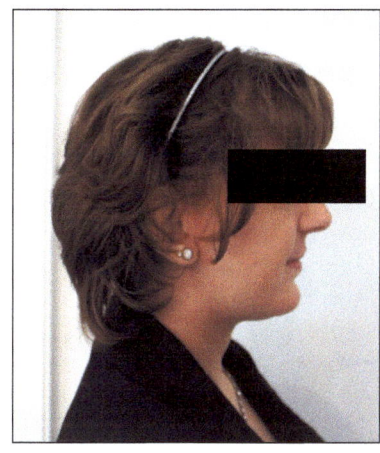

Abbildung 212   Abbildung 213 (17. Oktober 2013)

Wie man in der Nahaufnahme erkennt, wachsen die Haare zunächst „büschelweise". Die Haarstruktur ist so kräftig, dass sich die Kopfhaut anfühlt wie ein schlecht rasiertes Männerkinn.

Die nachfolgenden Aufnahmen zeigen die Abheilung einer Alopecia Areata bei einer jungen Frau, die bis heute gesund ist. Andere Fälle konnten in ähnlicher Weise abgeschlossen werden.

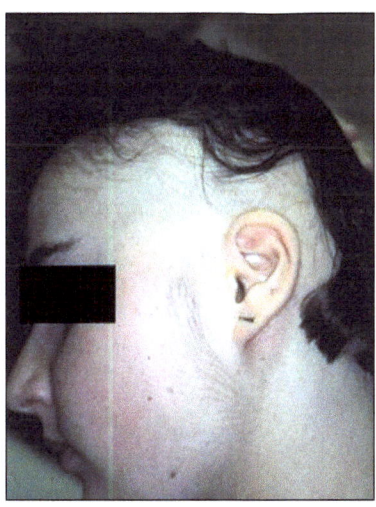 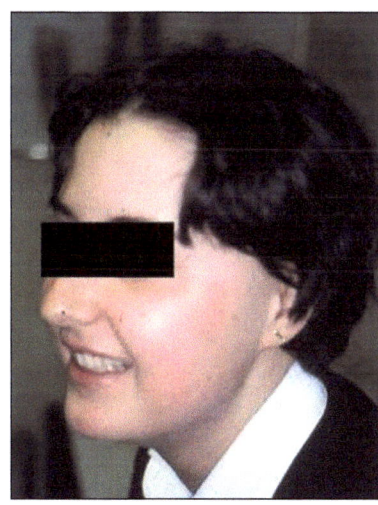

Abbildung 214   Abbildung 215

Neben vielen anderen Patienten kam eines Tages die erste Vorsitzende einer Selbsthilfegruppe aus einer großen süddeutschen Stadt und ließ ihre Tochter durch die AHIT® behandeln, die prompt gesund wurde. Sie versprach mir daraufhin, alle Patienten ihres Einzugsbereichs zu mir zu schicken, was seltsamerweise nie geschah.

Später traf ich dann doch eine andere Patientin aus dieser Gegend, die mir des Rätsels Lösung logisch auseinandersetzte: „Die Frau XY ist die erste Vorsitzende eines riesigen Alopecia-Areata-Selbsthilfeverbandes. Sie lebt von den eingezahlten Geldern dieses Verbandes, würde sie die Leute zu Ihnen schikken, müsste sie ihre Einkünfte aufgeben."

Zum Schluss noch ein Bild, das ich der Kuriosität halber hier anfüge, wobei es sich hier selbstredend nicht um eine Alopecia Areata handelt, sondern um eine 68-jährige Patientin mit einem Plasmozytom. Sie wurde mit der AHIT® behandelt, und es besserte sich nicht nur das Plasmozytom (ohne jedoch ganz abzuheilen), sondern unter dem silberfarbenem Schopf wuchsen neue schwarze Haare!

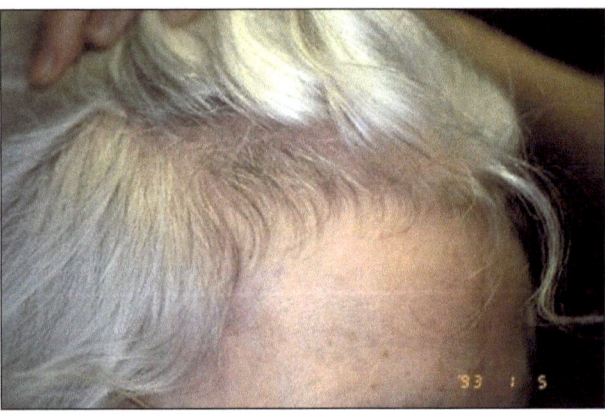

Abbildung 216

21. Die Lungenfibrose –
Ersticken oder Überleben?

Eines Tages rief mich ein Patient aus den USA an. Er habe von meinen Erfolgen bei verschiedenen Autoimmunerkrankungen gehört, es gehe ihm nicht besonders gut. Er würde nach jedem Strohhalm greifen bei seiner Lungenfibrose. Sein Pulmologe habe ihm noch ein bis anderthalb Jahre Lebenszeit prognostiziert. Ob ich eine Chance sähe?

Ich antwortete ihm, dass ich erst einen Kulturtransformationstest durchführen müsste, um eventuelle Auslösefaktoren seiner Erkrankung ermitteln zu können. Ich hatte mich zwar bereits an Lungenfibrosen gewagt und dort wenigstens eine Lebensverlängerung erzielt, aber geheilt hatte ich noch niemanden. Vielleicht war der Kulturtransformationstest eine Chance?

Der Test wurde durchgeführt und brachte die nachstehend aufgeführten Ergebnisse.

Name des Patienten:	S. J.							Geburtstag:	10.07.1939
Diagnose:	Lungenfibrose								

KT-Test: relevante Antigene, numerische Einzel- und Summenergebnisse

Entnahmedatum: 18.01.2010 um: 18:30:00		Stimulationsdatum: 20.01.2010 um: 15:45:00					Labortestdatum: 21.02.2010 um: 12:00:00		
lfd.Nr	ID	Antigene	KTT 1	KTT 2	KTT 3	KTT 4	KTT 5	Δ% Gran.	Δ% Kern.	Δ% ZV	σ Kumulativ Wert
1	65	Gräser / Getreide	4,4685	8,1251	0,0051	0,3611	0,4510	2,41556	0,38351	7,75472	23,96
2	27	Esch.coli, Morgan., Prot., Klebs., Entero.faec	3,5423	0,2077	0,1509	5,5315	0,2706	2,32104	6,11369	0,20628	18,34
3	111	Escherichia coli (Symbioflor 2)	2,9572	0,0513	0,8377	5,5081	0,3006	3,81238	3,70634	0,03102	17,2
4	8	Diphterie, Pertussis, Tetanus, Polio, Hämoph	3,3107	0,002	6,6992	1,0315	0,0300	1,0466	2,52827	0,00434	14,65
6	557	Mycoplasmen + Pneumokokken	1,0819	0,1975	0,0919	1,6955	0,3006	4,40446	0,98751	0,1034	8,86
7	567	Pneumokokken + Pilze II	1,9174	0,0314	0,776	1,4605	6,0137	3,33584	1,12318	0,02171	8,73
8	549	Meningokokken + Pilze II	2,4528	0,0019	2,3162	0,0067	1,2628	0,47144	0,52635	0,00931	7,14
9	566	Pneumokokken + Muc. rac. / Asp. nig.	1,8688	0,0036	2,647	0,1188	6,0137	1,33031	0,22912	0,00620	6,81
10	68	Bäume II / Mittelblüher	1,972	0,0495	0,3724	0,1155	0,4209	2,45057	0,12089	0,04653	5,55
11	115	Cholera 1:100	1,3852	0,0139	0,3270	0,4747	0,9020	0,85887	1,41779	0,03722	5,42
12	560	Mycoplasmen + Pilze II	0,3825	6E-05	2,3219	0,0232	0,3006	0,09846	0,60444	0,00145	3,73
13	122	Gelbfieber	0,0011	0,0047	5E-06	1E-05	0,4810	0,00525	0,00509	2,06793	2,57
14	113	PEU patienteneigener Urin	0,3836	0,0001	1,003	0,0333	0,1503	0,09700	0,88113	0,00336	2,55
15	960	Wespen 1:100	0,1156	0,0123	0,005	0,0487	0,3608	0,13887	0,89999	0,20472	1,79
16	9	Herpes	0,2787	0,0137	0,0604	0,0008	6,0137	0,78112	0,00268	0,04053	1,78
17	110	Enterococcus faecalis (Symbioflor 1)	0,2855	0,0122	0,0722	0,0708	6,0137	0,81066	0,22403	0,03474	1,57

lfd Nr = laufende Nummer, Antigene geordnet nach der Priorität ihrer immunologischen Effizienz			
SEITE 1 VON 4	X.Y.Z = einfache Standardabweichung	= zweifache Standardabweichung X.Y.Z = dreifache Standardabweichung	26.08.2010

Tabelle 9

Ungeachtet seiner Verzweiflung war er ein kritischer Patient und fragte darum seinen Pulmologen, ob er dieser therapeutischen Möglichkeit aus Deutschland eine Chance einräumen würde. Die Meinung des amerikanischen Kollegen war die folgende: Er solle sein Geld besser gleich zum Fenster rauswerfen als in die deutsche Quacksalberei zu investieren. Cortison sei die einzige anerkannte lebensverlängernde Maßnahme, basta!

Nach einigen Diskussionen via E-Mail entschloss sich der Patient letzten Endes doch zur AHIT®. Es wurde eine gezielte Kultur angesetzt, und siehe da, die Vitalkapazität (das Lungenvolumen) des Patienten nahm zu, die Atmung wurde freier, wobei zwischendurch ein Phänomen auftrat, das ich auch bei anderen Patienten mit obstruktiver Lungenerkrankung wiederholt bemerkt hatte. Es kam zu erheblichem Auswurf, was vorübergehend zwar die Atemnot verstärkte, vom Patienten aber sehr deutlich als eine „Atemnot anderen Charakters" erkannt wurde. Diesen Effekten wurde mit einer Dosisreduktion begegnet und darüber hinaus mit zwei Medikamenten: Acetylcystein, um die Entschleimung zu fördern, und Wobenzym, das sich beim Abbau des Schleims als sehr hilfreich gezeigt hatte. Der Patient benötigte zwei Kuren der AHIT®, um schließlich einen Sauerstoffpartialdruck von 82 Prozent zu erreichen (vorher hatte er 50 Prozent) was durchaus seiner Altersgruppe entsprach. Ich ließ natürlich über meinen Patienten meinen amerikanischen Pulmologen-Kollegen fragen, ob er denn nicht an der deutschen Quacksalberei interessiert sei, um weitere Lungenfibrose-Patienten von ihrem Leiden zu befreien. Auf die Antwort warte ich noch heute.

Inzwischen wurde ein weiterer Amerikaner von meinem ersten, inzwischen geheilten Patienten animiert, sich der Therapie zu unterziehen. Er ist ebenfalls auf dem Weg der Besserung.

2017 wandte sich ein deutscher Patient an mich, ebenfalls mit der Diagnose Lungenfibrose. Nachdem ich bei meinen Amerikanern Pilze als Auslöser der Lungenfibrose entdeckt hatte, unterzog ich meinen deutschen Patienten einer gezielten Anamnese: Er hatte fünf Wochen vor dem ersten Auftreten seiner Atemnot den alten Holzfußboden eines uralten Gebäudes mit Sandpapier „abgeschliffen". Wie man an seinem zellulären Immunreaktionsmuster erkennen kann, waren auch hier Pilze die Ursache. Erster Schritt zum Hausarzt, zweiter Schritt zum Pulmologen, dritter Schritt Röntgenologe, Diagnose: Lungenfibrose. Erste und einzige Maßnahme: Cortison.

Dann suchte er bei mir Hilfe. Wir begannen die AHIT® nach gezielter Ermittlung der Auslösefaktoren. Der Partialdruck seines arteriellen Sauerstoffgehaltes betrug 57, ein Vierteljahr später nach allmählichem Absetzen des Cortisons und Steigern der AHIT®-Dosis lag der Partialdruck des Sauerstoffs bei 62. Erneute Kontrolle bei der Pulmologin, die ihren Augen nicht trauen wollte und den Patienten fragte, ob er denn überhaupt Treppen gehe könne. Antwort von Herrn B.: „Ohne Schwierigkeiten!“, worauf sie die Etagen eines dreistöckigen Hauses erklimmen ließ und hernach kontrollierte. Der PO₂ lag bei 92 Prozent! Sie sah ihn an wie das achte Weltwunder, ließ aber keinen Zweifel an ihrer Diagnose, zumal diese von einem weiteren Pulmologen bestätigt war. Sie rang sich schließlich zu dem bedeutungsvollen Kommentar durch: „Herr B., Sie sind ein Phänomen!“

Herr B. war tatsächlich insofern ein Phänomen, als dass er auf die Maßnahme der autologen Immuntherapie sehr rasch reagierte, was wohl damit zusammenhing, dass er sich als „sehr junge Lungenfibrose“ in meine Hände begab. Ich habe ihm angesichts der raschen positiven Entwicklung aber das Versprechen abgenommen, die Pulmologin über die „Hilfestellung“ aufzuklären. Erstens, um sie nicht weiter an ihrer Diagnosefähigkeit zweifeln zu lassen, zweitens, um vielleicht doch eine neue Mitstreiterin gegen diese bislang unheilbare Erkrankung zu gewinnen.

Neue Therapieansätze bei Lungenfibrose

Klinische Versuche lassen den Schluss zu, dass Pirfenidon, ein orales antifibrotisch wirksames Medikament, N-Acetylcystein und möglicherweise grundsätzlich Antikoagulation einen günstigen Effekt auf die IPF ausüben. Diese Effekte konnten jedoch durch größere Studien bis jetzt noch nicht bestätigt werden. Schließlich ist die Lungentransplantation die einzige therapeutische Möglichkeit, die ein Überleben sichern kann.

Corticosteroide in Verbindung mit immunsuppressiven Medikamenten wie Azathioprin, Colchicin und Cyclophosphamid zeigen nur begrenzte Erfolge. Interferon-Gamma zeigte eine signifikante Verbesserung in der Lungenfunktion, jedoch nur in einer Studie. In einem Fall eines 64-jährigen Patienten wurde von einer signifikanten Verbesserung gesprochen, ausgelöst durch Imatinipmesilat in einer Dosis von 400 Milligramm pro Tag. Der Patient litt an einer Mischkollagenose.

In einem Überblick über verschiedene Therapiemöglichkeiten bei der idiopathischen Lungenfibrose wird nur der Lungentransplantation eine echte Überlebenschance für den Patienten zugesprochen. In einer retrospektiven Studie konnte ermittelt werden, dass mit Antikoagulantien behandelte Patienten eine schlechtere Überlebenschance aufwiesen und Progressionsphasen in einem verkürzten Intervall auftraten. Dies unterstützt die jüngsten Erkenntnisse, dass Prefarin die Überlebenschance und die Lungenfunktion von IPF-Patienten verschlechtert. Interessanterweise verbessert Thalidomid Hustenreize und respiratorische Funktionen der Patienten mit IPF.

Der Einsatz der AHIT® bei der IPF wird gestützt durch Folgendes: Jüngste Studien legen nahe, dass aus dem Knochenmark gewonnene Fibrozyten und M_2-Makrophagen eine Schlüsselrolle bei der Entwicklung der Fibrose spielen könnten. Die Anhäufung von Lymphozyten im Lungenparenchym und im alveolären Raum, durch die der Erkrankungsprozess charakterisiert ist, bleibt bis jetzt noch unklar. In diesem Bericht wurde definitiv demonstriert, dass die Fähigkeit der T-Zellen, Lungenentzündungen zu regulieren, zur Fibrose führt. Eine frühe (drei Monate vor der ersten Symptomatik der ILF, Tierversuch) intranasale Vakzinierung mit T-Zellen konnte eine ILF im Verlauf günstig beeinflussen.

Adulte mesenchymale Stammzellen können eine wertvolle therapeutische Option bei der IPF sein, bedingt durch ihre jederzeitige Verfügbarkeit, ihre immunmodulatorischen Effekte und ihre Fähigkeit zur Zelldifferenzierung. Therapien, die auf embryonalen oder adulten Stammzellen sowie pluripotenten Stammzellen beruhen, werden nicht nur bei obstruktiven Lungenerkrankungen, sondern auch bei der pulmonalen Hypertension als hoffnungsvoll angesehen. Besondere Bedeutung kommt dem Zigarettenrauchen in der Prognose zu.

Des Weiteren sei der Fall eines 44-jährigen Patienten dokumentiert, der an einer Sarkoidose litt, die im Rahmen einer Multimorbidität festgestellt wurde. Der Patient litt neben dem Morbus Boeck an einer massiven Herzinsuffizienz mit Cor bovinum, an einem Hypertonus sowie multiplen peripheren Ödemen. Er fand sich im August 2004 ein, nachdem ihn am 23. Juli 2004 Herzflimmern und daraus folgende Ohnmacht ereilt hatte und er reanimiert werden musste.

Eingangsdiagnose: Respiratorische Insuffizienz bei dilatativer Kardiomyopathie, Sarkoidose 2a, arterielle Hypertonie, chronische Niereninsuffizienz im Stadium der kompensierten Retention,

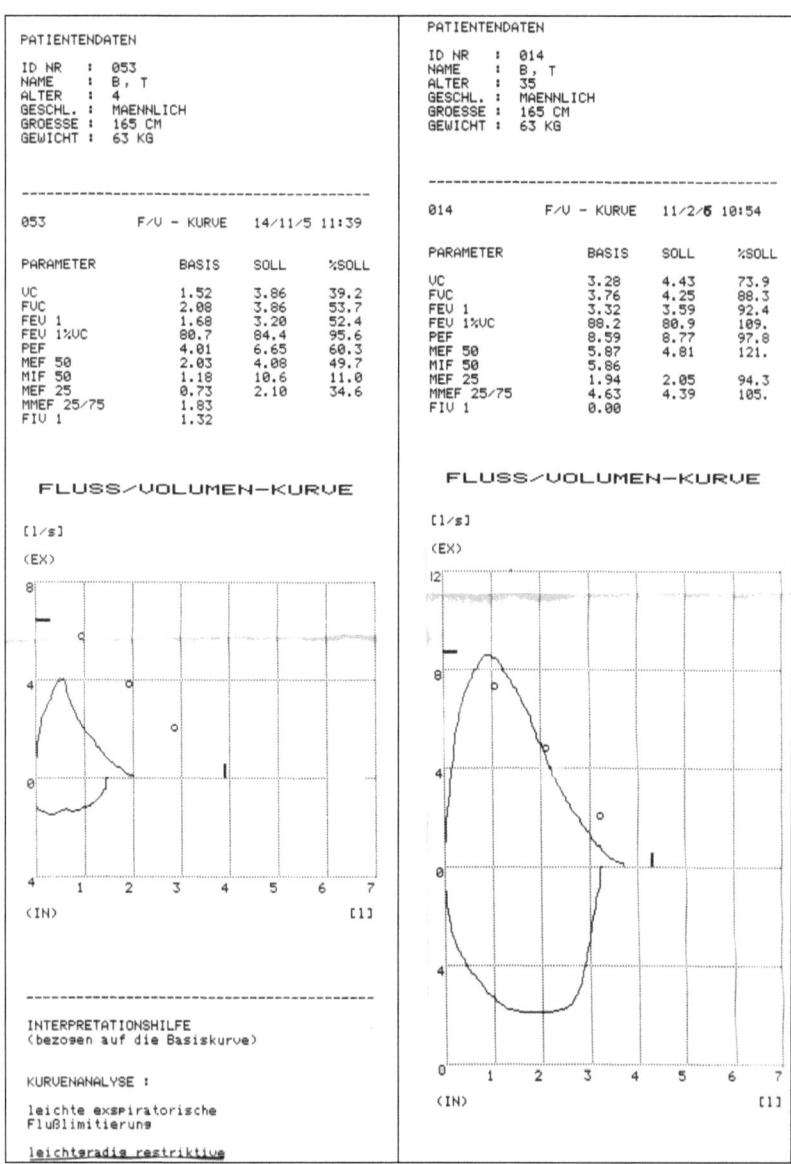

PATIENTENDATEN

ID NR   : 053
NAME   : B , T
ALTER   : 4
GESCHL. : MAENNLICH
GROESSE : 165 CM
GEWICHT : 63 KG

----

053   F/V - KURVE   14/11/5 11:39

PARAMETER	BASIS	SOLL	%SOLL
VC	1.52	3.86	39.2
FVC	2.08	3.86	53.7
FEU 1	1.68	3.20	52.4
FEU 1%VC	80.7	84.4	95.6
PEF	4.01	6.65	60.3
MEF 50	2.03	4.08	49.7
MIF 50	1.18	10.6	11.0
MEF 25	0.73	2.10	34.6
MMEF 25/75	1.83		
FIV 1	1.32		

FLUSS/VOLUMEN-KURVE

[1/s]

(EX)

(IN)

INTERPRETATIONSHILFE
(bezogen auf die Basiskurve)

KURVENANALYSE :

leichte exspiratorische
Flußlimitierung

leichtgradig restriktive

PATIENTENDATEN

ID NR   : 014
NAME   : B , T
ALTER   : 35
GESCHL. : MAENNLICH
GROESSE : 165 CM
GEWICHT : 63 KG

----

014   F/V - KURVE   11/2/6 10:54

PARAMETER	BASIS	SOLL	%SOLL
VC	3.28	4.43	73.9
FVC	3.76	4.25	88.3
FEU 1	3.32	3.59	92.4
FEU 1%VC	88.2	80.9	109.
PEF	8.59	8.77	97.8
MEF 50	5.87	4.81	121.
MIF 50	5.86		
MEF 25	1.94	2.05	94.3
MMEF 25/75	4.63	4.39	105.
FIV 1	0.00		

FLUSS/VOLUMEN-KURVE

[1/s]

(EX)

(IN)

Abbildung 217   Abbildung 218

Schwerhörigkeit beidseits. Stationäre Behandlung vom 7. bis zum 16. Dezember 2005 wegen der genannten Diagnosen. Im Rahmen der dilatativen Kardiomyopathie kam es zu einem Pleuraerguss beidseits. Damals eingesetzte Medikamente waren Decortin H 17,5 Milligramm, Pantozol, Lorca, ASS 100 und Torem 10. Aufgrund des kardialen Geschehens musste ein ICD bei AV-Block 3 (dritten Grades) eingesetzt werden.

Bei dem Patienten wurden mehrfach KTTs durchgeführt. Diese zeigten eine erhöhte Reaktion gegenüber der Fünffach-Impfung „Diphtherie, Pertussis, Tetanus, Polio und Haemophilus" ebenso wie gegenüber pathogenen Harnkeimen wie Escherichia coli, Morganella, Klebsiellen, Proteus und Enterococcus faecalis.In einer weiteren Kontrolle am 3. November 2006 zeigte sich eine außerordentlich starke Reaktion gegenüber Pilzen, insbesondere Aspergillus fumigatus.

Am 9. August 2004 wurden Blut und Urin für den KT-Test und die nachfolgende Kultivierung des Eigenblutes abgenommen. Unter der Behandlung kam es wiederholt zu „Tachyo Bronchitiden" sowie vorübergehend auch zu spastischen Bronchitiden mit zunehmender Verschleimung, die jedoch mit konventionellen Methoden beherrscht werden konnten.

Am 2. Oktober 2006 konnte erstmals eine Verbesserung der dilatativen Kardiomyopathie anhand der Messung des Herzdurchmessers (vier Zentimeter) festgestellt werden, au-ßerdem betrug das Lungenvolumen nunmehr 100 Prozent, es bestanden jedoch noch deutliche periphere Ödeme sowie ein noch nicht beherrschter Hypertonus. Auch kam es vorübergehend zu Harnwegsinfekten. Am 20. Dezember 2005 konnte anhand einer Röntgenkontrolle die Beseitigung des Morbus Boeck konstatiert werden sowie eine massive Verbesserung der dilatativen Kardiomyopathie (siehe Vergleich der nachstehenden Röntgenbilder). Die Lungenfunktionswerte vom 11. Feburar 2006 zeigen im Vergleich zu den Ergebnissen vom 14. November 2005 eindrucksvoll die Verbesserung.

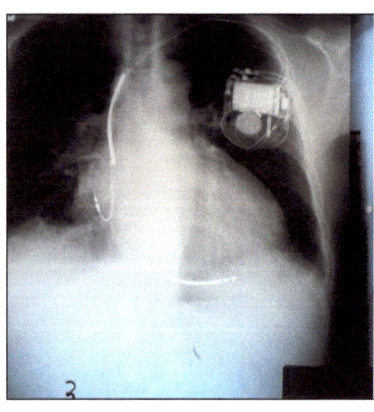 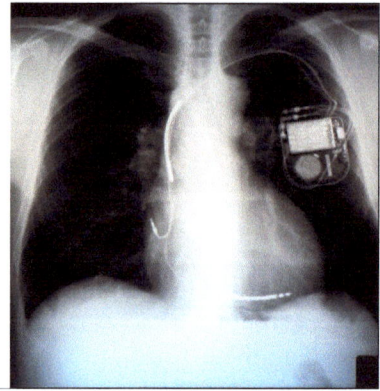

Abbildung 219   Abbildung 220

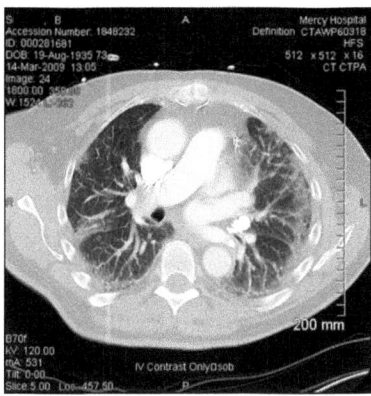 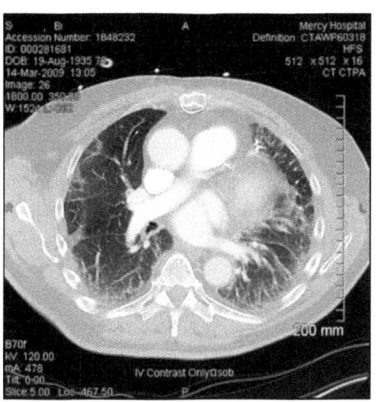

Abbildung 221   Abbildung 222

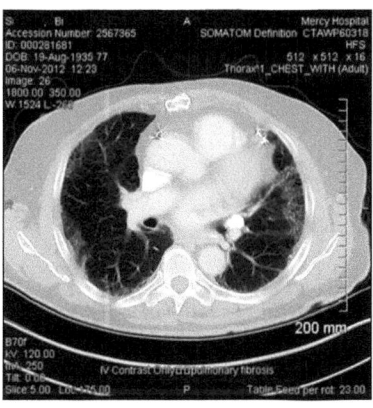 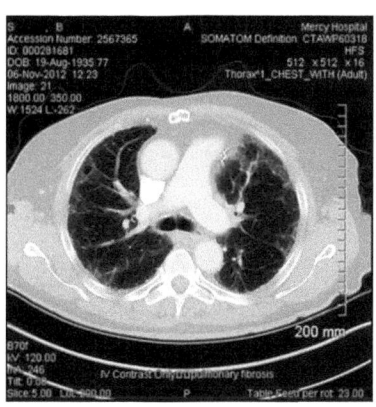

Abbildung 223   Abbildung 224 (Kontrolle nach 3,5 Jahren)

Die Bilder sprechen für sich. Auch der Laie kann hier erkennen, dass die streifige Zeichnung vor Beginn der Behandlung in Abbildung 221, 222 und 225 (auf der nachfolgenden Seite) im Vergleich zur Kontrolle nach 3,5 Jahren in Abbildung 223, 223, und 226 (umseitig) verschwunden waren. Entsprechend drastisch hatte sich auch die Atemnot des Patienten verbessert.

Es ist die Regel, dass diese Patienten unter der AHIT® mehr oder weniger dauergesunden, das heißt, entweder werden Langzeitremissionen erzielt oder aber dauerhafte Vollremissionen. Das gleiche gilt auch für den in den nachstehenden Abbildungen 225 und 226 dokumentierten Fall.

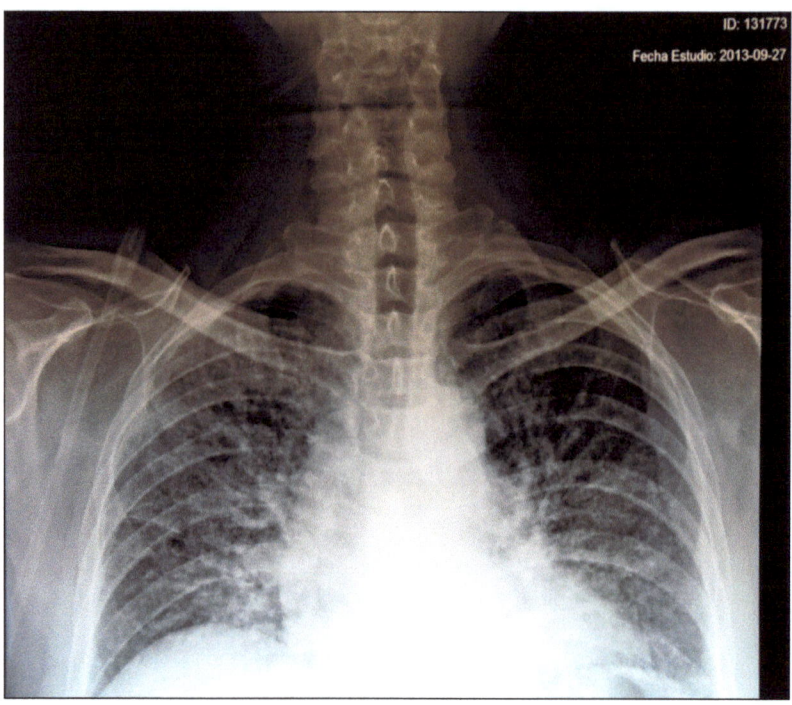

Abbildung 225 (September 2013)

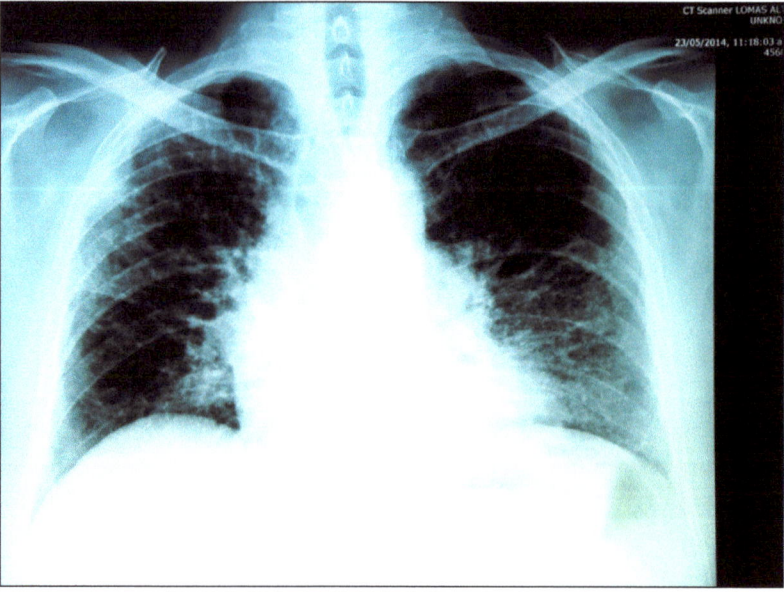

Abbildung 226 (Mai 2014)

22. AHIT® und Mukoviszidose

Im Oktober 2014 meldete sich ein 26-jähriger Patient aus der Schweiz. Ein Vater, dessen Neurodermitis-Kinder ich heilen konnte, hatte ihn vermittelt. Diagnose: Mukoviszidose, seit Geburt bestehend. Die Frage nach einer Heilungsmöglichkeit konnte von mir nicht beantwortet werden, da ich keinerlei Vorerfahrung mit dieser Diagnose besaß. Ich beantwortete daher die Frage ausweichend und verwies auf den Kulturtransformationstest, mit dem ich zunächst nach den auslösenden Faktoren suchen wollte.

Nahezu zeitgleich meldete sich ein 20-jähriger Patient, der an Lungenfibrose, Mukoviszidose und Morbus Meulengracht litt, einer Autoimmunreaktion der gallenabführenden Wege mit Abflussbehinderungen der Gallenflüssigkeit.

Überraschenderweise zeigten beide Patienten eine hohe Sensibilität gegenüber Yersinia enterocolitica, der „Schwester" der Yersinia pestis (Erreger der Pest). Die Yersinia enterocolitica ist ein parasitärer Keim, der wie der Name schon sagt, in unserem Darm ein unfreundliches Dasein führt und verantwortlich ist für etwa sieben bis acht Prozent der rheumatischen Erkrankungen. Unglücklicherweise bestand vonseiten der Überwachungsbehörden keine Erlaubnis, Yersinien zur Stimulation der körpereigenen Blutkulturen einzusetzen. Es gab jedoch eine Möglichkeit, gewisse immunogene Eigenschaften der Yersinien auf dem Strahlungsweg (für den Fachmann: Verfahren nach Professor Gurwitsch) auf Wasser zu übertragen, das dann keinerlei infektiöse Eigenschaften besaß, da vollkommen steril (Näheres erkläre ich einige Seiten später). Somit war es in der Anwendung eines Versuchs gerechtfertigt.

Der 26-jährige Patient war in ausgesprochen schlechter Verfassung. Er war blass, mager und aufgrund der Dauererkrankung, über deren Prognose er sehr gut informiert war, fiel er nicht gerade durch psychische Ausgeglichenheit auf. Durch Fremdanamnese erfuhr ich, dass er zeitweise in seiner Heimatstadt mit liegender Infusion in der Öffentlichkeit gesehen worden war. Ein junger Mann mit 26 Jahren, der noch dazu einer privilegierten Gesellschaftsschicht angehörte und einen durchaus erklärlichen Bedarf an altersgemäßer Lebensqualität aufwies, griff verständlicherweise nach jedem Strohhalm (Fall 1).

Er begann daher mit der Therapie am 17. Dezember 2014. Am
27. April 2015 kam die erste positive Rückmeldung, dass es ihm
deutlich besser gehe. Am 11. Juni 2015 kam die Meldung: „Es geht
mir sehr gut." Am 12. Mai 2016 begann er eine zweite Therapieserie und am 12. Juli 2018 fand er sich erneut in meiner Praxis ein.
Aus dem schmächtigen jungen Mann von 2014 war nun ein kräftiger Bursche geworden mit selbstsicherem Auftreten und einer
positiven Ausstrahlung. Die körperliche Beeinträchtigung hatte
er inzwischen durch ausgiebiges Training vollständig überwun-
den. Er war so fit geworden, dass er laut Auskunft seines Trai-
ners problemlos 20 Kilometer mit dem Rennrad um den Züricher
See bewältigte, was er mir persönlich auch bestätigte. Spezifi-
sche Medikamente, die Mukoviszidose betreffend, hatte er seit
geraumer Zeit nicht abgesetzt. Er hatte sich übrigens erneut ein-
gefunden, da nunmehr eine psoriatrische Arthritis aufgetreten
war. Ob sich die Yersinien hier ein neues „Betätigungsfeld" ge-
sucht haben, vermag ich nur zu mutmaßen.

Der zweite Fall, der 20-jährige Patient, hatte aufgrund der viel-
fachen Organbeteiligung (Lunge, Darm, Galleausscheidungs-
system) einen wesentlich schwierigeren Erkrankungs- und
Behandlungsverlauf. Er war auch keineswegs gegenüber der
Therapie positiv eingestellt, änderte allerdings seine Haltung,
als er sich nach massivem Auswurf aus dem Lungentrakt deutlich besser fühlte. Er war einer jener typischen Mukoviszidose-
fälle, die immer wieder durch Infekte zurückgeworfen werden.
Behandlungsbeginn war der 29. Oktober 2014. Eine Besserung
wurde von ihm erst am 23. November 2016 gemeldet. Von der
Organbelastung stand bei ihm ganz die Lunge im Vordergrund,
dazu kam eine sehr starke depressive Tendenz, die bekanntermaßen nicht gerade als heilungsfördernd gilt. Immerhin aber
stand er nun seinen Mann als Autoverkäufer, in einem Beruf,
der von ihm als sehr stressig eingestuft wurde.

In einem weiteren Fall, dem eines zwölfjährigen Mädchens,
konnte ein signifikanter Rückgang der Infektionsbereitschaft
festgestellt werden. Das Kind wurde nur oral mit Tropfen behandelt (Fall 3).

23. AHIT® und Impfung

In der Frühzeit der AHIT®, in der zweiten Hälfte der achtziger Jahre, wurden Tausende von Neurodermitis-Kindern mit der AHIT® behandelt. In derartigen Fällen mit einer Proteinmischung, die über verschiedene Filtrationsprozesse aus dem Urin gewonnen wurde (keine Urinbehandlung im klassischen Sinne). Der Bundesverband der Neurodermitis-Kranken in Boppard kontrollierte die Verläufe der Behandlungen und erfasste dabei 300 Kleinkinder. Die damalige Vereinsleitung sammelte die Vorgeschichten der erkrankten Kinder, die von den Eltern bereitwillig zur Verfügung gestellt wurden. Bei einem Großteil der erkrankten Neurodermitis-Kinder stellte sich heraus, dass sie kurz vor Ausbruch der Neurodermitis geimpft worden waren. Dabei konnte man auch eine gewisse Gesetzmäßigkeit herausfiltern: Je mehr Impfstoff verwendet wurde, desto höher war das Risiko an Neurodermitis zu erkranken, das heißt, vier-, fünf- oder gar sechsfacher Impfstoff löste eher eine Neurodermitis aus als etwa ein Dreifach-Impfstoff. Selbstredend wurden diese Erkenntnisse, da sie ja von einem Laiengremium erhoben wurden, als unsinnig abgelehnt. Die Erkenntnisse des Neurodermitis-Verbandes deckten sich jedoch zu 100 Prozent mit meinen Erfahrungen.

Das Argument der „wissenschaftlichen" Gegner lautet: Da die Impfstoffe entweder aus dem abgetöteten infektiösen Material bestehen oder zumindest in ihrer Vermehrung gehindert sind (sogenannte attenuierte Impfstoffe), ist auch ein Einfluss auf das Immunsystem im negativen Sinne undenkbar. Dem standen Erfahrungen Tausender Eltern gegenüber, die den unmittelbaren zeitlichen Zusammenhang zwischen Impfung und Neurodermitis erlebt hatten. Diese Erfahrung sei nun durch eigene Erkenntnisse in teilweise dramatischen Krankheitsverläufen ergänzt.

Als erstes sei der Fall des Patienten mit MS erwähnt, der sieben Mal gegen Polio geimpft wurde und kurz danach als Kind die MS entwickelte (siehe Kapitel 16 „AHIT® und Multiple Sklerose"). Wie man an diesem Fall eruieren kann, scheint also nicht nur die Art der Applikation der auslösenden Erreger von Bedeutung zu sein, sondern auch die Menge des Impfstoffes und die Häufigkeit der Wiederholung.

Der zweite Fall verlief nicht weniger dramatisch: Eine knapp 5o-jährige Frau suchte mich in meiner Praxis auf. Sie arbeitete im Transport der von mir entwickelten AHIT®-Präparate. Diese Transporte gestattete der Gesetzgeber aus Gründen der Sicherheit nur speziellen Unternehmen, die aufgrund ihrer Ausrüstung die notwendige Sicherheit gewährleisten konnten.

Sie bat mich, ihre Brust zu untersuchen, denn sie habe Brustkrebs. Und sie kriege ja mit, welche Erfolge ich auch bei malignen Erkrankungen hätte und habe daher zu meiner Methode schon etwas Vertrauen gefasst. Beim Anblick des Brustkrebses (linke Mamma) war ich zugegebenermaßen entsetzt. Die linke Brust bestand aus einem einzigen blumenkohlartigen Gewächs. In durchaus vorwurfsvollem Ton fragte ich sie, wieso sie es so weit habe kommen lassen. Antwort: „Ich bin nicht blöd, aber als ich Krebspatienten in der naheliegenden Uniklinik dahinsiechen sah, habe ich jegliche Therapie (Chemotherapie und Bestrahlung) verweigert. Und ich hatte Recht: All meine Mitpatientinnen, die sich der dortigen Therapie unterzogen, schauen sich inzwischen die Radieschen von unten an. Ich bin die einzige Überlebende." Ich antwortete: „Das Ergebnis Ihrer Therapieverweigerung ist aber auch nicht gerade als strahlender Erfolg zu werten." Sie berichtete daraufhin: „Ich habe meine Brust die ganze Zeit nur mit Salben behandelt, war aber gezwungen, da ich möglicherweise infektiöse Blutpräparate transportieren musste, mich einmal jährlich gegen Hepatitis impfen zu lassen. Nach der letzten Impfung ist der Krebs plötzlich explodiert."

Der daraufhin angesetzte Granulozytenfunktionstest zeigte tatsächlich eine exorbitante Reaktion der Hepatitisviren A und B (Präparat Twinrix) auf die Leukozyten. Die daraufhin angesetzte Kultur zeigte einen frappanten Erfolg. Die Frau litt, was zu erwarten war, an mehreren Metastasen in der linken Pleurahöhle (der Raum zwischen Rippen und Lunge), die unter der Therapie dramatisch zurückgingen. Desgleichen verkleinerte sich der Brustkrebs um mehr als 5o Prozent. Gleichzeitig wurde sie aber immer schwächer, bis sie mich zu einem Hausbesuch einlud. Wir mussten bedauernd feststellen, dass sie nicht rechtzeitig den Schritt zu dieser Therapie getan hatte, obwohl sie doch quasi an der Quelle saß. Sie schlief ruhig ein, nicht ohne sich noch einmal bei mir zu bedanken.

Ich könnte in ähnlicher Weise noch über einige andere Fälle berichten, insbesondere bei Ovarialkrebs. Auch hier spielt das Hepatitisvirus eine entscheidende Rolle. Auch wenn sich der

Erfolg einer Hepatitisimpfung durch entsprechende Antikörperbildung nicht nachweisen lässt, findet man in der Regel im Kulturtransformationstest diesen Krebsauslösefaktor.

Fazit

1. Manche Impfungen können sowohl Autoimmunerkrankungen als auch Krebs auslösen.
2. Es ist nicht entscheidend, ob die Impfstoffe aus Lebendimpfstoffen, attenuierten Impfstoffen oder Totimpfstoffen bestehen. Entscheidend ist das Antigen und der passende Rezeptor.
3. In regelmäßigen Abständen wiederholte Impfungen erhöhen die Gefahr der Auslösung von Autoimmunerkrankungen oder malignen Erkrankungen.
4. Durch die Zucht von Eigenblutkulturen, die mit diesen Impfstoffen dotiert wurden, lässt sich der fehlerhafte Autoimmunprozess aufheben.

Derzeit wird in der Laienpresse immer wieder über Wert oder Unwert von Impfungen diskutiert. Aus den oben genannten Schilderungen könnte man irriger Weise schließen, dass ich Impfgegner bin. Doch das ist falsch! Wer einmal wie ich während meiner Klinikzeit eine echte Tetanie erlebt hat oder eine gelbe Leberatrophie, weiß den Wert einer Impfung zu schätzen. Die wissenschaftliche Ansicht, Totimpfstoffe könnten keinen Autoimmunprozess auslösen, da sich die Erreger ja nicht vermehren, ist dennoch falsch. Antigen bleibt Antigen. Ist der passende Rezeptor da, entsteht auch der fehlerhafte Immunprozess.

Wie könnte man nun dieser fatalen Fehlentwicklung entgegentreten? Impfen? Ja, aber mit Zwischenkontrolle, beispielsweise Kontrolle der Antikörperbildung und minutiöser Beobachtung von Hauterscheinungen. Treten allergische Reaktionen auf?

Entsprechend hochgerüstete Labore können möglicherweise auch Antigenreaktionen im Organismus herausfiltern, die eine derartige fatale Entwicklung vorab anzeigen.

24. AHIT® und Sport

Am 8. September 2015 fand sich in meiner Praxis eine junge Frau ein mit der Diagnose „Dyshidrotisches Ekzem", erhoben durch einen Dermatologen. In der Tat waren Füße und auch Unterschenkel befallen und gekennzeichnet durch eitrige Blasen, die bis zu den Waden herauf reichten. Es bestand aber auch eine schwere atopische Disposition bei Hyper-IgE-Syndrom mit stark erhöhtem IgE-Gesamtwert von 2165 Einheiten (Befund des Instituts für Leistungsoptimierung Erftstadt vom 11. Oktober 2013).

Klinisch bestanden eine Pollinosis bei Asthma bronchiale sowie Nahrungsmittelallergien. Außerdem wurde in erwähntem Institut ein Leaky-Gut-Syndrom festgestellt mit erhöhtem Alpha-1-Antitrypsin. Ungeachtet dieser schwerwiegenden Diagnosen war die junge Dame eine außerordentlich begabte Hockeyspielerin, weswegen sie als Mittelfeldspielerin in die deutsche Nationalmannschaft berufen wurde. Wie die nachfolgenden Aufnahmen zeigen, ergab sich keineswegs das typische Bild eines dyshidrotischen Ekzems, so dass ich diese Einordnung eher als eine Art Verlegenheitsdiagnose betrachte, da das Hautbild nicht dazu passt.

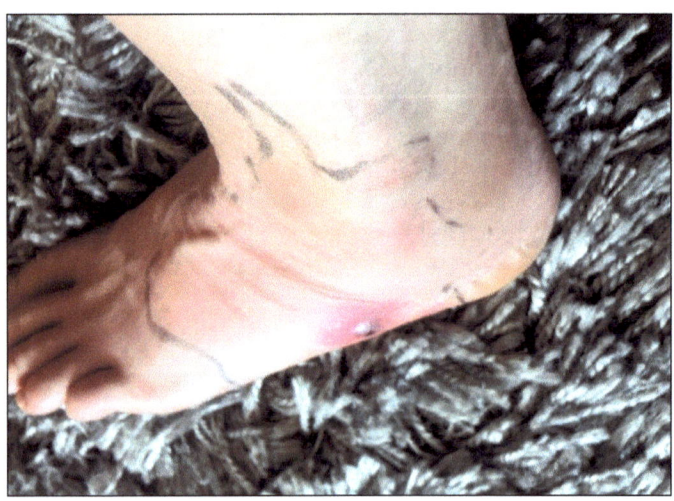

Abbildung 227

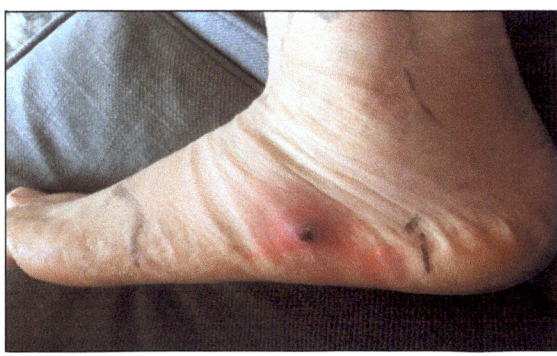

Abbildung 228

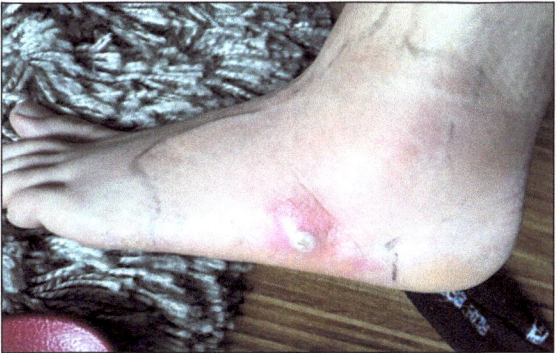

Abbildung 229

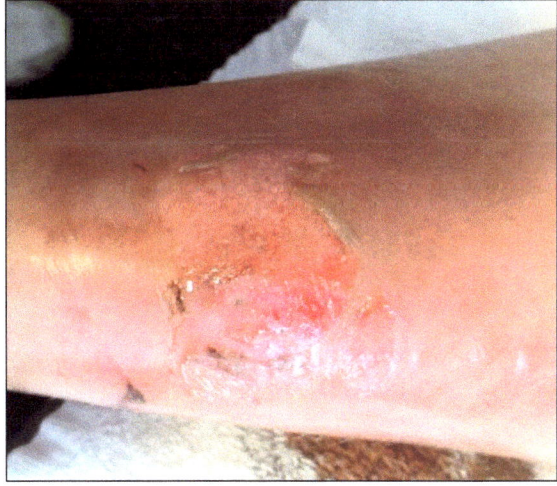

Abbildung 230

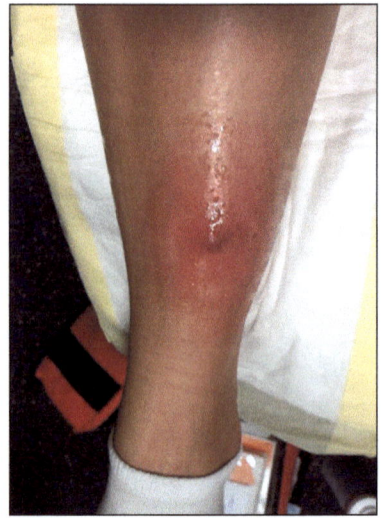

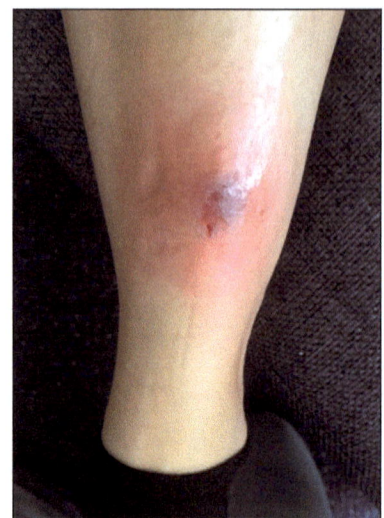

Abbildung 231   Abbildung 232

Abbildung 233

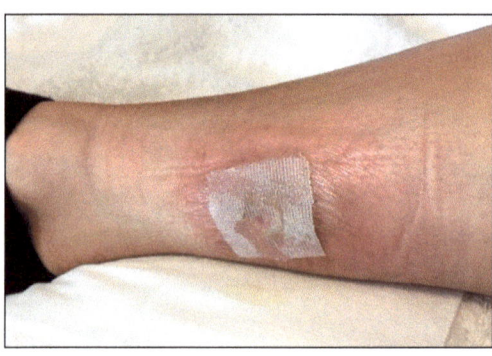

Abbildung 234

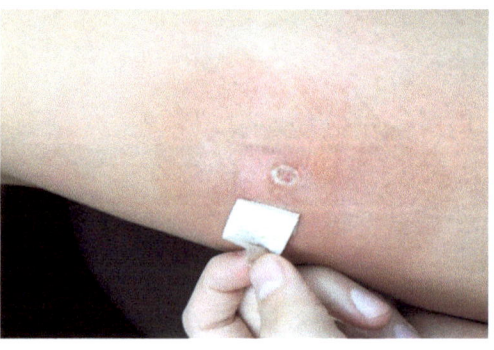

Bei den Abbildungen des „Dyshidrotische Ekzems" handelt es sich um Eigendokumentationen der Patientin.

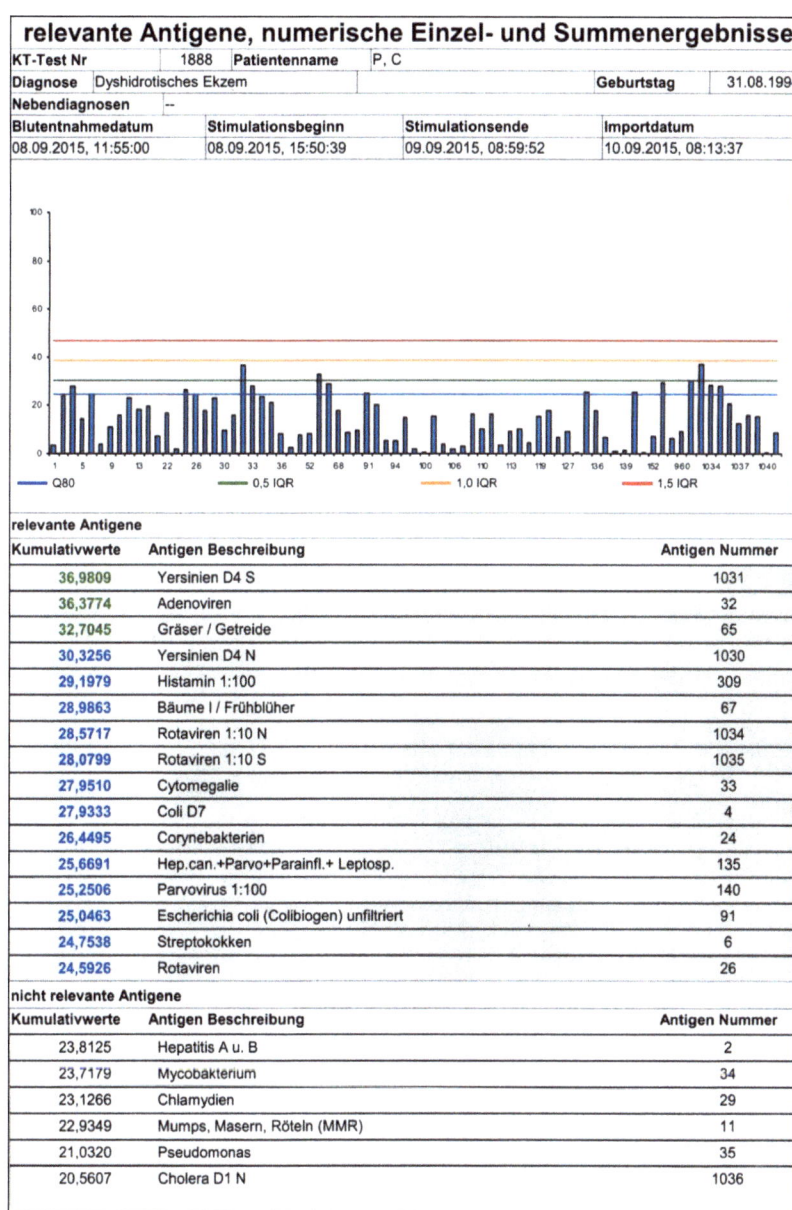

relevante Antigene, numerische Einzel- und Summenergebnisse				
KT-Test Nr	1888	Patientenname	P, C	
Diagnose	Dyshidrotisches Ekzem		Geburtstag	31.08.1994
Nebendiagnosen	--			
Blutentnahmedatum	Stimulationsbeginn	Stimulationsende	Importdatum	
08.09.2015, 11:55:00	08.09.2015, 15:50:39	09.09.2015, 08:59:52	10.09.2015, 08:13:37	

relevante Antigene

Kumulativwerte	Antigen Beschreibung	Antigen Nummer
36,9809	Yersinien D4 S	1031
36,3774	Adenoviren	32
32,7045	Gräser / Getreide	65
30,3256	Yersinien D4 N	1030
29,1979	Histamin 1:100	309
28,9863	Bäume I / Frühblüher	67
28,5717	Rotaviren 1:10 N	1034
28,0799	Rotaviren 1:10 S	1035
27,9510	Cytomegalie	33
27,9333	Coli D7	4
26,4495	Corynebakterien	24
25,6691	Hep.can.+Parvo+Parainfl.+ Leptosp.	135
25,2506	Parvovirus 1:100	140
25,0463	Escherichia coli (Colibiogen) unfiltriert	91
24,7538	Streptokokken	6
24,5926	Rotaviren	26

nicht relevante Antigene

Kumulativwerte	Antigen Beschreibung	Antigen Nummer
23,8125	Hepatitis A u. B	2
23,7179	Mycobakterium	34
23,1266	Chlamydien	29
22,9349	Mumps, Masern, Röteln (MMR)	11
21,0320	Pseudomonas	35
20,5607	Cholera D1 N	1036

Dokument 7

Das „Dyshidrotische Ekzem" stellte für die junge Frau ein geradezu dramatisches Hindernis bei der Ausübung des geliebten
Sports dar. Sie konnte nicht regelmäßig trainieren und häufig bei
entscheidenden Spielen nicht teilnehmen. Außerdem war auf-

grund des Befalls der Füße die Teilnahme an den Olympischen Spielen in Rio de Janeiro in Frage gestellt. Eine Maßnahme bei der Einleitung der autologen Immuntherapie ist die Ermittlung der Antigene über den Kulturtransformationstest. Überraschenderweise waren Yersinien gleich zweimal im pathologischen Bereich vertreten, dazu klassische Antigene wie Gräser/Getreide, Bäume/ Frühblüher, Histamin und weitere.

Dass es sich im vorliegenden Fall nicht um ein Dyshidrotisches Ekzem handeln konnte, vermag auch der Laie zu erkennen, wenn man diese oben gezeigten Bilder mit den fotografischen Dokumentationen auf Seite 43 (Abbildungen 29 bis 32) mit echten Dyshidrotischen Ekzemen vergleicht. Als mir das Ergebnis des Kulturtransformationstests vorlag (mit dem Hauptauslöser Yersinia), war ich spontan an die Pestbubonen erinnert, die uns in entsprechenden Dokumentationen aus dem Mittelalter überliefert sind. Zwar handelt es sich bei der Yersinia enterocolitica nicht um die Yersinia pestis, den Schrecken des Mittelalters, doch – für Laien beschrieben – um die „Cousine". Diese war offensichtlich in der Lage, ähnliche Phänomene hervorzurufen wie die Yersinia pestis. Wie den weiteren Ausführungen zu entnehmen ist, wurde durch den gezielten Einsatz dieses Antigens als immunologisches Stimulanz eine dauerhafte Vollremission erzielt.

Zum besseren Verständnis sei das Prinzip des Kulturtransformationstests nochmals kurz erläutert: Im Lauf des Lebens wird unser Immunsystem mit verschiedenen Erregern (Antigenen), Teilen derselben, Allergenen und Toxinen konfrontiert. Diese Antigene hinterlassen ihre Spuren in unserem Immunsystem, dergestalt, dass nicht nur Antikörper entstehen, sondern auch Gedächtniszellen. Diese leiten eine beschleunigte Gegenreaktion unseres Immunsystems ein. Ein erneuter Kontakt mit dem Erreger einer bereits früher stattgefundenen Infektion löst daher eine rasche Gegenreaktion aus. Diese Reaktion kann unter anderem an Anzahl und Form einzelner Familien und Untergruppen unseres zellulären Immunsystems gemessen werden. Wird daher unser Blut konfrontiert (beispielsweise mit abgetöteten Keimen, mit Allergenen oder bestimmten Toxinen) dann ändern sich Form und Anzahl der einzelnen Zellarten je nach Potenz des eingesetzten Antigens und je nach Umsetzung eines bereits zu früherem Zeitpunkt erfolgten Lernprozesses.

Um diese Abläufe im Menschen klarer erkennen zu können, bietet sich ein neuartiges Testverfahren, der Kulturtransformationstest, als Diagnoseverfahren an. Der technische Ablauf des

Tests beruht auf der automatischen Erfassung des Differentialblutbildes über einen sogenannten Zellcounter. Das Funktionsprin-
zip dieser Geräte beruht auf dem Durchlicht und dem seitlichen
Streulicht einer Lasereinheit unter verschiedenen Färbebedin-
gungen (wie schon in Abbildung 178 auf Seite 201 beschrieben).

Bei dem strittigen Befund „Yersinien" handelte es sich jedoch
nicht um die berühmtberüchtigten Yersinia pestis, die im Mittelalter Pest auslösten und ganze Landstriche entvölkerten, sondern um die Yersinia enterocolitica, pathologische Keime, die
gern unseren Darm besiedeln und unter anderem in sieben bis
acht Prozent aller Rheumafälle als Ursache infrage kommen. In
der Tat klagte die junge Frau trotz ihrer Begabung über erhebliche Muskelschmerzen am Ende der Spiele, was zu diesem Keim
als Auslöser derartiger Beschwerden passen würde. Die Yersinia enterocolitica darf allerdings therapeutisch als Stimulanz
(Antigen) bei der AHIT® nicht eingesetzt werden wegen des
nicht unerheblichen pathologischen Spektrums. Ich entschloss
mich daher, ein Verfahren anzuwenden, das die immunologischen Eigenschaften dieser Erreger durch ein neuartiges Verfahren auf den Dipol des Wassers „vermittelte", ein Verfahren,
das dem Prinzip nach schon in den Dreißiger Jahren des vorigen Jahrhunderts durch den Russen Gurwitsch entdeckt wurde. Es wurde das Wirkungsspektrum von Bakterienkulturen mit
pathologischen Eigenschaften per UV-Strahlung auf gleichar-
tige Kulturen übertragen, die diese Eigenschaften nicht hatten.
Rein chemisch handelte es sich also bei dem Präparat Yersini-
en D4S (siehe KTT) um vollkommen steriles Wasser ohne jegliche bakterielle Beimengungen oder sonstige Zusätze im Sinne
des Arzneimittelgesetzes. Ungeachtet dieser Tatsache hat dieses Wasser das Potential, immunologische Antworten bei unseren Abwehrzellen hervorzurufen (Präparate Nr. 1030 und 1031 im
Diagramm).

Einerseits ruft dieses Wasser bei den Zellen unseres Immunsystems eine Antwort hervor, andererseits lassen sich nur
minimale Veränderungen des Redoxpotentials etwa unter Sauer-
stoffeinfluss nachweisen. Homöopathen dürften am ehesten Verständnis für ein derartiges „Medikament" entwickeln, wenn man
an die Effekte einer D 200 denkt, etwa bei der Behandlung von
Tieren, denen man ja keinen Suggestiveffekt unterstellen kann.
In rechtlicher Hinsicht muss betont werden, dass das AHIT®-
Präparat für unsere Patientin fachgerecht im Rahmen der Her-
stellungserlaubnis gefertigt wurde. Das „informierte" Wasser,

das gemäß unserem heutigen Wissenstand rein physikalisch wirkt (per Hochfrequenzstrahlung?) und der Patientin unabhängig zur AHIT® in Form von Tropfen zur Verfügung gestellt wurde.

Behandlungsbeginn war der 21. Oktober 2015. Am 28. Juli 2016 war sie vollständig befreit von diesen seltsamen eitrigen Blasen an Füßen und Unterschenkeln. Sie konnte an den Olympischen Spielen in Rio de Janeiro mit messbarem Erfolg (Bronzemedaille) teilnehmen, kann nun ihren geliebten Sport ohne Einschränkung ausüben und stand mir zu meiner großen Freude und Genugtuung zu einem gemeinsamen Abschlussbild zur Verfügung (siehe rechts). Es ist eigentlich unnötig, zu betonen, dass der Therapieerfolg auch nach Behandlungsabschluss dauerhaft ist, wie man das von der AHIT® gewohnt ist.

Auch Pollinosis, Asthma und Nahrungsmittelallergien, die klassischen Indikationen für die AHIT®, waren verschwunden. Dazu hatte allerdings das „Yersinien-Wasser" nach bislang vorliegender Erfahrung keinen Beitrag geleistet. Hierzu genügen die klassischen Antigenpräparationen Gräser/Getreide Nr. 65 und Bäume/Frühblüher Nr. 67.

Diskussion

Man muss kein Prophet sein, um die Prognose einer echten Leistungsoptimierung nach Wegfall all dieser „Bremsen" auszusprechen. Welche Rolle die Yersinien bei der Entwicklung des Gesamterkrankungsbildes spielten, darf diskutiert werden. Das Hautbild an Füßen und Unterschenkeln erinnert etwas an Pestbubonen, ausgelöst durch die „Cousine" der Enterocolitica, der Yersinia pestis. Ein Yersinien-Antikörper wurde jedoch bei unserer Sportlerin nie nachgewiesen, da diese Zusammenhänge einfach nicht erkennbar waren und daher nicht im Fokus der Voruntersuchung standen. Nichtsdestotrotz kann der Nachweis eines Antikörpers gegen einen Keim vom Ergebnis des KT-Tests abweichen, da der KT-Test die zellulär gebundene Abwehr in seiner Aussagekraft erfasst, während die Bildung eines Antikörpers gleichsam den Schlusspunkt einer ganzen Kaskade immunologischer Prozesse darstellt.

Andererseits gibt es durchaus Übereinstimmungen zwischen diesem Test und dem Nachweis antimikrobieller Peptide (AMP), die sich in Psoriasisherden nachweisen lassen. Fest steht jedenfalls, dass Yersinia Enterocolitica ein unangenehmer Mitbewohner

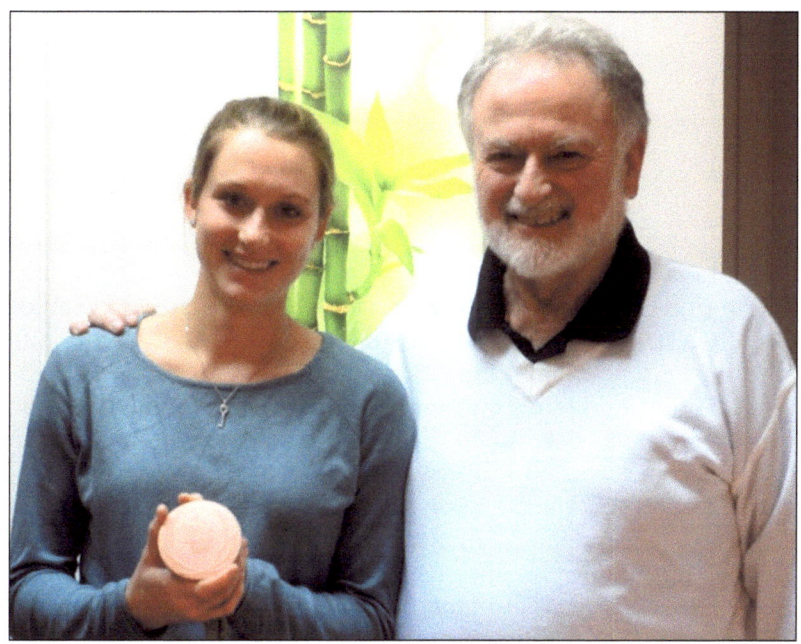

Abbildung 235

unseres Darms und als Cofaktor Mitauslöser vieler (Auto-)Immunerkrankungen sein kann. Hinweise in diesem Sinne liegen bereits vor. In einigen Fällen von Mukoviszidose konnten drastische Verbesserungen des Erkrankungsbildes durch den Einsatz unseres Wassers erzielt werden, bis hin zur dauerhaften Vollremission.

Ziel jeglichen Sports ist ja das Motto „höher, weiter, schneller". Nach Beseitigung der gesundheitlichen Hindernisse ist es also nicht vermessen, mit einer gewissen Zuversicht für das Jahr 2021 die Goldmedaille in Japan ins Auge zu fassen.

25. Schlusswort
oder
mit der Panazee gegen die Pandora

Pandora öffnete ihre Büchse und entließ daraus allerlei Krankheiten und Gebrechen. All diesen Quälgeistern wären wir hilflos ausgeliefert, hätte unser Organismus es nicht gelernt, im Laufe von Jahrtausenden oder gar Jahrmillionen sich dagegen zu wehren. Das körpereigene Immunsystem enthält all jene Kräfte, die den Geistern aus der Büchse der Pandora Paroli bieten können.

Das körpereigene Immunsystem ist in der Tat eine Art Panazee. Da auf unserem Planeten nichts ganz vollkommen ist, ist auch unsere Panazee nicht ganz fleckenlos. Manchmal schießt unsere Immunabwehr über das Ziel hinaus, manchmal schießt sie daneben, und manchmal schießt sie überhaupt nicht.

Grundsätzlich jedoch hat unser Immunsystem das Potential, mit jeder Erkrankung fertigzuwerden. Man muss lediglich die Kräfte wecken. Zu zeigen, wie man die Kräfte weckt und den Gegner erkennt (Kulturtransformationstest), ist Aufgabe dieses Buches. Dass dabei auf den ersten Blick eine Art Polypragmasie herauskam, liegt in der Natur der Sache.

Schließlich ist der Mensch ein komplex aufgebautes Geschöpf. Seine komplexe Natur fordert in der Regel auch komplexe Maßnahmen. Ebenso liegt es in der Natur der Sache, dass man mit Eigenblutmaßnahmen und deren Steigerung, der autolo-gen Immuntherapie, eine Vielzahl von Indikationen bestreiten kann. Denn es gilt im Prinzip nur, den Gegner zu erkennen und die Gegenkräfte im Immunsystem zu wecken.

Dieses Buch enthält keine Behandlungsergebnisse, die nach dem neueren medizinischen Verständnis als evidenzbasierte Therapien in einer doppelblind kontrollierten Studie geprüft wurden. Die Statistiken stammen aus der eigenen Feder und gelten daher nicht als Beweis einer gesicherten Wirksamkeit. Ungeachtet dieser Aussage genieße ich mit einer gewissen inneren Heiterkeit die Mimik wissenschaftlich orientierter Zuhörer in meinen Vorträgen, wenn ich mein Bildmaterial darbiete. Ich bitte den geneigten Leser daher, die vorliegenden Dokumentationen als Initialzündungen einer weitestgehend natürlichen Therapie zu betrachten, nicht nur außerordentlich nebenwirkungsarm, sondern in den häufigsten Fällen gekennzeichnet durch positive Nebenwirkungen wie Steigerung der Lebensqualität, Verlängerung der Lebensspanne bei malignen Erkrankungen oder gar Vollremissionen, und das alles zu einem vernünftigen Preis.

Das Buch dient dem Laien zur Information und den interessierten Ärzten und Heilpraktikern zur Anregung. Wie ich eingangs bereits erwähnt habe, bewegt es sich daher zwangsläufig auf einer Art Grenzlinie. Wer als Arzt gesteigertes Interesse an einem der Inhalte dieses Buches hat, dem will ich gerne weiterhelfen und ihm gesondertes Informationsmaterial zukommen lassen.

LITERATURVERZEICHNIS

AHIT® UND NEURODERMITIS

1. Asghar, S. S., Cormane, R. H.: Some properties of proteolysis by polymorphonuclear leukocytegranular extracts. J. Invest. Dermatol. Baltimore, 66, 93 (1976).
2. Ashton, H., Frank, E., Stevenson, C. J.: Urea as a topical agent. Br. J. Dermatol, 84, 194 (1971).
3. Beck, H. L., Korsgaard J.: Br. J. Dermatol, 120, 245-51 (1989).
4. Berkman, P. M., Pastewka, J. V., Peacook, A.C.: Influence of Urea on the electrophoretic properties of the protein of microsomal membranes, Biochem. Biophys. Acta, 181, 351 (1966).
5. Fogh, K. et al.: J. Allergy Clin. Immunol., 83, 450-5 (1989).
6. Friedrich, E.: Harnstoffspaltung durch Mikroorganismen der menschlichen Epidermis. Vortr. Ref. Dermatol. Wochenschr. 161, 690 (1975).
7. Glassock, R. J., Bennett, C. M.: The glomerulopathies. In: The Kidney, hrsg. von B. M. Brenner, F. C. Rector. Saunders, Philadelphia (1976).
8. Gremmer, E. et al.: Allergologie, 13, und 8-1511 (1990).
9. Haas, N., Toppe, F.: Allergologie, 12: 57-9 (1989).
10. Harisch, G.; Kretschmer, M.: Wiener Dialog über Ganzheitsmedizin. Jugend und Volk-Verlagsgesellschaft mbH, Wien, 169-178.
11. Heinke, E., Gizycki, K.: Dermatotherapeutische Erfahrungen mit einer neuen harnstoffmilchhaltigen Salbe. Therapiewoche (Karlsruhe) 22, 2579.
12. Heite, H.-J., Petry, R.: Zur diagnostischen Bedeutung experimenteller Bla-senerzeugung durch intracutane Harnstoffinjektion. Hausarzt 16, 164 (1965).
13. Katz, S., Denis, J.: Mechanism of denaturation of bovine serum albumin by urea type agents. Biochem, Biophys. Acta, 188, 247 (1969).
14. Kief, H.: Die biologischen Grundlagen der autohomologen Immuntherapie. Erfahrungsheilk. 37, 175-180 (1988).
15. Kiehl, R., Ionescu, G. Z.: Hautkr. 64, 1121-3 (1989).
16. Krause, D. et al.: Allergologie 1989, 12, 340-4 (1989).
17. Linzenmeier, G.: Was ist über die bakterienfeindliche Wirkung des Harn-stoffs bekannt? Münch. med. Wochenschr. 105, 1467 (1963).

18. Menefee, M. G., Mueller, C. B.: Some morphological consi-derations of transport in the glomerulus. In: Ultrastructure in Biological Systems, Bd. II, hrsg. von A. J. Dalton, F. Haguenau. Academic Press, New York (1967).
19. Michaelsen, F. W.: Naturheilpraxis 12, 3-8 (1987).
20. Renkin, E. M., Gilmore, J. P.: Glomerular filtration. In: Hand-book of Physiology Sect. 8, hrsg. von J. Orloff, R. W. Berliner, Williams & Wilkins, Baltimore (1973).
21. Schultze, H. E., Heremans, J. F.: Molecular Biology of Human Proteins, Bd. II, Eisevier, Amsterdam (1966).
22. Schwarz, E.: Biochemische Stigmata menschlicher Hautober-fläche im Alter. Z. Klin. Chem. Klin. Biochem., 12, 93 (1974).
23. Stögmann, W.: Internationales Hismanal-Symposium, Wien (Februar 1989).
24. Stögmann, W.: Neue Ärztliche, Nr. 202 (1988).
25. Webber, S. A. et al., Brit. J. Dermatol. 121, 91-8 (1989).

BERUFSDERMATOSEN

1. Jarisch, R., Dechant, E., Zajk, J., Grabner, G.: Wien, Klin. Wschr 13 98, 428-432 (1986).
2. Kief, H.: Die Behandlung der Neurodermitis mit autohomolo-ger Immuntherapie (AHIT®), EHK 1 (1989).
3. Kief, H.: Die Behandlung der Neurodermitis mit autohomolo-ger Immuntherapie Teil 2, EHK 3a, 166 -189 (1993).

AHIT® UND ASTHMA BRONCHIALE

1. Anderson, H. R., Bland, J. M., Patel, S., Peckham, C.: The na-tural history of asthma in childhood. J. Epidemiol Community Health 40, 121-129 (1986).
2. Barnes, N. C., Costello, J. R: Airway hyperresponsivencss and inflammation. Br Med Bull 43, 445-459 (1987).
3. Bergstrand, H., Lundquist, B., Petersson, B.-A., Petersson, C., Venge, R: Eosinophil derived cationic proteins and human leu-kocyte histamine release. In: Venge P., Lindblom, A. (Hrsg.) In-flammation. Almquist u. Wiksell, Uppsala, 361-370 (1985a).
4. Borgeat, P., Samuelsson, B.: Arachidonic acid metabolism in po-lymorphonuclear leukocytes: unstable intermediate in forma-tion of dihydroxy acids. Proc Nati Acad Sei 76, 3213-3217 (1979).
5. Bruijnzeel, P. L. R., Kok, P. T., Hamelink, M. L., Kijne, A. M., Verhagen, J.: Exclusive leukotriene C4 synthesis by purified hu-

man eosinophils induced by opsonized zymosan. FEBS Lett 189, 350-354 (1985a).

6. Burrows, B., Lebowitz., M. D., Barbee, R. A.: Respiratory disorders and allergy skintest reaction, Ann Intern Med 84, 134-139 (1976).

7. Czarnetzki, B. M., Grabbe, J.: Biological and chemical characterization of eosinophil chemotactic factors from human leukocytes. In: Keller, H. U., Till, G. O. (Hrsg.): Leukocyte locomotion and chemotaxis. Agents Actions Supplements, Bd. 12, Birkhäuser, Basel, Boston, Stuttgart, 204-214 (1983).

8. Czarnetzki, B. M., Rosenbach, T.: Chemotaxis of human neutrophils and eosinophils towards leukotriene B4 and its 20-omega-oxidation products in vitro. Prostaglandins 31, 851-858 (1986).

9. de Monchy, J. G. R., Kauffmann, H. F., Venge, P., Koeter, G. H., de Vries, K.: Bronchoalveolar lavage and the late asthmatic reaction. In: Kay AB (Hrsg.) Asthma. Blackwell, Oxford, London, Edinburgh, Palo Alto, Melbourne, 46-57 (1986).

10. Djurup, R., Osterballe, O.: IgG subclass antibody response in grass pollenallergic patients undergoing specific immunotherapy. Prognostic value of serum IgG subclass antibody levels early in immunotherapy. Allergy 39, 433-441 (1984).

11. Evans, R., Pence, H., Kaplan, H., Rocklin, R. E.: The effect of immunotherapy on humoral and cellular responses in ragweed hayfever. J Clin Invest 57, 1378-1385 (1976).

12. Flint, K. C, Leung, K. B. R., Hudspith, B. N., Brostoff, J., Pearce, F. L., Johnson, N.: Bronchoalveolar mast cells in extrinsic asthma; a mechanism for the initiation of antigen specific bronchoconstriction. Brit. Med. J 291, 923-926 (1985a).

13. Fox, B., Bull, T. B., Guz, A.: Mast cells in the human alveolar wall: a electronmicroscopie study. J Clin Pathol 34, 1333-1342 (1981).

14. Gerblich, A. A., Campbell, A. E., Schuyler, M. R.: Changes in Thymphocyte subpopulations after antigenic bronchial provocation in asthmatics. N Engi J Med 310, 1349-1352 (1984).

15. Herxheimer, H., Stresemann, E.: The effect of bradykinin aerosol in guineapigs and in man (abstr). J Physiol 158, 38 (1961).

16. Holgate, S. T.: Hardy, C, Robinson, C., Agius, R. M, Howarth, R. H.: The mast cell as a primary effector cell in the pathogenesis of asthma. J Allergy Clin Immunol 77, 274-282 (1986).

17. Kief, H.: Die Behandlung der Neurodermitis mit autohomologer Immuntherapie (AHIT®). Erfahrungsheilkunde 1, 9-18 (1989).

18. Lee, D. A., Winslow, N. R., Speight, A. N., Hey, E. N.: Prevalence and spectrum of asthma in childhood. Br Med J (Clin Res) 286, 1256-1258 (1983a).

19. Nakagawa, T., Takaishi, T., Sakamo-to, Y., Ito, K., Miyamoto, T., Skvaril, E: IgG4 antibodies in patients with house-dust-mite-sensitive bronchial asthma: relationship with antigenspecific immunotherapy. Int Arch Allergy Appi Immunol 71, 122-125 (1983).

20. Osterballe, O.: Side effects during immunotherapy with purified grass pollen extracts. Allergy 37, 553-562 (1982c).

21. Ostergaard, P A., Kaad, P H., Kristensen, T: A prospective study on the safety of immunotherapy in children with severe Asthma. Allergy 41, 588-593 (1986).

22. Piper, P. J.: Leukotrienes: Potent mediators of airway constriction. Int Arch Allergy Api Immunol 76 (Suppl 1), 43-48 (1985).

23. Richerson, H. R, Metzger, W. J., Hunninghake, G. W.: Experimental mode is of bronchial asthma in man and the rabbit. In: Kay AB (Hrsg.) Asthma: Clinical pharmacology and therapeutic progress. Blackwell Scientific Publications, Oxford, 23-32 (1986).

24. Rocklin, R. E., Sheffer, A. L., Greineder, D. K., Melmon, K. L.: Generation of antigenspecific suppressor cells during allergy desentization. N Engi J Med 302, 1213-1319 (1980).

25. Schultze-Werninghaus, G., Debelic, M.: Asthma: Grundlagen, Diagnostik, Therapie. Springer, Berlin, New York, Paris, Tokyo (1988).

26. Smith, J. Montgomery, Knowler, L. A.: Epidemiology of asthma and allergic rhinitis. I. in rural area. Am Rev Respir Dis 92, 16-30 (1965a).

27. Smith, J. Montgomery, Knowler, L. A.: Epidemiology of asthma and allergic rhinitis. II. In a university-centered community. Am Rev Respir Dis 92, 31- 38 (1965b).

28. Smith, J. Morrison, Harding, L. K., Cumming, G.: The changing prevalence of asthma in school children. Clin Allergy 1, 57-61 (1971).

29. Smith, Morrison: Prevalence and natural history of asthma in school children. Br. Med. J. 1, 711-712 (1961).

30. Solley, G. O., Gleich, G. J., Jordon, R., Schroeter, A. L.: Late cutaneous reactions due to IgE antibodies. Monogr Allergy 12, 179-188 (1977).

31. Stevenson, W. E.: Spasmodic asthma, Bell & Sons, London (1882, zit. n. Gregg, 1986).

32. Stocks, P.: Studies on medical and population subjects, No. 2, Sickness in population of England and Wales in 1944-47. H. M. Stationary Office, London, 1-51 (1949).

33. Stresemann: Die Wirkung von Bradykinin-Aerosol auf die Atmung des Menschen und des Meerschweinchens und der

Einfluss verschiedener Substanzen auf den experimentellen Bradykinin-Bronchospasmus. Acta Allergol 18, 235-255 (1963).

34. Tiefensee, K.: Die regionäre Verteilung des Asthma bronchiale in Ostpreußen. Schriften der Köigsberger gelehrten Gesellschaft, naturwissenschaftliche Klasse 3 (6) (1929) 167 ff. und Dtsch Arch klin Med 155, 270-280 (1927).

35. Varonier, H. S., de Haller, J., Schöpfer, C.: Prevalence de Fallergie chez les enfants et les adolescents. Helv Paediat Acta 39, 129-136 (1984).

36. Varonier, H. S., Jeanneret, O.: Prevalence de la maladie allergique chez les enfants et les adolescents a Geneve. Z. Präventivmed. 15, 475-478 (1970).

37. Varonier, H. S., Panzani, R.: The effect of inhalations of bradykinin on healthy and atopic (asthmatic) children. Int. Arch. Allergy 34, 293-296 (1968).

38. Zipperlen, V. R.: Über das örtliche Vorkommen von Asthma bronchiale in Württemberg und Hohenzollern. Arch. Hyg 113, 1-18 (1934, zit. n. Schnyder 1960).

AHIT® UND PSORIASIS

1. Cooper, K. D., Baadsgaard, O.: (Immunodermatology Unit, Department of Dermatology, University of Michigan Medical Center, ann arbor Mi 48 109-0530) 48th. Annual meeting of the Americ. Acad. of Dermatol. San Francisco (2.-7.12.89).

2. Eider, J. et al.: Science 443, 811-814 (1989).

3. Fierlbeck, G.: Fortschr. Med. 13, 15 (1990).

4. Girbig, P. et al.: Akt. Dermatol. 15, 28 (1989).

5. Gottlieb, A. B.: (Laboratories for investigative Dermatology and Immunology, Rockefeller University, N. Y.). 48th. Annual meeting of the Amerc. Acad. of Dermatol. San Francisco (2.-7.12.89).

6. Hartmann, F., von Wussow, R., Deicher, H.: Dt. med. Wschr. 114, 96-98 (1989).

7. Hohmann, H., Bernd, A.: Neue Ärztl. 41 (1989).

8. Kief, H.: Naturheilpraxis 3, 240-248 (1991).

9. Schweckendiek, W.: EHK 12, 850-858 (1984).

10. Schweckendiek, W.: Fumarsäure gegen Schuppenflechte. SMV Verlag, Planegg (1989).

11. Schweckendiek, W.: MEDIZIN HEUTE 1 (1970).

12. Schweckendiek, W.: MMW 2, 103-104 (1959).

13. Selecta 14, 638 (1990).

14. Selecta 21, 1050, 1054-1057 (1990).

Morbus Crohn und Colitis ulcerosa

1. Auer, I. O., Ziemer, E., Sommer, H., Malchow, H., Ehms, H.: Der zelluläre Im-munstatus bei Patienten mit Morbus-Crohn, Verhandl. dtsch. Gesell. Inn. Med. 83, 841-844 (1977).
2. Auer, I. O.: Der Dünndarm als Immunorgan, Fortschr. Med. 15, 292-296 (1990).
3. Auer, I. O.: Magen-Darm-Erkrankungen mit Autoimmunmarker, Internist 31, 40-49 (1990).
4. Best, W. R., Becktel, J. M., Singleton, J. W., Kern, F. jr.: Development of a Crohn's Disease activity index, National cooperative Crohn's disease Study, Gastroenterology 70, 439-444 (1976).
5. Bjarnason, I., McPherson, A., Hollander, D.: Intestinal permeability, an overview, Gastroenterology 108, 1566-1581.
6. Bjarnason, I.: Intestinal permeability, Gut 35, 18-22 (1994).
7. Crabtree, J. E., Juby, L. D., Heatly, R. V., Lobo, A. J., Bullimore, D. W., Axon, A. T. R.: Soluble Interleukin-2-Receptor in Crohn's Disease, Relations of Serum Concentrations to Disease Activity, Gut 31, 1033-1036 (1990).
8. Dancygier, H.: Bakterien und intestinales Immunsystem, Internist 30, 370-381.
9. de Waal Malefyt, R., Yssel, H., Roncarolo, M.-G., Spits, H., de Vries, J. E.: Interleukin 10, Curr. Opin. Immunol. 4, 314-322 (1992).
10. Dinarello, C. A.: Interleukin-1 and interleukin-1 antagonism, Blood 77, 1627-1652.
11. Doe, W. F.: The intestinal immune system, Gut 30, 1679-1685 (1989).
12. Eade, O. E., Andre-Ukena, S. S., Moulton, C., MacPherson, B., Beeken, W. L.: Lymphocyte subpopulations of intestinal mucosa in inflammatory bowel disease, Gut 21, 675-682 (1980).
13. Fiocchi, C., Battisto, R., Farmer, R. G.: Gut mucosal lymphocytes in inflammatory bowel disease, isolation and preliminary functional characterization, Dig. Dis. Sci. 24, 705-717 (1979).
14. Fischbach W: Aktuelle Diagnostik von Morbus Crohn und Colitis ulcerosa, Fortschr. Med. 111.
15. Fischbach, W.: Aktuelle Diagnostik von Morbus Crohn und Colitis ulcerosa, Fortschr. Med. 6, 81-86 (1993).
16. Fubara, E. S., Freter, R.: Protection against enteric bacterial infection by secretory IgA antibodies, J. Immunology 111, 395-403 (1973).

17. Gerber, P., Wicki, O.: Stadien und Einteilungen in der Medizin, Stuttgart, New York, 52-68 (1995).
18. Goebell, H., Eigler, F. W.: Langzeittherapie und Zeitpunkt der chirurgischen Intervention bei Colitis ulcerosa und Morbus Crohn, Chirurg 63, 8-12 (1992).
19. Goronzy, J., Weyand, C. M., Waase, I.: T cell subpopulation in inflammatory bowel disease, evidence for a defective induvtion of t8+ suppres-sor/cytotoxic T lymphocytes, Clin. Exp. Immonol. 81, 593-600 (1985).
20. Holdstock, G., Chastenay, B. F., Krawitt, E. L.: Functional suppressor T cell in Crohn's disease and effects of sulphasalazine, Clin. Exp. Immunol. 48, 619-624 (1982).
21. Hugot, J. P., Laurent-Puig, P., Gower-Rousseau, C., Olson, J. M., Lee, J. C., Beaugerie, L., Naom, I., Dupas, J. L., Gossum, A. V.: Groupe d'Etude Therapeutique des Affections Inflammatoires Digestives, Orhoim, M., Bonaiti-Pellie, C., Weissenbach, J., Mathew, C. G., Lennard-Jones, J. E., Cortot, A., Colombel, J. F., Thomas, G.: Mapping of a susceptibility locus for Crohn's disease on Chromosom 16, Nature 379, 821-823 (1996).
22. Janossy, B., Tidman, H., Selby, W. S., Thomas, J, A., Granger, S.: Human T-lymphocytes of inducer and suppressor type occupy different microenviroment, Nature 288, 81-84 (1980).
23. Kief, H.: Das Verhalten der Zytokine unter AHIT®, Monographie (Literatur beim Verfasser) (1993).
24. Kief, H.: Die Behandlung der Neurodermitis bei Kleinkindern mit autohomo-loger Immuntherapie (AHIT®), Naturheilpraxis 3, 240-248 (1991).
25. Kief, H.: Die Behandlung der Neurodermitis mit AHIT®, Erfahrungsheilkunde 42, 165-189 (1993).
26. Kief, H.: Die Behandlung der Neurodermitis mit autohomologer Immuntherapie (AHIT®), Erfahrungsheilkunde 1, 9-18.
27. Kirsner, J. B.: Genetic aspects of inflammatory bowel disease, Clin. Gastroenterol. 2, 557-575 (1973).
28. Kobayashi, K., Brown, W. R., Brennan, P. J., Blaser, M. J.: Serum antibodies to mycobacterial antigens in active Crohn's disease, Gastroenterology 94, 1404-1411 (1988).
29. Koldehoff, M.: Aspekte zur Ätiopathogenese des Morbus Crohn, Biolog. Med. 6, 311-321 (1994).
30. Kopp, E., Ghosh, S.: Inhibition of NF-kappa B by sodium salicylate and aspirin, Science 265, 956-959 (1994).
31. Kunert, M., Kunert, K.: Aktuelle Aspekte zu Morbus Crohn und Colitis ulcerosa, Sandorama III, 35-40, 1987.

32. Kunert, M.: Aktuelle Aspekte zu Morbus Crohn und Colitis ulcerosa, Sandorama IV, 5-10 (1987).

33. Lewin, J., Dhillon, A. P., Sim, R., Mazure, G., Ponder, R. E., Wakefield, A. J.: Persistent measles virus infection of the intesine, confirmation by immunogold electron microscopy, Gut 36, 564-569 (1995).

34. MacDermott, R. P., Nash, G. S., Auer, I, O., Shlien, R., Lewis, B. S., Madassory, J., Nahm, M. H.: Alterations in serum immunoglobulin G subclasses in patients with ulcerative colitis and Crohn's disease, Gastroenterology 96, 764-769 (1989).

35. MacDonald, T. T., Chalacombe, S. J., Bland, P. W., Stokes, C. R., Heatley, R. C., Movat, A. M., eds.: Advances in Mucosal Immunology, Boston, Kluwer, 683-690 (1990).

36. MacDonald, T. T., Hutchings, P., Choy, M. Y., Murch, S., Cooke, A.: Tumour necrosis factoralpha and interferon-gamma production measured at the single cell level in normal and inflamed human intestine, Clin. Exp. Immunol. 81, 301-305 (1990).

37. Mahida, Y. R., Gallagher, A., Kurlak, L., Hawkey, C. J.: Plasma and tissue interleukin-2 receptor levels in inflammatory bowel disease, Clin. Exp. Immunol. 82, 75-80 (1990).

38. Maier, K., v. Gausberger, U., Kraus, B.: Colitis ulcerosa, Schweiz. med. Wschr. 118, 763-766 (1988).

39. Malchow, H., Daiss, W.: Diagnostik des Morbus Crohn, Dtsch. med. Wschr. 109, 1770 (1984).

40. Malizia, G., Calabrese, A., Cottone, M., Raimondo, M., Trejdosiewicz, L. K., Smart, C. J., Oliva, L., Pagliaro, L.: Expression of leukocyte adhesion molecules by mucosal mononuclear phagocytes in inflammatory bowel disease, Gastroenterology 100, 150-159 (1991).

41. Mosmann, T. R.: Regulation of immune responses by T cells with different cytokine secretion profiles, Role of a new cytokine, cytokine synthesis inhibitory factor (IL-10), Int. Arch. Allergy Appl. Immunol. 94, 110-115 (1991).

42. Murata, Y., Takahashi, O., Kuroe, K., Yoshida, Y.: Low immunoglobulin secretion an T-cell phenotypes of mononuclear cells from human Peyer's patches, Gastroenterology 94, 317 (1988).

43. Nikolaus, S., Schindler, U., Gionchetti, P., Lochs, H., Schreiber, S.: Enhanced Secretion of Pro-Inflammatory Cytokines by IBD Polymorphonuclear Neutrophils and Regulation by Interleukin-10, Gastroenterology submitted (1996).

44. Pallone, F., Fais, S., Squarcia, O., Biancone, L., Pozzilli, P., Boivirant, M.: Activation of peripheral blood and intestinal lymphocytes in Crohn's disease, In vivo state of activation and in vitro response to stimulation as defined by the expression of early activation antigens, Gut 28, 745-753 (1987).

45. Panja, A., Barone, A., Mayer, L.: Stimulation of lamina propria lymphocytes by intestinal epithelial cells, evidence for recognition of nonclassical restriction elements, J. Exp. Med. 179, 943-950 (1994).

46. Panja, A., Blumberg, R. S., Balk, S. P., Mayer, L.: CD1d is involved in T cell-intestinal epithelial cell interactions, J. Exp. Med. 178, 1115-1119 (1993).

47. Powrie, F., Leach, M. W., Mauze, S., Menon, S., Caddle, L. B.: Inhibition of TH1 responses prevents inflammatory disease in SCID mice reconstituted with CD45RB (high) CD4 T cells, Immunity 1, 553-562 (1994).

48. Purmann, J., Bertrams, J., Cleveland, S., Gemsa, R., Berges, W., Strohmeyer, G. Association of Crohn's disease with the HLA-phenotype B44, Cw5, Z. Gastroenterol. 26, 658-662 (1988).

49. Purrmann, J., Hengels, K. J., Cleveland, S., Gemsa, R., Koldehoff, M., Strohmeyer, G.: Subpopulationen von T-Lymphozyten im peripheren Blut bei Patienten mit M. Crohn, Z. Gastroenterol. 28, 242-246 (1990).

50. Purrmann, J., Zeidler, H., Bertrams, J., Juli, E., Cleveland, S., Berges, W., Gemsa, R., Specker, C., Reis, H. E.: HLA Antigen in ankyklosing spondylitis associated with Crohn's disease, increased frequency of the HLA phenotype B27, B44, J. Rheumatology 15, 1658- 1661 (1988).

51. Raedler, A., Fraenkel, S., Klose, G., Seyfarth, K., Thiele, H. G.: Involvement of the immune system in the pathogenesis of crohn's disease, Expression of the T9 antigen on peripheral immunocytes correlates with the severity of the disease, Gastroenterology 88, 978-983 (1985).

52. Remmele, W.: Pathologie, Berlin, Heidelberg, New York, 399-430 (1984).

53. Riemann J. F.: Der chronisch entzündliche Darm, Fortschr. Med. 106, 191/35-194/38.

54. Riemann, J. F.: Therapie des Morbus Crohn, Dtsch. med. Wschr. 114, 1620-1622 (1989).

55. Robijn, R. J., Bloemendal, H., Jainandunsing, S., Wiegman, L. J., Van Berge-Henegouwen, G. P., Logtenberg, T., Koningsberger, J, C,: Phenotypic and molecular characteriazation of

human monoclonal TCR gamma /delta T cell lines from jejunum and colon of healthy individuals, Scand. J. Immunol. 38, 247-253 (1993).

56. Roitt, I. M., Brostoff, J., Male, D. K.: Kurzes Lehrbuch der Immunologie, Stuttgart, New York, 261-271 (1987).

57. Schmidt, G., Börsch, G., Wegener, M.: Wie oft werden aus chronisch entzündlichen Darmerkrankungen Karzinome? Med. Klin. 80, 140 (1985).

58. Schreiber S., Stange E. F.: Morbus Crohn und Colitis ulcerosa. Neue Erkenntnisse zur Immunpathogenese, Dt. Ärzteblatt 94 A, 1263-1267 (1997).

59. Schreiber, S., Raedler, A., Conn, A. F., Rombeau, J. L., Mac-Dermott, R. P.: Increased Release of Soluble Interleukin-2 Receptor by Colonic Lamina Propria Mononuclear Cells in Inflammatory Bowel Disease, Gut 32, 236-239 (1992).

60. Schreiber, S., Heinig, T., Panzer, U., Reinking, R., Bouchard, A., Stahl, P. D., Raedler, A.: Impaired response of activated mononuclear phagocytes to interleukin 4 in inflammatory bowel disease, Gastroenterology 108 21-33 (1995).

61. Schreiber, S., Heinig, T., Thiele, H. G., Raedler, A.: Immunoregulatory Role of Interleukin 10 in Patients with Inflammatory Bowel Disease, Gastroenterology 108, 1434-1444 (1995).

62. Schreiber, S., Koop, I., Bauditz, J., Nikolaus, S., Lochs, H., Raedler, A.: Increased secretion of proinflammatory cytokines by LPMNC is a predictor for relapse of IBD, Gastroenterology 108 A, 913 (1995).

63. Sedlmayer, A., Hajek, A., Kiss, A., Gangl, A., Lochs, H.: Is Crohn's disease associated with HLA DQw2 antigen? Dig. Dis. Sci. (1988).

64. Selby, W. S., Jewell, D.P.: T lymphocyte subsets in inflammatory bowel disease, peripheral blood, Gut 24, 99-105 (1983).

65. Stevens, C., Walz, G., Singaram, C., Lipman, M, L., Zanker, B., Muggia, A., Antonioli, D., Peppercorn, M. A., Strom, T. B.: Tumor necrosis factor-alpha, interleukin-1beta and interleukin 6 expression in inflammatory bowel disease, Dig. Dis. Sci. 37, 818-826 (1992).

66. Strickland, R. G., Husby, G., Black, W. C., Williams, R. C.: Peripheral blood and intestinal lymphocytes subpopulations in Crohn's disease, Gut 16, 847-853 (1975).

67. Trier, J. S.: Structure and function of intestinal M cells, Gastroenterol Clin. North Am. 20, 531-547 (1991).

68. Truelove, S. C., Witts L. J.: Cortisone and corticotropine in ulcerative colitis, Brit. med. J. I, 387.
69. Whorell, P. J., Holdstock, G., Whorwell, G. M., Wright, R.: Bottle feeding, early gastroenteritis, and inflammatory bowel disease, Brit. Med. J. 1, 382 (1979).
70. Witmer, M. D., Steinmann, R. M.: The anatomy of peripheral lymphoid organs with emphasis on accessory cells, light-microscopic immunocytochemical studies of mouse spleen, lymph node and Peyer's patches, Am. J. Anat. 170, 465 (1984).
71. Wyatt, J., Vogelsang, H., Hubl, W., Waldhoer, T., Lochs, H.: Intestinal permeability and the prediction of relapse in Crohn's disease, Lancet 341, 1437-1439 (1993).
72. Yagita, A., Kobayashi, K., Sekiguchi, S., Konoeda, Y., Hirahara, T., Ito, H., Tatekawa, I.: Serological and southern hybridization analysis of HLA in Crohn's disease and ulcerative Colitis, Dig. Dis. Sci. (1988).

Das „heisse Eisen" Krebs

1. Banchereau, J., R., Steinamn, M.: Dendritic cells and the control of the im-munity, Nature 392 (1998).
2. Baselga, J., Pfister, D., Cooper, M. R. et al.: Phase I studies of an anti-epidermal growth factor receptor chimeric antibody C 225 alone and in combination with cisplatin. J Clin Oncol 18, 904-914 (2000).
3. Brunner, T., Heusser, C. H., Dahinden, C. A.: Human peripheral blood basophils primed by interleukin 3 (IL-3) produce IL-4 in response to immuno-globulin E receptor stimulation. J Exp Med 177, 605 (1993).
4. Ciardiello, F., Bianco, R., Damiano, V. et al.: Antiangiogenic activity of anti-epidermal growth factor receptor C 225 monoclonal antibody in combination with vascular endothelial growth factor antisense oligonucleotide in human GEO colon cancer cells. Clin Cancer Res 6, 3739-3747 (2000).
5. Cobleigh, M. A., Vogel, C., Tripathy, D. et al.: Efficacy and safety of Herceptin T. M. (humanized anti-Her2 antibody) as a single agent in 222 woman with Her2 overexpressin who relapsed following chemotherapy for metastasic breast cancer. Proc Amer Soc Clin Oncol, 17, 97a (1998).
6. Cooley, J. R: The treatment of inoperable sarcoma by bacterial toxins (the mixed toxins of the Streptococcus erysipelas and the Bacillus prodigius). John Bale & Sons Publishers, 1-48 (1909).

7. Ehrlich, P.: On immunity with special reference to cell life. Proc, R. Soc 66, 424-448 (1900).

8. Falk, K., Rotzschke, O., Rammensee, H. G.: Cellular peptide composition governed by major histocompatibility complex class I molecules. Nature 348, 248-251 (1990).

9. Fearon, E. R., Pardoll, D. M., Itaya, T. et al.: Interleukin-2 production by tumor cells bypasses T helper function in the generation of an antitumor response. Cell 60, 397-403 (1990).

10. Galli, S. J., Gordon, J. R., Wershil, B. K.: Cytokine production by mast cells and basophils. Curr Opin Immunol 3, 865 (1991).

11. Galli, S. J., Lichtenstein, L. M.: Biology of basophils and mast cells, in Allergy: Principles and Practice, 3d ed, edited by Middleton Jr., E., Reed, C. E., Ellis, E. F., Adkinson Jr., N. F., 106. Mosby, St. Louis (1988).

12. Galli, S. J.: New concepts about the mast cell. N Engl J Med 328, 257 (1993).

13. Gordon, J. R., Galli, S. J.: Mast cells as a source of both preformed and immunologically inducible TNF-a/cachectin. Nature 346, 274 (1990).

14. Hallam, L. A., Mackinlay, G. A., Wright, A. M. A.: Angiolymphoid hyperplasia with eosinophilia. J Clin Pathol 42, 944 (1989).

15. Hart, D. N. J.: Dendritic cells: Unique Leucocyte Populations which control the Primary Immune Response, Blood 90 (1997).

16. Herr, W., Wolfel, T., Heike, M., Meyer zum Buschenfelde, K. H., Knuth, A.: Frequency analysis of tumor-reactive cytotoxic T lymphocytes in peripheral blood of a melanoma patient with autologous tumor cells. Cancer Immunol Immunother 39, 93-99 (1994).

17. Kief, H.: Die Behandlung maligner Erkrankungen mit AHIT®-Ca (Teil1), Literatur beim Verfasser.

18. Kubuschok, B., Cochlovius, C., Jung, W. et al.: Gene- modified spontaneous Epstein-Barr-virus transformed lymphoblastoid cell lines as autologous cancer vaccine: p21 ras oncogene as a model. Cancer Gene Ther 7, 1231-1249 (2000).

19. Lehrer, R. I.: The fungicidal mechanisms of human monocytes. I. Evidence for myeloperoxidase-linked and myeloperoxidase-independent mechanisms. J Clin Invest 55, 338 (1975).

20. Lokich, J.: Spontaneous regression of metastasic renal cancer. Case peport and literature review. Am J Clin Oncol 20, 416-418 (1997).

21. Miller, R. A.: Treatment of B-cell lymphoma with monoclonal anti-idiotype anti-body. N Engl J Med 306, 517-522 (1982).

22. Murray, H. W.: Cell-mediated immune response in experimental visceral leishmaniasis. II Oxygen-dependent killing of intracellular Leishmania donovani amastigotes. J Immunol 129, 351 (1982).

23. Nieland, J. D., Silva, D. M., Velders, M. P. et al.: Chimeric papillomavirus viruslike particles induce a murine self-antigen-specific protective and therapeutic immune response. J Cell Biochem 73, 145-152 (1999).

24. Overmyer, M.: Autologous Pca vaccine creates immune stimulation, Urology Times, (Februar 2003).

25. Overwijk, W. W., Lee, D. S., Surman, D. R. et al.: Vaccination with a recombinant vaccina virus encoding a „self" antigen induces autoimmune vitiligo and tumor cell destruction in mice: requirement for CD4(+)T lymphocytes. Proc. Natl Acad Sci USA 96, 2982-2987 (1999).

26. Renner, Chr., Hartmann, F.: Pfeundschuh, DÄB, 13, 850-858 (2002).

27. Rosenberg, S. A.: Adoptive Immuntherapie von Krebs, Spektrum der Wissenschaft, 90-98 (Juli 1990).

28. Schwartz, L. B., Austen, K. F.: Structure and function of the chemical mediators of mast cells. Prog Allergy 34, 271 (1984).

29. Sharp, J. F., Rodgers, M. J. C., MacGregor, F. B. et al.: Angiolymphoma hyperplasia with eosinophilia. J Laryngol Otol 104, 977 (1990).

30. Slamon, D. J., Leyland-Jones, B., Shak, S. et al.: Use of chemotherapy plus a monoclonal antibody against HER 2 for metastasic breast cancer that over-expresses HER 2. N Engl. J Med 344, 783-792 (2001).

31. Steinman, R. M.: Dendritic cells, in: Fundamental Immunology (Paul, W. E., Hrsg.), Philadelphia New York, Lippincott Raven (1999).

32. Steinman, R. M.: The dendritic cell system and is role in immunologenicity, Annu. Rev. Immunol. 9 (1991).

33. Thurner, B., Roder, C., Dieckmann, D., Heuer, M., Kruse, M., Glaser, A., Keikavoussi, P., Kampgen, E., Bender, A., Schuler, G.: Generation of large numbers of fully mature and stale dendritic cells from leukapheresis products for clinical application, J. Immunol. Methods 223 (1999).

34. Walsh, L. J., Trinchieri, G., Waldorf, H.A. et al.: Human dermal mast cells, contain and release tumor necrosis factor a, which induces endothelial leukocyte adhesion molecule 1 Proc Natl Acad Sci USA 88, 4220 (1991).

35. Wildner, O., Blaese, R. M., Morris, J. C.: Therapy of colon cancer with oncolytic adenovirus is enhanced by the addition of

herpes simplex virusthymidine kinase. Cancer Res. 59, 410-413 (1999).

36. Zinkernagel, R. M.: Localization dose and time of antigens determine immune reactivity. Semin Immunol 12, 163-171 (2000).

DER KULTURTRANSFORMATIONS- ODER GRANULOZYTENFUNKTIONSTEST

1. Ambruso, D. R., Johnston, R. B. Jr.: Lactoferrin enhances hydroxyl radical production by human neutrophils, neutrophil particulate fractions, and an enzymatic generating system. J Clin Invest 67, 352 (1981).

2. Anderson, D. C., Schmalstieg, F. C., Arnaout, M. A. et al.: Abnormalities of polymorphonuclear leukocyte function associated with heritable deficiency of high molecular weight surface glycoproteins (GP138): Common relationship to diminished cell adherence. J Clin Invest 74, 536 (1984).

3. Bainton, D. F., Miller, L. J., Kishimoto, T. K., Springer, T. A.: Leukocyte adhesion receptors are stored in peroxidasenegatie granules of human neutrophils. J Exp Med 166, 1641 (1987).

4. Beck, W. S.: A kinetic analysis of the glycolytic rate and certain glycolytic enzymes in normal and leukemic leukocytes. J Biol Chem 216, 333 (1955).

5. Beck, W. S.: Valentine WN: The aerobic metabolism of leukocytes in health and leukemia. I. Glycolysis and respiration. Cancer Res 12, 818 (1952).

6. Benvegnu, L., Alberti, A.: Patterns of hepatocellular carcinoma development in hepatitis B virus and hepatitis C virus related cirrhosis. Antiviral Research. Vol. 52 (2), 199-207 (2001).

7. Beutler, E., Lichtmann, M. A., Coller, B. S., Kipps, T. J.: Williams Hematology 5th Edition, 788, 828 (1995).

8. Bianco, E., Marcucci, F., Mele, A., Musto, P., Cotichini, R., Sanpaolo, M. G., Lannitto, E., De Renzo, A., Martino, B., Specchia, G., Montanaro, M., Barbui, A. M., Nieddu, R., Pagano, L., Rapicetta, M., Franceschi, S., Mandelli, F., Pulsoni, A.: Prevalence of hepatitis C virus infection in lymphoproliferative diseases other than B-cell non-Hodgkin's lymphoma, and in myeloproliferative diseases: An Italian multicenter case-control study. Haematologica. Vol. 89 (1), 70-76 (2004).

9. Bicz, W.: The influence of carbon dioxide tension on the respiration of normal and leukemic leukocytes. I. Influence on endogenous respiration. Cancer Res 20, 184 (1960).

10. Bisset, S. K., Alexander, W. D.: The effect of intravenous injections of triiodoacetic acid and 1-triidothyronine on the oxygen consumption of circulating human leukocytes. Q J Exp Physiol 46, 50 (1961).

11. Borregaard, N., Herlin, T.: Energy metabolism of human neutrophils during phagocytosis. J Xlin Invest 70, 550 (1982).

12. Boxer, L. A., Haak, R. A., Yang, H. H. et al.: Membrane-bound lactoferrin alters the surface properties of polymorphonuclear leukocytes. J Clin Invest 70, 1049 (1982).

13. Bretz, U., Baggiolini, M.: Biochemical and morphological characterization of azurophil and specific granules of human neutrophilic polymorphonuclear leukocytes. J Cell Biol 63, 251 (1974).

14. Cline, M. J., Melmon, K. L., Davis, W. C., Williams, H. E.: Mechanism of endotoxin interaction with human leukocytes. Br J Haematol 15, 539 (1968).

15. Cline, M. J.: The White Cell. Harvard, Cambridge, MA (1975).

16. Cooley, J. R.: The treatment of inoperable sarcoma by bacterial toxins (the mixed toxins of the Streptococcus erysipelas and the Bacillus prodigius). John Bale & Sons Publishers, 1-48 (1909).

17. Davila, J. A., Morgan, R. O., Shaib, Y., McGlynn, K. A., El-Serag, H. B.: Hepatitis C infection and the increasing incidence of hepatocellular carcinoma: A population-based study. Gastroenterology. Vol. 127 (5), 1372-1380 (2004).

18. De Renzo, A., Persico, E., De Marino, F., Di Giacomo Russo, G., Notaro, R., Di Grazia, C., Picardi, M., Santoro, L., Torella, R., Rotoli, B., Persico, M.: High prevalence of hepatitis G virus infection in Hodgkin's disease and B-cell lymphoproliferative disorders: Absence of correlation with hepatitis C virus infection. Haematologica. Vol. 87 (7), 714-718 (2002).

19. Duberg, A.-S., Nordstrom, M., Torner, A., Reichard, O., Strauss, R., Janzon, R., Back, E., Ekdahl, K.: Non-Hodgkin's lymphoma and other nonhepatic malgnancies in Swedish patients with hepatitis C virus infection. Hepatology. Vol. 41 (3), 652-659 (2005).

20. Ellison, R. T. III, Giehl, T. J.: Killing of gramnegative bacteria by lactoferrin and lysozyme. J Clin Invest 88, 1080 (1991).

21. Ganz, T., Selsted, M. E., Szklarek, D. et al.: Defensins. Natural peptide antibiotics of human neutrophils. J Clin Invest 76, 1427 (1985).

22. Giannoulis, E., Economopoulos, T., Mandraveli, K., Giannoulis, K., Nikolaides, C., Zervou, E., Papageorgiou, E., Zoulas, D., Tourkantonis, A., Giannopoulos, G., Fountzilas, G.: The preva-

lence of hepatitis C and hepatitis G virus infec-tion in patients with B cell non-Hodgkin lymphomas in Greece: A Hellenic Co-operative Oncology Group study. Acta Haematologica. Vol. 112 (4), 189-193 (2004).

23. Gisbert, J. P., Garcia-Buey, L., Arranz, R., Blas, C., Pinilla, I., Khorrami, S., Acevedo, A., Borque, M. J., Pajares, J. M., Fern-andez-Ranada, J, M., Moreno-Otero, R.: The prevalence of hepatitis C virus infection in patients with non-Hodgkin's lym-phoma. European Journal of Gastroenterology & Hepa-tology. Vol. 16 (2), 135-138 (2004).

24. Gisbert, J. P., Garcia-Buey, L., Pajares, M. J., Moreno-Otero, R.: Prevalence of Hepatitis C Virus Infection in B-Cell Non-Hodgkin's Lymphoma: Systematic, Review and Meta-Analysis. Gastroente-rology. Vol. 125 (6), 1723-1732 (2003).

25. Hassan, M. M., Zaghloul, A. S., El-Serag, H. B., Soliman, O., Patt, Y. Z., Chappell, C. L., Beasley, R. P., Hwang, L.-Y.: The role of hepatitis C in hepatocellular carcinoma: A case control study among egyptian patients. Journal of Clinical Gastroente-rology. Vol. 33 (2), 123-126 (2001).

26. Kane, S. P., Peters, T. J.: Analytical subcellular fractionation of human granulocytes with reference to the localization of vita-min B12-binding proteins. Clin Sci Mol Med 49, 171 (1975).

27. Kief, H., Cofaktoren der Psoriasis, Ein Beitrag zur Pathogenese der Schuppenflechte, Monographie (2009), Literatur beim Verfasser.

28. Kief, H., Der Kulturtransformationstest II, Monographie (2009), Literatur beim Verfasser.

29. Kief, H.: Behandlung der Neurodermitis II. EHK 3a (1993).

30. Kief, H.: Behandlung der Neurodermitis. EHK 1 (1989).

31. Kief, H.: Behandlung der Psoriasis. EHK 9 (1993).

32. Kief, H.: Das Verhalten der Zytokine. Literatur beim Verfasser.

33. Kief, H.: Die Behandlung maligner Erkrankungen mit AHIT®-Ca. Literatur beim Verfasser.

34. Kief, H.: Grundlagen, Entwicklungen und Klinik der AHIT®, Literatur beim Verfasser.

35. Kief, H.: Raum und Zeit Nr. 11, 84-91 (1984).

36. Kief, H.: Vorträge 1980-1999 in Bad Hersfeld, Baden-Baden, Salz-burg, Shreveport, San Francisco u. Kasan, Literatur beim Verfasser.

37. Kim, J. H., Bang, Y.-J., Park, B. J., Yoo, T., Kim, C. W., Kim, T.-Y., Heo, D. S., Lee, H.-S., Kim, N. K.: Hepatitis B virus in-fection and B-cell non Hodgkin's lymphoma in a hepatitis B endemic area: A case-control study. Japanese Journal of Cancer Research. Vol. 93 (5), 471-477 (2002).

38. Leffell, M. S., Spitznagel, J. K.: Association of lactoferrin with lysozyme in granules of human polymorphonuclear leukocytes. Infect Immun 6, 761 (1972).
39. Matzner, Y., Vlodavsky, I., Bar-Ner, M. et al.: Subcellular localization of heparanase in human neutrophils. J Leukoc Biol 51, 519 (1992).
40. McKinney, G. R., Martin, S. P., Rundles, R. W., Green, R.: Respiration and glycolytic activities of human leukocytes in vitro. J Appl Physiol 5, 355 (1953).
41. McLeod, J., Rhoads, C.: Metabolism of leukocytes in Ringer-phosphate and in serum. Proc Soc Exp Biol Med 41, 268 (1939).
42. Mollinedo, F., Gajate, C., Schneider, D. L.: Cytochrome b cofractionates with gelatinase-containing granules in human neutrophils. Mol Cell Biochem 105, 49 (1991).
43. Mollinedo, F., Pulido, R., Lacal, P. M., Sanchez-Madrid, F.: Mobilization of gelatinaserich granules as a regulatory mechanism of early functional responses in human neutrophils. Scand J Immunol 34, 33 (1991).
44. Montella, M., Crispo, A., Frigeri, F., Ronga, D., Tridente, V., De Marco, M., Fabbrocini, G., Spada, O., Mettivier, V., Tamburini, M.: HCV and tumors correlated with immune system: A case-control study in an area of hyperen-demicity. Leukemia Research. Vol. 25 (9), 775-781 (2001).
45. Murphy, G., Reynolds, J. J., Bretz, U., Baggiolini, M.: Collagenase as a component of the specific granules of human neutrophil leukocytes. Biochem J 162, 195 (1977).
46. Nobles, J., Wold, C., Fazekas-May, M., Gilbert, J., Friedlander, P. L.: Prevalence and epidemiology of hepatitis C virus in patients with squamous cell carci-noma of the head and neck. Laryngoscope. Vol. 114 (12), 2119-2122 (2004).
47. Ogino, H., Satomura, Y., Unoura, M., Yoshida, T., Oguri, H., Kaneko, S., Kobayashi, K.: Hepatitis B, C and G virus infection in patients with lymphoprolif-erative disorders. Hepatology Research. Vol. 14 (3), 187-194 (1999).
48. Orito, E., Mizokami, M.: Hepatitis B virus genotypes and hepatocellular carcinoma in Japan. Intervirology. Vol. 46 (6), 408-412 (2003).
49. Petrequin, P. R., Todd, R. F. III, Devall, L. J. et al.: Association between gelatinase release and increased plasma membrane expression of the Mol glycoprotein. Blood 69, 605 (1987).
50. Selsted, M. E., Harwig, S. S. L., Ganz, T. et al.: Primary structures of three human neutrophil defensis. J Clin Invest 76, 1436 (1985).

51. Spitznagel, J. K., Dalldorf, F. G., Leffel, M. S. et al.: Character of azurophil and specific granules purified from human polymor-phonuclear leukocytes. Lab Invest 30, 744 (1974).
52. Strauss, B. S., Stetson, C. A. Jr.: Studies on the effect of certain macromolecular substances on the respiratory activity of the leukocytes of peripheral blood. J Exp Med, 112, 652 (1960).
53. Styczynski, J., Wysocki, M., Koltan, S., Kurylak, A.: Epidemio-logic aspects and preventive strategy of hepatitis B and C viral infections in children with cancer. Pediatric Infectious Disease Journal. Vol. 20 (11), 1042-1049 (2001).
54. Takata, Y., Fukuda, J., Kurokawa, H.: Prevalence of hepatitis B, C and G virus infection in patients with oral cancer or jaw cysts. Asian Journal of Oral & Maxillofacial Surgery. Vol. 14 (2), 82-86 (2002).
55. Tauber, A., Borregaard, N., Simons, E., Wright, J.: Chronic gra-nulomatous disease: A syndrome of phagocyte oxidase deficien-cies. Medicine (Baltimore), 62, 286 (1983).
56. Todd, R. F. III, Arnaout, M. A., Rosin, R. E. et al.: Subcellular localization of the large subunit of Mol, a surface glycoprotein associated with neutrophil adhesion. J Clin Invest 74, 1280 (1984).
57. Weiss, S. J.: Tissue destruction by neutrophils. N Engl J Med 320, 365 (1989).
58. Wen, W.-H., Chang, M.-H., Hsu, H.-Y., Ni, Y.-H., Chen, H.-L.: The development of hepatocellular carcinoma among prospec-tively followed children with chronic hepatitis B virus infection. Journal of Pediatrics. Vol. 144 (3), 397-399 (2004).
59. Zucca, E., Roggero, E., Maggi-Solca, M., Conconi, A., Bertoni, F., Reilly, I., Castelli, D., Pedrinis, E., Piffaretti, J. C., Cavalli, F.: Prevalence of Helicobacter pylori and hepatitis C virus infec-tions among non-Hodgkin's lymphoma pa-tients in Southern Switzerland. Haematologica. Vol. 85 (2), 147-153 (2000).

AHIT® und Rheuma

1. Ben-Nun, A., Wekerle, H., Cohen, I. R.: Eur. J. Immunol. 11, 195 (1981).
2. Ben-Nun, A., Wekerle, H., Cohen, I. R.: Nature 292, 60 (1981).
3. Brooks, P. M.: Die gelben Hefte 33, 142 (1993).
4. Burmester, G., Horneff, R., Emmrich, F.: Baillieres Clin. Rhe-um. 6, 415 (1992).
5. Castedo, M. et al.: J. Exp. Med. 177, 881 (1993).
6. Chatenoud, L. et al.: new Engl. J. Med. 320, 1420 (1989).

7. Cohen, I. R.: Immunol. Rev. 94, 5 (1986).
8. Dayer, J. M., Fenner, H.: Baillieres Clin. Rheum. 6, 485 (1992).
9. Dhiver, C. et al.: AIDS 3: 835 (1989).
10. Donnerstag, B., Ohlenschläger, G., Träger, L.: Therapiewoche, Dermatologie 21, 351-357.
11. Emmrich, F., Flügel, A., Burmester, G.: Die gelben Hefte 33, 160 (1993).
12. Hafler, D. et. al.: Clin. Immunol. Immunopathol. 62, 307 (1992).
13. Hock, D.: Elisa Testreihe des Anatom. Instituts d. Uni Heidelberg (Lit. beim Verfasser).
14. Kief, H., Christ, H. W.: Psoriasis-Therapie mit AHIT®: EHK (9/1993).
15. Kief, H.: Das Verhalten der Zytokine unter AHIT®, Monografie (Lit. beim Verfasser).
16. Kief, H.: Die biologischen Grundlagen der autohomologen Immuntherapie: EHK 37 (3/1988).
17. Kingsley, G., Panayi, G. S.: Baillieres Clin. Rheum. 6, 434 (1992).
18. Kotzin, B. L. et al.: New Engl. J. Med. 305, 969 (1981).
19. Kumar, V., Sercarz, E.: J. Exp. Med. 178,909 (1993).
20. Kyle, V. et al.: Annals Rheum. Dis. 48, 428 (1989).
21. Lohse, A. W. et al.: Int. Immunol. 5, 533 (1993).
22. Lohse, A. W. et al.: Science 244, 820 (1989).
23. Lohse, A. W. et. al.: J. Autoimmun. 6, 121 (1993).
24. Markensen, J. A.: Seminars Arthritis Rheum. 212 (supplement 1), 4 (1991).
25. Nepom, G. T. et al.: In: Dupont, B. (Ed.): Immunobiology of HLA New York, Vol. II, 404, (1989).
26. Paulus, H. E. et al.: Arthritis Rheum. 20, 1249 (1977).
27. Sewell, K. L., Trentham, D. E.: Lancet I, 283 (1993).
28. van Laar, J. M. et al.: J. Autoimmun. 6, 159 (1993).
29. Veys, E. M. et al.: Baillieres Clin. Rheum. 6, 455 (1992).
30. Wendling, D., Racadot, E., Wijdenes, J.: Rheumatol. 20, 259 (1993).

AHIT® UND ÖDEME – EINE NEUE INDIKATION FÜR DIE AHIT®

1. Kief, H.: Der Kulturtransformationstest 08/4 (2008), Literatur beim Verfasser.
2. Kief, H.: Der Granulozytenfunktionstest (März 2010), Literatur beim Verfasser.
3. Kief, H.: Die physiologischen Grundlagen der urexent®-Therapie (April 2013), Literatur beim Verfasser.

AHIT® UND ALOPECIA AREATA ODER TOTALIS

1. Braun-Falco, O., Pleurig, G., Hoff, H. H.: Dermatologie und Venerologie, 4. Aufl., 1022-1025.
2. Kief, H.: Die Behandlung der Neurodermitis bei Kleinkindern, Naturheil-praxis N3, März 1991, 240-248.
3. Kief, H.: Der Granulozytenfunktionstest, Monographie (2011), Literatur beim Verfasser.
4. Kief, H.: Die Behandlung maligner Erkrankungen, Vol. III Monographie (Juli 2010), Literatur beim Verfasser.

DIE LUNGENFIBROSE – ERSTICKEN ODER ÜBERLEBEN?

1. Adamali, H. I., Anwar, M. S., Russell, A.-M., Egan, J. J.: Non-pharmacological treatment of idiopathic pulmonary fibrosis, Current Respiratory Care Reports, 1 (4), 208-215 (2012).
2. Chan, A. L., Rafii, R., Louie, S., Albertson, T. E.: Therapeutic update in idiopathic pulmonary fibrosis, Clinical Reviews in Allergy and Immunology, 44 (1), 65-74 (2013).
3. Collins, S. L., ChanLi, Y., Hallowell, R. W., Powell, J. D., Horton, M. R., Pulmonary vaccination as a novel treatment for lung fibrosis, PloS one, 7 (2), 31299 (2012).
4. Coward W.R., Saini G., Jenkins G., The pathogenesis of idiopathic pulmonary fibrosis, Therapeutic Advances in Respiratory Disease, 4 (6), 367-388 (2010).
5. Distler, J. H. W., Manger, B., Spriewald, B. M., Schett, G., Distler, O.: Treatment of pulmonary fibrosis for twenty weeks with imatinib mesylate in a patient with mixed connective tissue disease, Arthritis and Rheumatism, 58 (8), 2538-2542 (2008).
6. Gharaee-Kermani, M., Gyetko, M. R., Hu, B., Phan, S. H.: New insights into pathogenesis and treatment of idiopathic pulmonary fibrosis: A potential role for stem cells in the lung parenchyma and implications for therapy, Pharmaceutical Research, 24 (5), 819-841 (2007).
7. Hardie W. D., Glasser S.W., Hagood J. S., Emerging concepts in the pathogenesis of lung fibrosis, American Journal of Pathology, 175 (1), 3-16 (2009).
8. Hauber H.-P, Blaukovitsch, M.: Inflammation and Allergy – Drug Targets 9 (3), 158-172 (2010).
9. Horton M. R., Santopietro V., Mathew L., Horton K. M., Polito A. J., Liu M. C., Danoff S. K., Lechtzin N., Annals of Internal Medicine, 157 (6), 398-406 (2012).

10. Lewis, D., Scullion, J.: Palliative and end-of-life care for patients with idiopathic pulmonary fibrosis: Challenges and dilemmas, International Journal of Palliative Nursing, 18 (7), 331-337 (2012).
11. Loomis-King, H., Flaherty, K. R., Moore, B. B.: Pathogenesis, current treatments and future directions for idiopathic pulmonary fibrosis, Current Opinion in Pharmacology, 13 (3), 377-385 (June 2013).
12. Otani, K., Tanaka, T., Fukuoka, J.: Usual interstitial pneumonia with granuloma. Idiopathic pulmonary fibrosis versus chronic hypersensitivity pneumonitis, Academy of Pathology Vancouver, BC Canada. Conference Start: 20120317, Conference End: 20120323, Conference Publication: (var. pagings), 92, 485A (2012).
13. Parra, E. R., Cornati, M., Capelozzi, V. L.: Proliferative biomarkers in Idiopathic pulmonary fibrosis: Clinical, radiological and functional significance, South Africa. Conference Start: 20120930, Conference End: 20121005, Conference Publication: (var. pagings). 61, 208 (2012).
14. Poston, J. T., Noth, I.: Idiopathic pulmonary fibrosis: Natural history and current approaches to therapy, Minerva Pneumologica, 47 (1), 17-29 (March 2008).
15. Sueblinvong, V., Weiss, D. J.: Stem cells and cell therapy approaches in lung biology and diseases, Translational Research, 156 (3), 188-205 (2010).
16. Talenadge, E., King Jr., Harrison: Innere Medizin, Band 2, 18. Auflage, 2333-2334.
17. Thomeer M., Grutters J. C., Wuyts W.A., Willems S., Demedts M.G., Clinical use of biomarkers of survival in pulmonary fibrosis, Respiratory research. 11, 89 (2010).
18. Tomassetti, S., Ryu, J. H., Ravaglia, C., Buccioli, M., Tantalocco, P., Decker, P. A., Cavazza, A., Dubini, A., Agnoletti, V., Gurioli, C., Casoni, G. L., Romagnoli, M., Poletti, V.: The effect of anticoagulant therapy for idiopathic pulmonary fibrosis in real life practice, Sarcoidosis Vasculitis and Diffuse Lung Disease, 30 (2), 121-127 (2013).
19. Tzouvelekis, A., Antoniadis, A., Bouros, D.: Stem cell therapy in pulmonary fibrosis, Current Opinion in Pulmonary Medicine, 17 (5), 368-373 (2011).

GLOSSAR

Alopecie	Haarausfall. Man unterscheidet den kreisrunden und den totalen Haarausfall.
Anaerobier	Keime, die unter Luftabschluss, ohne Sauerstoff, leben und gedeihen.
Ätiologie	Lehre von den Krankheitsursachen.
Atopie	Nach dem heutigen Stand der Wissenschaft eine erbliche Überempfindlichkeit, die sich meist in Form einer Allergie äußert.
Autolog	Aus dem eigenen Organismus stammend. Klassisches Beispiel: das eigene Blut.
Bakterizidie	Ein auf ein Bakterium tödlich wirkendes Mittel ist bakterizid, zum Beispiel ein richtig und gezielt eingesetztes Antibiotikum.
Basophile	Überwiegen der basophilen Granulozyten. Das sind Zellen im peripheren Blutbild, die sich mit basischen Farbstoffen anfärben lassen. Sind in viele Prozesse allergischer Art sowie körpereigener Abwehr integriert.
Digitalisierung	Stärkung der Herzfunktion mit Digitalispräparaten.
Dishydrosiforme	Mykose Besiedelung feuchter Körperareale mit Pilzen, beispielsweise Hände, Füße und Achselhöhlen.
Dyshidrotisch	Meist gebraucht im Zusammenhang mit dem dyshidrotischen Ekzem – eine allergische Reaktion, meist an Händen und Füßen.
Enteral	Zum Inneren gehörig, das heißt im medizinischen Sprachgebrauch, Einnahme über den Mund.
Erythrozyten	Rote Blutkörperchen. Primäre Aufgabe ist der Sauerstofftransport.
Exazerbation	Akutes Aufblühen einer Erkrankung.
Fokus (Foki)	Hier: Krankheitsherde.
Granulozyten	Eine bestimmte Klasse weißer Blutkörperchen, die durch Granula, das heißt, „Körnchen", in ihrem Zellleib gekennzeichnet sind.
Hämolysate-Lysate	„Lysate" ist ein veralteter Begriff für die Präparate der AHIT®.

Hämolyse   Auflösung der Blutkörperchen.
Hyperbare Ozontherapie Die Anwendung eines Ozon-Sauerstoff-
                      Gemischs unter Druck bei der großen Eigenblut-
                      Therapie. Der Sauerstoffgehalt eines derartig
                      behandelten Blutes liegt im Schnitt drei- bis
                      vierfach höher als beim normobaren Verfahren.
                      Dementsprechend sind die klinischen Effekte
                      besser.
Idiopathische Lungenfibrose (ILF) (dt.) „Idiopathisch" heißt frei
                      übersetzt: Wir wissen die Ursache nicht.
Idiopathic pulmonary fibrosis (IPF) (engl.) dasselbe auf Englisch.
Kasuistiken   Falldarstellungen. Der Wert einer Kasuistik
                      steht und fällt mit dem Ergebnis. Liegen die Er-
                      gebnisse einer Behandlung weit außerhalb des
                      üblichen Rahmens, dann lohnt es sich, diesen
                      Fall zu veröffentlichen, da er möglicherweise
                      eine Heilungschance beinhaltet, die auch ande-
                      ren Patienten zugutekommen kann.
Koinzidenz   Übereinstimmung
Kolliquationsnekrose Wurde die Stimulation einer AHIT®-Kultur
                      richtig ausgewählt und die Dosierung der Ma-
                      lignität des Tumors und der Menge angepasst,
                      kann es zu einer Verflüssigung des Tumors kom-
                      men. Dasselbe trifft auch auf einige Zytostatika
                      zu, wenn sie den Tumor „ins Mark treffen". Dies
                      kommt in etwa ein bis zwei Prozent er Fälle vor
                      und bedarf dann exakter Kontrolle der Nieren-
                      funktionswerte, da die Tumortoxine über die
                      Niere ausgeschieden werden.
Kybernetisch   Ein Prozess, der durch spezielle Parameter ge-
                      steuert wird.
Leaky-Gut-Syndrom Eine krankhafte Darmflora kann die Schleim-
                      haut des Darms angreifen und sie dadurch
                      „durchlässig" machen.
Leukotriene   Eiweiße, die von Leukozyten produziert wer-
                      den und bereits in geringsten Mengen Entzün-
                      dungsprozesse anregen können, sind wichtig für
                      unsere körpereigene Abwehr.
Licheninfizierung Eine lange bestehende Neurodermitis führt zu ei-
                      nem vorzeitigen Alterungsprozess der Haut mit
                      Rauheit, Fältelung und häufig blasser Färbung.
                      Dieser Prozess kann jedoch durch die AHIT®

	vollständig und dauerhaft zur Rückbildung gebracht werden.
Lymphozyten	Eine Gruppe weißer Blutkörperchen, die mit der Produktion von Antikörpern und deren gesteuertem Einsatz beschäftigt ist.
Makrophagen	„Großfresser": Zellen unseres Immunsystems, die beispielsweise ganze Bakterien vernichten können, indem sie diese einfach „schlucken".
Messenger-System	Ein System, das Signale übermittelt.
Metabolisch	Dem Stoffwechsel angehörig.
Mykotisch	Dem Reich der Pilze zugehörig.
Panazee	Ein idealer Begriff, ein Mittel, das gegen alles hilft.
Parenteral	Im Gegensatz zu enteral die Verabreichung von Medikamenten über Spritzen, Infusionen usw.
Peptide	Eiweiße oder auch Eiweißbruchstücke.
Plasmaphasen	Teilbereiche des nicht korpuskulären Teils des Blutes, beispielsweise Transporteiweiße (zum Beispiel Albumine) oder Antikörper.
Pollinosis	Allergische Reaktion auf Pollen.
Pruritus	Juckreiz.
PUVA-Therapie	Therapie mit intensivem Licht, dessen Wirkung auf die Haut durch sensibilisierende Substanzen noch erhöht werden kann. Wegen einer angeblich erhöhten Krebsgefahr nicht unumstritten.
Remission	Rückbildung von Krankheitsanzeichen. Wird gern gebraucht anstatt des Begriffs „Heilung" bei Erkrankungen, die nach unserem gegenwärtigen Wissensstand nicht heilbar sind.
Rezeptoren	Areale auf unseren Körperzellen, die auf besondere Signale oder Stoffe reagieren.
Rezidiv	Wiedererscheinen der Symptome einer Krankheit.
Serum	Der enteiweißte Anteil unseres Plasmas, der flüssigen zellfreien Phase unseres Blutes.
Suppressorzellen	Sollten besser Regulatorzellen genannt werden, da sie nicht nur Entzündungsreaktionen unterdrücken, sondern überschießende Entzündungsreaktionen auf ein normales Maß herunterregulieren.
Thrombozyten	Blutplättchen, die unser Blut gerinnbar machen, aber auch in allergische Prozesse eingebunden sind.

Triggerfaktoren   Auslösefaktoren.
Urolysat   Veralteter Begriff für ein Präparat im Rahmen
                   der AHIT®, das aus dem Eiweiß des Urins ge-
                   wonnen wurde.
Varizelleninfektion Infektion mit dem Windpocken-Erreger.
Viruzidie   Ein Mittel ist viruzid, sofern es Viren abtötet.
Wassermann   After a syphilis infection, certain antibodies are
                   detectable in our organism throughout our life-
                   time within the framework of the so-called Aqua-
                   rian Reaction.
Zytokine   Botenstoffe des Immunsystems. Die bekanntesten
                   dürften die Gruppe der Interferone sein.